针灸

临证实录

ZHENJIU LINZHENG SHILU

陈宏伟成都天府名中医传承工作室临床经验荟萃

王甜　陈建国 ◎ 副主编

陈宏伟 ◎ 主编

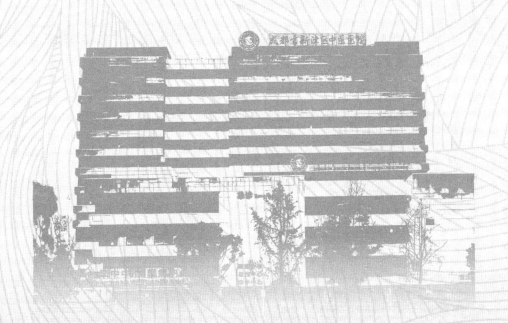

四川科学技术出版社

图书在版编目（CIP）数据

针灸临证实录 / 陈宏伟主编；王甜，陈建国副主编.
成都：四川科学技术出版社，2025. 1. -- ISBN 978-7
-5727-1727-7

Ⅰ. R246

中国国家版本馆CIP数据核字第2025AB1552号

针灸临证实录
ZHENJIU LINZHENG SHILU

主　　编　陈宏伟

副 主 编　王　甜　陈建国

出 品 人　程佳月
责任编辑　王星懿
校　　对　范贞玲　郭乙力
封面设计　成都编悦文化传播有限公司
责任出版　欧晓春
出版发行　四川科学技术出版社
　　　　　成都市锦江区三色路238号　邮政编码 610023
　　　　　官方微信公众号　sckjcbs
　　　　　传真 028-86361756
成品尺寸　185 mm × 260 mm
印　　张　22.5　　字数 450千
印　　刷　四川泽杰文化科技有限公司
版　　次　2025年1月第1版
印　　次　2025年5月第1次印刷
定　　价　120.00元

ISBN 978-7-5727-1727-7

邮　　购：成都市锦江区三色路238号新华之星A座25层　邮政编码：610023
电　　话：028-86361770

目　录

第一篇　特色技术

第二篇　思辨新探

第三篇　临证精要

第四篇　薪火传承

第一篇 特色技术

第一章　内热针技术

一、概念

内热针技术是将特制针具根据治疗需求刺入人体穴位或肌肉，并视患者病情加热针具至不同温度的一种治疗技术。内热针的发热材料在针体内部，针尖到针体均能恒温发热，且针体的发热温度可在38～60℃调节。内热针技术能松解并修复痉挛变性的肌肉组织，促进局部血液循环，减轻肌筋膜的张力和无菌性炎症，促进肌细胞再生和再血管化，从而使肌筋膜痉挛变性缺血情况得以改善，起到预防和治疗疾病的作用。内热针技术还具有温经散寒、活血通络的作用。根据《素问·至真要大论》中"劳者温之"的理论，内热针技术适用于软组织源性的各部位慢性疼痛、软组织损伤导致血管神经受累的感觉异常及肌力下降等症状、软组织源性的脏器功能障碍等疾病的治疗。

二、由来

我国使用针治疗伤病的技术由来已久，相传是从"九针"发展而来。中华民族祖先创立的中医药学体系中，针灸学占有独特的地位，医书《黄帝内经》中已多方面记述了各种痛症和脏腑疾病的针灸治疗。针灸治疗包括针刺和灸疗，这两种方法单独使用对疾病都有确切的理疗作用。在针刺治疗中，点燃艾绒对针体加热实现了针与灸的结合，疗效也明显提高。临床实践证实针灸治疗对颈肩腰腿痛具有独特的远期疗效。随着社会的进步和医疗水平的提高，针刺治疗的传统加热方式有许多不足之处，如烟雾对环境的污染、对医护人员的伤害，温度不可控或点燃的艾绒从针尾脱落而引发的烧烫伤，以及治疗后易出现瘢痕而引起医疗纠纷等，医界急需一种更好的针灸方式取代传统的针灸方式。

经过专家多年的努力，运用现代工艺和计算机技术，经反复多次临床试验，内热针治疗仪终于被研制出来。新一代内热针治疗仪恒温可控，针体温度可在 38～60℃任意调节，满足了临床上身体各部位治疗所需的温度，其操作简捷、设计合理、应用安全、疗效卓越。

三、理论基础

传统医学认为，慢性颈肩腰腿痛的病因是神经受压、骨质增生。著名骨科专家宣蛰人教授经过多年的潜心研究，创立了软组织外科学，其根本理论就是无菌性炎症致痛学说，认为软组织的无菌性炎症才是慢性疼痛的根本原因。临床工作中，绝大部分的颈肩腰腿痛均为椎管内（韧带、椎间盘、硬膜外脂肪）、椎管外或椎管内外软组织的无菌性炎症引起，而非传统医学认为的压迫所致，骨质增生也只是一种生理的退化现象，并非致痛的原因。

四、治痛原理

动物实验证实，内热针疗法能改善骨骼肌的血液循环，使紧张的肌肉松弛，消除无菌性炎症，使病变的组织自然康复，疼痛消失，这证实了传统医学倡导的"不通则痛，通则不痛""以松治痛"观点。简单概括内热针的治疗机制为以下四点：

（1）增加局部血运，解除缺血致痛。
（2）消除炎症反应，解决炎症致痛。
（3）松解肌肉痉挛，消除痉挛致痛。
（4）形成新生血管，最终长期无痛。

五、操作的基本步骤

1. 术前准备
（1）询问患者的身体情况，了解病史，如患者有无发热或病毒感染等情况。
（2）有心脑血管疾病者，针刺前应按时口服相关药物。
（3）避免患者空腹接受治疗，以免造成晕针。
（4）嘱患者术前排空大小便。
（5）协助患者摆好体位。
2. 术中过程
（1）定点。一般用龙胆紫定点，也可用手术专用记号笔定点。定点是针刺成功的重要前提，定点准确与否和针刺效果息息相关。

（2）术前皮肤常规消毒。

（3）麻醉。①皮丘麻醉：在标记点用 0.5% 的利多卡因做皮丘麻醉。可用麻醉枪麻醉，实现麻醉药无痛注射，减少进针痛苦。②深层麻醉：肩胛骨骨面、膝关节、肘关节、腕关节及踝关节处可做深层麻醉，一般用 0.5% 的利多卡因。

（4）操作。①针刺：医生常规洗手、戴手套、铺巾，用双手的拇、示、中指执针，采取捻转的方法进针，如不好掌握，可用双手的拇、示指执针，避免错误用力导致针身弯曲。根据针刺部位的不同分别采取直刺、斜刺或平刺。②连接内热针治疗仪：一只手固定内热针，另一只手安装连接线，以免针体移动伤及重要器官。③起针和术后消毒：加热完毕后，轻巧地撤掉连接线，一只手持无菌纱布压住进针处皮肤，另一只手将内热针快速拔出，然后用力按压针刺部位 5 min，以免形成局部血肿。④常规皮肤消毒，一般无须包扎。

六、疗程

内热针疗法在同一部位使用的间隔时间为 5～7 d，下次治疗点在每两个进针点之间选取。如身体条件允许，可连续在不同部位进行，每天可以针刺 2～3 个部位。

七、并发症及处理

（1）血肿。①可能原因：针尖太锐利、血液凝固障碍、血管变异或针刺到滋养动脉。②处理方法：一般小血肿可在 3 d 内自行吸收，无须特殊处理；较大的血肿会出现明显的局部疼痛等相关症状，可在治疗后 24 h 内冷敷、加压止血，24 h 后热敷，给予活血、抗炎、脱水药物治疗，通常一周左右可自行吸收。

（2）术后疼痛。治疗后，术区疼痛属正常现象，一般 2 d 后可自行消失。

嘱患者多运动，每天进行 2～4 km 的走路或慢跑，以尽快消除术后并发症。

八、适应证

（1）颈椎病、腰椎间盘突出症（包括有开放手术治疗后遗症和治疗无效的患者）。

（2）颈臂综合征、颈源性脑供血不足（偏头痛、紧张性头痛、眩晕）。

（3）头、颈、肩、臂、手、背、腰、腿、膝、踝、足等软组织疼痛。

（4）关节痛性疾病（腕管综合征，肘管综合征，踝管综合征，网球肘，肩关节周围炎，髋、膝、踝等的骨关节炎），无菌性股骨头坏死，强直性脊柱炎等。

九、禁忌证

（1）糖尿病血糖未控制者。

（2）严重的心脑血管疾病。

（3）出血性疾病，如血友病等。

（4）局部针刺皮肤有明显感染者。

（5）身体极度虚弱者。

（6）妊娠期。

第二章 针刀技术

一、概念

针刀技术是遵循《黄帝内经·素问》关于"刺骨者无伤筋，刺筋者无伤肉，刺肉者无伤脉，刺脉者无伤皮，刺皮者无伤肉，刺肉者无伤筋，刺筋者无伤骨"的古训，结合现代局部解剖和层次解剖知识，采用各种带刃针具进行刺激、切割、分离等的临床操作技术。本技术可起到活血化瘀、舒筋通络、止痛除痹的治疗作用。

二、基本操作方法

1. 定位

由轻到重触诊病变部位，确定痛点的部位及层次，用指甲压痕或染色剂标记。

2. 消毒

用碘伏做局部皮肤消毒，铺无菌孔巾。

3. 麻醉

以在皮肤标记的痛点为中心，用 0.25% 利多卡因 2 mL 做局部逐层浸润麻醉。

4. 进针

医生戴无菌橡皮手套，左手拇指指端垂直按压进针点，右手持针点刺进入皮肤，穿过皮肤时针下有种空虚感，这是进入脂肪层的感觉，再缓慢刺入，出现抵抗感时，针尖到达筋膜表面，再用力点刺即突破筋膜进入肌肉。

5. 松解

根据治疗需要，用针刀在不同的解剖层次进行点刺、切割、剥离。如在筋膜层减张可用针刀在筋膜表面散在点刺 3 ～ 5 针，做条索状粘连松解可沿纵轴方向连续进行线性切割。

6. 出针

完成治疗操作后，在拔出针刀的同时，用无菌敷料覆盖针孔，医生用拇指垂直按压进针点 1 ~ 2 min，用无菌敷料或无菌纱布封闭针孔 48 h。

三、常见疾病的针刀治疗

（一）项痹病（颈椎病）

患者有急性损伤或慢性积累性劳损史，头多向一侧偏歪或反复落枕，颈部活动受限，颈背部疼痛、酸胀、发僵，头颈部活动时有弹响声或钙化组织摩擦音，晨起不适感较重，颈枕部肌肉筋膜韧带附着点处多有压痛及条索状物，X 线检查显示颈椎生理曲度变小、变直或反张，项韧带可有钙化，椎体呈增生性改变。

【治则治法】

舒筋活络，通痹止痛。针刀松解增生、肥厚、变性、粘连的软组织。

【操作步骤】

1. 针刀治疗

患者取坐位或俯卧位，头前屈 30° 定点。治疗点选在病变椎体上、下棘突间及两侧旁开 1.0 ~ 1.5 cm 处，刀口线与脊柱纵轴平行，先切开病变椎体棘突上、下缘的棘间韧带，然后刺入达关节突关节囊。刀口线与颈椎纵轴平行，针刀垂直于皮肤，刺破深筋膜，刀口线调转 90°，纵切 3 ~ 5 刀出针。如：横突结节有损伤点，刀口线与颈椎纵轴平行，针体垂直于横突后结节外侧面，针刺到达骨面后将刀口线调转 90°。在横突末端上、下边缘处松解 3 ~ 5 刀，松开部分横突表面的深筋膜。出针后用无菌敷料按压针孔 1 ~ 2 min，封闭针孔。

2. 手法辅助治疗

患者取坐位，以第 4 颈椎棘突右偏为例，颈前屈 20° ~ 25°，左偏 35°，右旋转 45°。医生站于患者背后，左手拇指固定偏移棘突，其余四指置于患者左侧头枕部。右手扶持在下颌部或左面部，在右手向右上方旋转的瞬间，左手拇指将棘突轻推向左侧，常可听到"咔嗒"声，拇指下有轻度移位感。

患者取仰卧位，针刀术后医生先给患者做颈后肌群放松，随后一手握住患者下颌，另一只手托住枕部，在轻度拔伸下缓慢摇动 2 ~ 3 下，让患者充分放松，此时医生一手轻拿患者颈后部，拇指按压于错位颈椎横突下方作为固定支点，另一只手托住颌颊部作为复位力点，缓慢使头部旋转至最大角度时，托颌颊部的手和固定错位颈椎的拇指同时稍加用力按压，常可听到关节复位声。

【特别提示】

（1）使用针刀技术进行颈部剥离松解治疗时，必须熟悉解剖位置，不可刺入过深，切忌损伤椎动脉和脊髓。

（2）摸索进针，小心剥离。

（二）肩胛提肌劳损

患者长期低头，有急性损伤史或慢性劳损史。肩胛提肌在第 2 颈椎至第 3 颈椎横突的起点或肩胛骨止点处疼痛，肩胛提肌紧张，以上部位可有压痛点，尤以肩胛骨内上角压痛显著。上肢后伸，并将肩胛上提或内旋，引起疼痛加剧，或不能完成此动作。颈、肩胛骨的 X 线片可排除骨性异常。

【治则治法】

理筋减张，解痉止痛。对肩胛提肌起止点采取以减少张力为主、分离粘连为辅的针刀微创松解术。

【操作步骤】

患者取俯卧位或坐位，头部微前曲。如压痛点在肩胛骨内上角的边缘，将刀口线方向和肩胛提肌纵轴平行，针刀和背平面呈 90° 角刺入，达肩胛骨面。先纵向剥离，后将针刀倾斜，使其和肩胛骨平面呈 130° 角。在肩胛骨边缘骨面上做纵向切开剥离，1 ～ 2 次即可出针。

如压痛点在颈椎棘突旁，即在棘突旁压痛点处进针刀，刀口线方向和颈椎纵轴平行，达到深筋膜层，点刺 3 ～ 5 次后出针，无菌敷料按压针孔 1 ～ 2 min。

术毕，医生一手压住患者患侧肩部，一手压于患侧枕部，牵拉肩胛提肌 1 ～ 2 次。

【特别提示】

（1）针刺范围不能过大。肩胛骨缘较表浅，在肩胛骨内上角进针刀时，应紧贴骨面延长，不能过深，防止穿过肋间误入胸腔。

（2）操作要轻柔，同时注意患者感觉。

（三）肩凝症（肩关节周围炎）

本病患者多为 40 岁以上女性。多无外伤史（有外伤史者多为肩部肌肉陈旧性损伤）。肩部疼痛时间一般较长，且为渐进性。肩部活动时，出现明显的肌肉痉挛，肩部外展、后伸时最为明显。梳头试验阳性。X 线检查有时可见骨质疏松、冈上肌腱钙化或肱骨大结节处有高密度影。

【治则治法】

舒筋活络，通痹止痛。对肩关节周围痛点进行减张止痛，对局部形成的条索、结节样结缔组织增生、粘连进行松解。

【操作步骤】

1. 针刀治疗

患者取坐位或俯卧位。用针刀在喙突处的喙肱肌和肱二头肌短头附着点、冈上肌抵止端、肩峰下滑囊、冈下肌和小圆肌的抵止端，分别做切开剥离或纵向疏通剥离，在肩峰下滑囊做通透剥离。如肩关节周围尚有其他明显压痛点，可以在该压痛点上做适当的针刀松解，出针后用无菌敷料按压针孔 1 ~ 2 min。

术后第 2 天用热醋熏洗患肩，并服《太平惠民和剂局方》中的五积散加制乳香、制没药、炒薏苡仁等。5 d 后，如未愈，再进行 1 次针刀治疗，5 次为一个疗程。

2. 手法辅助治疗

针刀治疗结束后，让患者仰卧在治疗床上，患肢外展，医生站于患侧，让一助手托扶患肢，并嘱患者充分放松。医生一只手将三角肌推向背侧，另一只手拇指沿胸大肌将肱骨上的附着点进行拨动，将胸大肌、胸小肌附着的肌腱分开来，然后再将胸大肌（即腋窝前缘）向肩峰方向推压。再令患者取俯卧位，助手仍托扶患肢，医生一只手将三角肌推向胸侧，另一只手拇指分拨冈上肌、冈下肌、大圆肌、小圆肌，将各条肌腱充分拨开。此时患者外展上举角度可增加 30° ~ 50°，医生双手托扶患者患侧腕部，嘱患者尽量外展上举患肢，当达到最大限度，不能再上举时，医生双手快速向上牵抖松解粘连。

针刀治疗和手法辅助治疗后，患者在术后当天即可开始进行手指爬墙、体后拉手等功能锻炼。

【特别提示】

（1）在喙突处治疗时，要摸准喙突尖，指切进针，避免损伤神经血管。

（2）冈上肌作为进针点时要避开冈上切迹，防止伤及肩胛上神经。

（3）在肱骨结节间沟治疗时，刀口线应平行于肱二头肌长头腱方向将粘连松解，勿横向切割。

（四）第三腰椎横突综合征

患者有外伤或劳损史。腰痛或向臀部放散，弯腰后直起困难，不能久坐、久立，严重时行走困难。在第三腰椎单侧或双侧横突尖部有敏感性、局限性的压痛点，位置固定不移。弯腰试验阳性。

【治则治法】

活血化瘀，舒筋通络。针刀松解第三腰椎横突尖部的高应力纤维，使第三腰椎横突末端力学平衡得到恢复。

【操作步骤】

1. 针刀治疗

患者取俯卧位。在发作期和缓解期均可用针刀治疗，在第三腰椎横突尖部（即压痛点处）常规消毒，以刀口线和人体纵轴线平行刺入，当针刀刀口接触骨面时用横向剥离法，感觉肌肉和骨端之间有松动感时出针，以棉球压迫针孔 1 ～ 2 min。一般 1 次治疗即可痊愈，如 1 次还没有完全治愈，尚存余痛，5 d 后再做 1 次，但最多不超过 3 次。

2. 手法辅助治疗

患者立于墙边，双足跟抵墙，医生一只手托住患者患侧腹部令其弯腰，另一只手压住患者背部。当患者弯腰至最大限度时，突然用力压背部 1 次，然后让患者做腰部过伸运动。

【特别提示】

操作时刀口不能离开横突骨面，以防过深误伤腹腔脏器。

（五）臀上皮神经卡压综合征

大多数患者有腰部扭伤史或受风寒史。主要表现为患侧腰臀部尤其是臀部的疼痛，多呈刺痛、酸痛或撕裂样疼痛，而且疼痛常常是持续发生的，很少间断发生。一般疼痛的部位较深，区域模糊，没有明确的界限。急性期疼痛较剧烈，并可向大腿后侧放散，但常不超过膝关节。患侧臀部可有麻木感，但无下肢麻木。患者常述起坐困难，弯腰时疼痛加重。多数患者可以检查到固定的压痛点，一般在髂嵴中点及其下方，按压时可有胀痛或麻木感，并向同侧大腿后方放射，一般放射痛不超过膝关节。直腿抬高试验多为阴性，但有约 10% 的患者可出现直腿抬高试验阳性。腱反射正常。

【治则治法】

理筋减张，活络止痛。可先行常规的手法、针灸或封闭治疗，如效果欠佳，对臀上皮神经穿行的骨筋膜鞘采取以减少张力为主、分离粘连为辅的针刀微创松解术。

【操作步骤】

对保守治疗无效或反复发作者可行针刀治疗。患者取俯卧位，常规定位、消毒后，针刀垂直髂嵴进针。由于此部位的皮下脂肪较厚，故应选择比较长的针刀。针刀穿过筋膜层即可，采用线式松解，在针刺过程中患者可有向腿部放散的麻胀酸重感，将针提至皮下，按压局部，疼痛减轻或消失即可出针。用无菌棉球或纱布按压局部 2 ～ 3 min 结束治疗。

（六）臀中皮神经卡压综合征

臀中皮神经为感觉神经，支配臀内侧皮肤，故卡压后只引起臀内侧部疼痛或骶部疼痛，不会出现运动障碍。起病过程缓慢，多无明显诱因。患者主诉为腰骶部酸痛，遇寒加重，得热则缓。反复发作，病势缠绵。疼痛没有明确的定位，常以风湿病、腰背肌筋膜炎或臀肌劳损的诊断对症治疗。触诊可在骶髂关节中点外缘扪及结节或条索状包块。局部软组织张力明显高于对侧，压痛明显，有时向髂后上棘和坐骨结节方向放射。

【治则治法】

理筋减张，活络止痛。可先行常规的手法或局部贴敷治疗，如效果欠佳，再对臀中皮神经穿行的臀筋膜采取减少张力的针刀微创松解术。

【操作步骤】

对于保守治疗无效，且病程较长者可行针刀治疗。患者取俯卧位，常规定位、消毒后，针刀平行臀中皮神经走行方向进针，多点松解，穿过深筋膜层即可，如局部存在条索状包块，针刀平行包块的轴线行线式松解 3～5 刀。如局部存在痛性结节，可行多点式松解 3～5 针。治疗过程中患者可感觉到局部酸麻胀重，有时可放散到臀横纹以下。将针拨至皮下后按压局部，疼痛减轻或消失即可出针。局部按压 2～3 min 结束治疗。无菌敷料覆盖进针点 24 h。

（七）膝痹病（骨性膝关节炎）

本病常见于中老年人，患者一般都有典型的膝半蹲位受伤或反复劳损史。髌骨周围有压痛、活动度小，股四头肌萎缩，屈伸受限，伸膝抗阻试验阳性，单足半蹲试验阳性，髌骨摩擦试验阳性，叩髌试验阳性。少数患者可有关节积液，浮髌试验阳性。脂肪垫增生肥厚而伴压痛、挤压痛及膝过伸痛。X 线片示膝关节间隙变窄，软骨下骨硬化及囊样变或关节内有游离体，关节边缘增生，胫骨平台内外髁及髁间嵴增生明显。

【治则治法】

舒筋通络，活血导滞。对髌骨周围软组织痛点及肌腱附着点处的增生肥厚部位进行松解减张，恢复膝关节的动态稳定。

【操作步骤】

患者取仰卧位，屈膝 90°，将足底平放于治疗床上，医生对膝部痛点定位。髌骨周围的痛点和压痛点都是软组织损伤的病变部位，也是针刀治疗点。伴有髌前滑囊炎者，用针刀将此滑囊的纤维层切开剥离即可；髌内外侧支持韧带痛点均在髌骨两侧边缘者，用切开松解术即可。

【特别提示】

（1）针刀剥离时剥离范围仅限于粘连的病变组织间，切勿将韧带附着点铲起。

（2）勿损伤骨膜，避免形成局部血肿。

（八）膝痛（髌下脂肪垫损伤）

本病的突出特征是膝关节前部疼痛或深部酸痛，活动后加重，休息后减轻。膝近伸直时疼痛最剧，膝稍屈曲痛即缓解。有时膝痛可向后放射至腘窝。

检查可见髌韧带两旁均肿胀。发作期皮温稍升高。股四头肌轻度萎缩。髌下脂肪垫肥厚，有压痛。膝关节过伸试验阳性（患者平卧，膝关节伸直平放，医生一只手握伤肢踝部，另一只手按压膝部，使膝关节过伸，髌下脂肪垫处有疼痛）。X线检查无异常发现。

【治则治法】

舒筋通络，减张止痛。对髌腱两侧软组织痛点部位及肌腱附着点处的增生肥厚部位进行松解减张，恢复髌腱两侧脂肪垫的正常张力。常规手法或药物疗法效果欠佳时可选用针刀治疗。

【操作步骤】

患者取仰卧位，患肢伸直，常规定位、消毒、铺无菌孔巾后，在髌韧带两侧压痛点处进针，针刀与韧带平行，点刺脂肪垫表面的纤维层 3～5 针，出针后用无菌棉球按压针孔 1～2 min，无菌敷料覆盖 24 h。

（九）头痛（枕大神经卡压综合征）

枕后腱弓紧张，刺激或压迫枕大神经、枕小神经及枕动脉，引起偏头痛，疼痛可涉及头顶及颞部，呈持续性钝痛，后枕部胀痛明显，枕骨隆突与乳突间下 2 cm 范围处有浅压痛。

【治则治法】

舒筋活络，减张止痛。常规运用针刺、按摩疗法，效果欠佳且病程较长者可选用针刀治疗。

【操作步骤】

经过系统的保守治疗无效或反复发作者，可采用针刀治疗。该处头皮较薄，触诊比较容易发现痛点及条索状包块。患者取坐位，头伏于桌面或椅背上。医生做好皮肤标记后常规消毒，垂直颅骨进针，针刀与枕大神经走行方向平行，进针深度以穿过深筋膜为度，行多点式松解 3～5 刀。患者常有局部酸胀感且向头顶放散。将针提至皮下，按压局部，如果疼痛减轻或消失，即可出针。用无菌敷料按压进针点 2～3 min 结束治疗。

【特别提示】

（1）局部保暖，避免感染风寒，加重局部症状。

（2）加强颈项部功能锻炼，动作要适当，运动幅度不宜过大。

（十）颈性眩晕

眩晕为主症，可伴有耳鸣、耳聋、恶心、呕吐、头痛、颈痛等症状。颈部左右转动明显受限、斜颈多以棘突偏向的一侧为主，病程长者可仅表现为患侧活动度减少，但不一定有明显疼痛。触诊发现第 1 颈椎侧块左右不对称，第 2 颈椎棘突偏歪，棘突旁有压痛；第 2～6 颈椎关节左右不对称，第 3～7 颈椎棘突偏歪，棘突旁有压痛；提肩胛肌肌腱（肩胛骨内上角）有摩擦音，上位颈椎横突后缘有硬结。影像学检查提示有颈椎病样改变。

【治则治法】

平肝潜阳，滋阴益肾，宁心解眩。手法治疗在改善临床症状方面具有良好的疗效。针刀可松解局部肥厚、紧张、痉挛的软组织。

【操作步骤】

患者取坐位或俯卧位，头前屈 30°，医生据此定点；常规消毒，铺无菌孔巾；治疗点选在病变椎体上、下棘突间或旁开 1.0～1.5 cm 处，刀口线与脊柱纵轴平行，先切开病变椎体棘突上、下缘的颈浅筋膜，如横突后结节有压痛点，刀口线与颈椎纵轴平行，针体垂直于横突后结节外侧面，针达骨面后将刀口线调转 90°。在横突末端上、下缘处松解几刀，松开部分横突后结节上的肌肉止点。出针后用无菌敷料按压进针点 1～2 min，封闭针道 24 h。

【特别提示】

医生用针刀做颈部剥离松解治疗时，必须熟悉解剖位置和层次，不可刺入过深，应紧贴骨面施术，切忌损伤椎动脉和脊髓。摸索进针，小心松解。

四、适应证

（1）各种软组织损伤引起的顽固性疼痛。

（2）部分骨关节退行性疾病，如颈椎病、腰椎间盘突出症、骨性关节炎等。

（3）肌肉、肌腱和韧带的慢性积累性损伤，肌紧张，损伤后遗症。

（4）某些脊柱相关性内脏疾病。

五、禁忌证

（1）施术部位或全身有感染、发热。

（2）施术部位有重要且难以避开的血管、神经或脏器等。

（3）出血、凝血功能异常。

（4）有严重内脏病并处于发作期的患者。

（5）体质极度虚弱的患者。

第三章 刃针技术

一、概念

刃针技术是以《灵枢》中"解结"的理论为指导，以减压为主要作用的中医临床操作技术。主要治疗软组织损伤导致的疼痛和功能障碍，以及内脏器官的功能性症状。

二、基本操作方法

1. 定位

按经络或肌肉走向切循，找到压痛和异常改变点，用定点笔标记。

2. 消毒

局部常规消毒。

3. 进针

（1）手指按压并捏住套管，快速叩击穿过皮肤，患者应无明显疼痛感。

（2）按浅筋膜—深筋膜—肌肉—骨面的顺序，逐层深入。通过阻力突然减小的"落空感"来判断层次。

4. 切刺

（1）纵向切刺：与针刃方向一致，在病灶层间断切刺数下。

（2）横向切刺：与针刃方向垂直，在病灶层间断切刺数下。

（3）十字切刺：先与针刃方向一致，在病灶层切刺一下；随即退出病灶层，调转针刃 90°，再切刺病灶层一下。

5. 出针

用纱布块压住进针点，迅速将针拔出，稍按压，贴无菌敷料。

三、常见疾病的刃针治疗

（一）椎动脉型项痹病

椎动脉型项痹病，相当于西医的椎动脉型颈椎病，主要的病理改变是椎动脉供血障碍。本病的主要症状为间歇性的与姿势和头部活动有关的眩晕，严重者可猝倒。发病年龄多在 40 岁以上，与颈椎及血管硬化有关。

【治则治法】

在减压的基础上活血化瘀，使紧缩的肌肉放松，解除对椎动脉和（或）交感神经的压迫、刺激。

【操作步骤】

1. 定位

患者取俯卧位，胸部垫枕，头呈前屈位。在以下部位切循压痛和软组织异常改变点。

（1）枕骨下项线：有头后大直肌、头后小直肌、头上斜肌附着。多在天柱、风池、完骨、安眠、翳风附近。

（2）颈椎棘突旁：主要有浅层的项筋膜、中层的斜方肌上部和深层的关节囊。多在颈夹脊附近。

（3）胸椎棘突与肩胛骨脊柱缘之间：主要有浅层的胸腰筋膜、中层的斜方肌中部、骶棘肌和深层的横突棘肌。多在膀胱经内侧线上的大杼、风门、肺俞、厥阴俞、心俞、督俞、膈俞附近。

2. 消毒

局部常规消毒。

3. 进针

（1）枕骨下项线：与枕骨骨面垂直刺入。

（2）颈椎棘突旁：与局部体表垂直刺入。

（3）胸椎棘突与肩胛骨脊柱缘之间：与局部体表向上或向下呈 45° 角刺入。

4. 切刺

（1）枕骨下项线：达到病灶层，行纵向切刺和横向切刺。

（2）颈椎棘突旁：达到病灶层，行纵向切刺和横向切刺，必要时行十字切刺。

（3）胸椎棘突与肩胛骨脊柱缘之间：达到病灶层，行纵向切刺和横向切刺。

5. 出针

用纱布块压住进针点，迅速将针拔出，稍按压，贴无菌敷料。

【特别提示】

在这些治疗部位施针都有一定难度，医生在施针前先要了解局部解剖，治疗时要频频询问患者感觉，逐层深入，仔细体会针下感觉，以保障安全。

（二）腰椎间盘突出症

腰椎间盘突出症，好发年龄为 20～40 岁，致病的内因是椎间盘本身的退变，致病的外因是损伤和劳损等。症见腰、腿疼痛和（或）麻木。

【治则治法】

减压、松解和改善局部微循环，恢复脊柱的力学平衡，消除症状。

【操作步骤】

1. 定位

患者腹部垫枕俯卧。在以下部位切循压痛和软组织异常改变点。

（1）腰椎棘突旁：主要有浅层的胸腰筋膜、背阔肌，中层的骶棘肌，深层的横突棘肌、关节囊。多在夹脊、足太阳膀胱经内侧线以及三焦俞、肾俞、气海俞和大肠俞附近。

（2）臀部：主要是臀大肌、臀中肌、臀小肌、梨状肌。多在秩边、环跳、居髎。

（3）大腿后侧：主要是股二头肌、半腱肌、半膜肌。多在承扶和殷门。

（4）大腿外侧：主要是阔筋膜张肌。多在风市、中渎和膝阳关。

（5）小腿后侧：主要是深层的比目鱼肌和浅层的腓肠肌。多在合阳、承筋、承山、飞扬、跗阳。

（6）小腿前外侧：主要是胫骨前肌、趾长伸肌。多在阳陵泉、外丘、光明、阳辅。

2. 消毒

局部常规消毒。

3. 进针

与局部体表垂直刺入。

4. 切刺

到达病灶层，行纵向切刺和横向切刺，必要时行十字切刺。

5. 出针

用纱布块压住进针点，迅速将针拔出，稍按压，贴无菌敷料。

【特别提示】

（1）进行腰椎棘突旁操作时，进针不要超过骶棘肌外缘线，达到肌肉层即可。

（2）进行臀部操作时，要避开梨状肌上、下孔，以免损伤臀上动脉和坐骨神经。

（3）进行大腿后侧操作时，进针达到肌肉层即可，过深有损伤坐骨神经的可能。

（4）进行大腿外侧操作时，可深入骨面，但要提起皮肤 1～2 mm 切刺，以免损伤骨膜。

（5）进行小腿后侧操作时，进针达到肌肉层即可，过深有损伤深部血管的可能。

（6）进行小腿前外侧操作时，可穿过肌肉深层的骨间膜，但不可再深入。

（三）股骨头坏死

股骨头坏死是股骨头血液循环障碍，局部骨小梁断裂或股骨头囊变、塌陷的疾病。主要临床表现为髋关节疼痛、功能受限以及影像学改变。

【治则治法】

在关节腔减压的基础上，松解关节周围软组织改善局部微循环。

【操作步骤】

1. 定位

患者分别取俯卧位和仰卧位。在以下部位切循压痛和软组织异常改变点。

（1）髂结节至股骨大转子最高点连线：上 2/3 由浅入深分别是阔筋膜、阔筋膜张肌、臀中肌和臀小肌；上 2/3 和下 1/3 交接处深层是关节囊和关节间隙；下 1/3 中点深层是股骨大转子尖端，为臀中肌、臀小肌和梨状肌止点。

（2）大腿前侧：为股四头肌，止于胫骨粗隆。中间深层是股中间肌，浅层是股直肌，股直肌内、外侧分别是股内侧肌和股外侧肌。

（3）大腿内侧：为股内收肌群，主要是股薄肌，起于耻骨下支，止于胫骨粗隆内侧部。

2. 消毒

局部常规消毒。

3. 进针

与局部体表垂直刺入。

4. 切刺

到达病灶层，行纵向切刺和横向切刺，必要时行十字切刺。

5. 出针

用纱布块压住进针点，迅速将针拔出，稍按压，贴无菌敷料。

【特别提示】

（1）进行髂结节至股骨大转子最高点连线操作时，十字切刺关节囊，穿过即可，切勿过于深入。

（2）进行大腿前侧操作时，可深入骨面，但要提起 1～2 mm 切刺，以免损伤骨膜。

（3）进行大腿内侧操作时，助手将肌肉捏起，医生持针与肌肉走行一致、斜向上或斜向下纵向切刺。

（四）膝痹病（骨性膝关节炎）

膝痹病是以关节软骨退变为核心的，累及骨质、滑膜、关节囊及关节其他结构的，多方位、多层次、不同程度的慢性炎症。多见于 50 岁以上的中老年人，女性多于男性。主要临床表现为膝关节疼痛、功能障碍、肿胀，严重者关节可变形。

【治则治法】

在关节腔减压的基础上，松解关节周围软组织，恢复关节的正常位置，改善关节液的生化指标。

【操作步骤】

1. 定位

患者分别取仰卧位和俯卧位。在以下部位切循压痛和软组织异常改变点。

（1）髌骨上方：主要是股四头肌和深层的髌上囊。多在阴市、梁丘、鹤顶和血海。

（2）膝关节两侧：为内侧和外侧副韧带。多在阴陵泉和阳陵泉。

（3）髌骨尖两侧：为膝关节脂肪垫。多在内膝眼和犊鼻。

（4）腘窝：内上方是半腱肌、半膜肌，外上方是股二头肌，中间有腘肌通过。多在委中、阴谷、委阳、浮郄。

2. 消毒

局部常规消毒。

3. 进针

垂直局部体表刺入。

4. 切刺

到达病灶层，行纵向切刺和横向切刺，必要时行十字切刺。

5. 出针

用纱布块压住进针点，迅速将针拔出，稍按压，贴无菌敷料。

【特别提示】

（1）在髌骨上方进行操作时，深层的髌上囊要行多点十字切刺，出针后立即拔罐。

（2）在膝关节两侧进行操作时，胫骨上端内侧的"鹅足"部，不能直刺，要斜行在层面间切刺。

（3）在髌骨尖两侧进行操作时，脂肪垫位于关节囊纤维层和滑膜层之间的皱襞中，穿过脂肪垫有落空感时即进入关节腔，切勿再深入，以免损伤关节软骨甚至半月板。

（4）在腘窝进行操作时，委中深层有胫神经、腘动脉、腘静脉等通过，切刺时穿过深筋膜即可，或在穴位稍内和外侧切刺，较为安全。

四、禁忌证

（1）局部皮肤破损及软组织存在炎症反应者。

（2）有凝血功能不全或出血倾向者。

（3）患有严重心脑血管疾病或脏器衰竭不能耐受刺激者。

（4）非软组织损害所致的此类疾病。

五、注意事项

（1）患者描述治疗过程中突然感到疼痛或胸闷、气短时，应立即停止操作，稍提起针，略改变方向深入，如不再出现疼痛则继续操作，如仍出现疼痛则再稍提起针，略改变方向深入，直至无疼痛感。

（2）患者描述有较强的酸、沉、胀和微麻、微痛感；医生感觉针下组织较正常组织硬、厚、难以通过，这是达到病灶的依据，此时即可进行切刺治疗。

（3）通过切刺，针下组织不再比正常组织硬、厚、难以通过，这是达到刺激量的依据，此时应立即结束切刺，以防刺激过度。

（4）特殊部位的操作要点。①项部与肩部之间：患者取坐位，助手将患者斜方肌捏起，刃针与局部体表垂直刺入或由后向前刺。②肩胛提肌和菱形肌：患者取俯卧位，翻手摸背，助手将患肘下压，医生在肩胛骨上角和内侧行斜刺。③冈下肌、大圆肌、小圆肌：患者取俯卧位，上肢放于床沿外，前臂下垂，医生行斜向外刺。

第四章　芒针技术

一、概念

芒针技术是用针身细长、形如麦芒的针具深刺穴位来治疗疾病的针刺技术。芒针，由九针之一的长针发展而来，其针身细长如麦芒，因其体长刺深，刺激穴位，易产生经络感传以及气至病所的针感，所以治疗效果明显。临床上多用于治疗各种痛症和脏腑病症。

二、常用针具及基本操作方法

（一）常用针具

以直径 0.30 ～ 0.35 mm、长 100 ～ 200 mm 的毫针为主。

（二）基本操作方法

1. 刺手和押手的配合

刺手和押手的配合见图 1-4-1。

（1）刺手的姿势：用刺手（右手）拇、示、中指第 1 关节夹持针柄的稍下方，用环指抵住针身，以使针体和皮肤表面保持垂直。

（2）押手的姿势：押手（左手）自如地放在穴位表面的皮肤上，中指、环指及小指的第 1 关节自然弯曲 90° 左右，3 个指头的指甲尺侧贴于穴位周围，示指端压住穴位旁的皮肤，针身则首先通过拇指与示指第 2 关节横纹，其次通过示指末节与中指末节进入皮内。

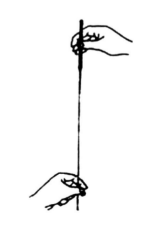

图 1-4-1　刺手和押手配合的示意图

2. 进针

先取好穴位，局部皮肤常规消毒后，刺手持针柄下段，押手拇、示两指用消毒干棉球捏住针体下段，使针尖抵触穴位。当针尖贴近穴位皮肤时，双手同时用力，迅速刺入表皮，并缓慢将针刺至所需深度。穿皮时手法动作要敏捷，以减轻患者痛感。捻转宜轻巧，幅度不宜过大，最好在 180° ～ 360°。

3. 常用针刺手法

（1）直刺：指与人体穴位表面垂直刺入，直达应刺入的深度。肌肉丰厚处的穴位多采用直刺。

（2）斜刺：一般以 40° ～ 60° 斜刺进针，从一穴透至病变经络、脏腑相关的穴位，针刺得气后实施针刺手法。适用于骨隙中或重要脏器周围的穴位。

（3）横刺：又叫沿皮横刺，或横刺沿皮透。横刺进针，循经一针即可刺数穴。多用于头、胸、四肢皮肤浅薄处的穴位。

（4）倒刺：倒刺的用针方向不同，如廉泉穴，刺时针柄在下，针尖朝上，向舌根方向刺入。

4. 出针

在针刺施术完毕后，即可出针，出针应轻柔缓慢，将针尖提至皮下，再轻轻抽出，同时用干棉球按压针孔以防出血并减轻疼痛。如拔出困难则属滞针，嘱患者放松，并可在针穴上下沿经脉循行路线轻轻敲打，使血行畅通，促使毫针顺利拔出。

三、常见疾病的芒针治疗

（一）淋浊（尿路感染）

淋浊以尿频、尿急、尿痛、余沥不净等为主要临床表现。多由肾阴不足、邪火独乘导致膀胱湿热蓄积而不行、气滞血凝所致。

【治则治法】

滋补肝肾，通淋止痛。

【操作步骤】

（1）取穴：主穴取秩边、水道、气海、关元、归来。配穴取肾俞、三阴交。

（2）操作：秩边透向少腹水道，进针 100 ～ 150 mm，高频轻捻，使针感放散至会阴及前阴周围，不留针；气海、关元深刺 125 mm，施捻转补法，使针感散至前阴，留针 30 min；久病体虚可补气海、归来；余穴使用常规方法操作。每日 1 次，10 次为一个疗程。

（二）胃下垂

胃下垂是指胃小弯弧线最低点下降至两髂嵴连线以下，十二指肠球部向左偏移的一种内脏下垂病。中医学认为本病多由中气下陷、脾胃虚弱所致。

【治则治法】

调补脾胃，补气升陷。

【操作步骤】

患者平卧，放松腹肌，局部皮肤常规消毒后，取直径 0.35 mm、长 200 mm 芒针，由巨阙穴刺入，与皮肤约呈 30°，沿皮下捻转进针透至脐左侧 13 mm 处。待患者有腹胀及下腹上抽感，医生提针有重力感时，改为 15°，不做捻转，缓慢提针 40 min，出针前行抖动手法 10～15 次，然后出针。针后患者平卧休息 2 h。隔日 1 次，10 次为一个疗程。

【特别提示】

芒针治疗胃下垂最好于空腹进行，治疗期间嘱患者注意饮食调养，切勿暴饮暴食，宜少食多餐。同时加强腹肌锻炼，增强腹肌张力及韧带弹性，以辅助治疗。

（三）腰椎间盘突出症

本病主要表现为腰痛伴放射性下肢痛、麻、胀，咳嗽、打喷嚏等可加剧疼痛。多因跌仆劳作损伤、感受外邪、经脉闭阻或筋脉失养所致。

【治则治法】

行气散瘀，通络止痛。

【操作步骤】

取穴：腰中穴、局部夹脊穴。

1.腰中穴定位、体穴与操作

（1）定位：在带脉和腋中线的交点，髂前上棘顶端上一横指。

（2）体位：患者取侧卧位，上侧下肢呈屈膝状，下侧下肢呈伸直状，医生面对患者背侧面施针。

（3）操作：押手和刺手配合默契方能操作无误，选用直径 0.30 mm、长 150 mm 芒针，选准穴位，垂直于皮肤徐徐进针 100～113 mm，深刺至第四、五腰椎棘突间的腹侧面，有针感后施重提插补泻法，针感如同热流闪电般麻至足跟和足尖，下肢抽动 3 次即出针。

2.局部夹脊穴操作

患者取俯卧位，局部皮肤常规消毒，选用 40 mm 毫针直刺，针下出现酸麻胀的得气感后留针 30 min。

（四）面痛（原发性三叉神经痛）

面痛是指发生在面部的剧烈疼痛，骤然发病，痛如触电、刀割，难以忍受。

【治则治法】

祛风清热，平肝通络。

【操作步骤】

（1）取穴：主穴取患侧下关、风池；第 1 支神经痛取患侧鱼腰透攒竹、阳白透鱼腰；第 2、3 支神经痛取患侧太阳透下关、下关透颊车。配穴可取迎香透下睛明、地仓透颊车、合谷透鱼际、合谷透列缺等，皆取患侧之穴位。

（2）操作：鱼腰透攒竹，从鱼腰穴进针，针尖平行患者横刺，轻缓进针，通过眉弓直达攒竹穴，进针 25 ～ 37 mm。阳白透鱼腰，从阳白穴进针，针尖平行患者向下横刺，轻缓进针，直达鱼腰穴，进针 37 ～ 50 mm。太阳透下关为治疗第 2、3 支神经痛之效穴，从太阳穴进针，针尖平斜向下稍后方，轻缓进针，通过颧骨弓直达下关，进针 50 ～ 87 mm，以患者上齿及颊部有酸麻胀感为度。下关透颊车沿下颌骨内侧进针，进针 50 mm，以患者颌孔下齿槽处呈胀感为度。留针 30 min，每日治疗 1 次，7 次为一个疗程。

【特别提示】

本病的发作常与情绪变化和疲劳有关，因此，治疗期间，应注意调畅情志、休息，还应避免外邪侵袭，忌食辛辣及膏粱厚味之品。

四、禁忌证

（1）久病体质虚弱者，过饥、过饱、酗酒者，孕妇。小儿囟门未闭者，不宜针刺头顶部穴位。

（2）过敏性体质、肿块周围有皮肤病。皮肤感染、溃疡、瘢痕或肿瘤部位不宜针刺。梅毒、艾滋病患者或可疑患者不宜针刺。

（3）有自发性出血、血液病或损伤后出血不止的患者不宜针刺。有自发性气胸及肺不张的患者不宜针刺颈、胸部穴位。

（4）重要组织、器官、结构，如乳头、睾丸、喉头等部位禁刺。

（5）诊断未明的急性疾病，切勿滥用芒针治疗。

五、注意事项

（1）针具检查：针尖要不偏、光洁，要尖中带圆，形如"松针"，锐利适度，进针阻力小。针身要光滑挺直，圆正匀称，坚韧而富有弹性；针身处不可有剥蚀痕迹；针柄缠丝要牢固不松脱，便于捏持施术。

（2）芒针施术时，针刺顺序一般为自上而下。若患者需变换体位，应先背部，再侧部，最后脘腹部。

（3）针刺时应缓慢，切忌快速行提插手法，遇到阻力须退针或改变方向，以免刺伤内脏或大血管。

（4）进针后嘱患者不要随意变换体位。

（5）对肌肉过于紧张而不易进针者，进针时必须格外小心，可以用转移患者注意力的方法辅助进针。

（6）背部第11胸椎两侧、侧胸第8肋间、锁骨中线第6肋间以上的穴位，禁止深刺，以斜向横突为宜，以免损伤心、肺。尤其对肺心病、肺气肿、肺不张患者更需谨慎，防止造成气胸。

（7）两肋及肾区的穴位，禁止深刺，以免刺伤肝、脾、肾脏。对脾大患者应尤为注意。

第五章 拨针技术

一、概念

拨针技术是以一种端部钝圆的针具，对不同层次的组织进行松解和刺激的中医临床操作技术，用于治疗颈、肩、腰、腿痛，类风湿关节炎，强直性脊柱炎及其他慢性内科疾病、疑难杂症等。

二、针具和基本操作方法

（一）针具

针具规格分 17 cm、22 cm、23 cm 三种长度。针柄呈葫芦形，针体、针尖呈圆形。直径分为 0.8 mm、1.0 mm、1.2 mm 三种。

（二）基本操作方法

1. 术前准备

（1）局部麻醉药物：2% 利多卡因，每人总量不超过 15 mL（以说明书用量为准），备用肾上腺素（应急用）。

（2）器械：拨针、16 号针头（破皮用）、70 mm 麻醉长针头，30 mL 注射器，小手术包、消毒帽（给女性患者戴用，防止长头发撒向手术区）。

2. 局部麻醉

皮肤常规消毒后在定位（点）区做局部麻醉，麻醉范围视拨针区范围而定，麻醉深度以病变层深度而定，一般以浅筋膜层为主，深层者深达骨缘、骨面层。局部麻醉后，在定位（点）区，用 16 号针头破皮，刺入深度约 0.5 cm。再用拨针插入针眼，深度约 0.5 cm，向四周做 360° 透拨。透拨范围根据病变范围而定，透拨密度为两针间距，约 1 cm。

3. 术中针下手感

（1）拨针又有探针作用，当拨针透入病变区时，症状重者酸胀的针感较强；症状轻者酸胀的针感较轻；无病症区则无针感或微痛。因此症状重者多拨，症状轻者少拨，无病症区者则不拨。

（2）患病时间长、症状重者，拨针进入膜性组织，手感呈厚塑料样感，透过此层筋膜时声响，阻力大；拨针进入疏松筋膜组织，手感如插入老丝瓜络样，声响，阻力也大。

（3）发病症状轻、病程短者，其筋膜如塑料样，厚度薄，声低、阻力小；疏松筋膜组织手感如老丝瓜络样，声低，阻力同样小。

（4）术毕在针眼区加拔火（气）罐，时长约 8 min，吸出少量瘀血（约 2 mL），有消炎止痛作用，能减少术后胀痛等现象。然后加贴膏药或无菌敷料。

三、常见疾病的拨针技术

（一）项痹病（颈型颈椎病）

本病以皮下脂肪增生，颈阔肌、斜方肌、头最长肌、胸锁乳突肌等增生肥厚为特征，好发部位为颈项部。颈项部皮下脂肪在寒湿侵袭时增生以御寒；长期伏案工作者易造成颈部劳损；机械性摩擦，如担夫长期挑扁担使颈项肩部受压摩擦，脂肪增生而变厚、变坚韧。体形为短颈型、营养过剩者，颈项肩背疼痛部位脂肪不断增生、堆积，增厚、变硬，触诊时患者有僵板、酸痛感。日久则脂肪层更僵板、范围更大，酸痛更严重，伴有头昏、头痛、眩晕、视力减退、上肢手指麻木、下肢步态失稳、头重脚轻等症。患者局部呈牛皮样僵板，皮肤呈橘皮样，有酸痛症状，影像学检查可见颈椎曲度改变。

【治则治法】
松解局部粘连，调节软组织功能状态。

【操作步骤】

1. 定点
在距第 5、6 颈椎中线 1 cm 处，左右各定一点。

2. 局部麻醉
用 2% 利多卡因局部麻醉。①麻醉量：一般不超过 15 mL（可参考药品说明书）。②麻醉深度：达脂肪层内。③麻醉范围：根据病变范围而定。

3. 进针
用 16 号针头破皮，深度 0.5 cm，达脂肪层。

4. 松解
用 3 号拨针插入脂肪层，用拨针做 360° 全方位透拨。

（1）头部症状明显者，拨针须透至枕骨粗隆、颞骨乳突。

（2）上肢手指麻木者，拨针向肩部透拨。

（3）下肢步态失稳者，以大椎区为主向四周、向下（上背）透拨。

（4）术中症重病久者，酸胀的针感较明显，即针感与症状严重程度成正比。

5. 出针

从进针方向逆行拔针，然后用无菌敷料覆盖针眼，以防感染。

6. 术后注意事项

术后 3～4 d 针眼不能沾水，以防感染，秋冬季节针眼区进行电疗或用热水袋干热敷。5～7 d 复治，一般治疗 3～5 次。

（二）腰背痛（棘间、棘上韧带劳损）

腰背痛（棘间、棘上韧带劳损）在临床上常见，影像学诊断虽为第 3、4 腰椎或第 4、5 腰椎椎间盘突出（膨隆）症，但仅在棘突顶部有压痛。疼痛很少向两侧臀部、大小腿放射，病变多年变化不大。症状多数在下半夜出现，天亮前逐渐加重，起床活动 1 h 左右可得到缓解。弯腰时脊部有活动不利和疼痛症状出现。

【治则治法】

舒筋通络，松解粘连。

【操作步骤】

1. 定点

在棘突旁 1 cm，如 1～2 个棘突有病变，左右各定一点，如 3～4 个棘突有病变，左右各定 2 个点，上下间距 2～3 cm。

2. 局部麻醉

2% 利多卡因与生理盐水按 1∶2 比例混合用于局部麻醉。麻醉范围视病变范围而定；麻醉深度应达腰背浅筋膜层；麻醉量为 2% 利多卡因总量不超过 15 mL。

3. 破皮

用 16 号针头破皮。

4. 松解

用 3 号拨针插入，达腰背筋膜层，方向与体表呈 20° 向棘突顶部透入，进入棘上韧带深层进行松解。

5. 术后

术毕加拔火（气）罐 8 min，吸出少量瘀血，术后用无菌敷料覆盖针眼 3 d。

（三）乳癖（乳腺增生）

乳癖是妇女常见病、多发病。妇女在哺乳期乳腺膨胀、引流不畅，刺激乳腺结缔组织增生，逐年增长，虽停止哺乳，其结缔组织仍逐年增生、增厚，从而出现酸痛或胀痛，产生牵拉不适等症状，特别是停经后内分泌失调者，乳腺增生速度更快，增生物越来越大（或散在性出现多个增生结节物，有单个、多个或散在性多个小结节）。B 超检查和触诊发现形态各异、大小不等的硬结，位于脂肪层的深面。要注意同乳腺癌鉴别。

【治则治法】

舒筋通络，化瘀散结。

【操作步骤】

（1）根据 B 超检查、触诊的结果定位。

（2）局部麻醉下，用拨针进入结节层做拨松术；一般施术 2 次硬结即软化、消散而治愈。

【特别提示】

（1）进针应缓慢轻巧，防止伤及血管而产生血肿。

（2）严格消毒，以防感染。

（3）服用抗生素防感染。

四、禁忌证

（1）有不明原因出血者及白血病患者，或凝血不良、血小板功能障碍者。

（2）糖尿病患者。

（3）肿瘤患者。

（4）月经期妇女。

（5）恶性高血压患者。

（6）结核病患者。

（7）有发热、传染病者。

（8）大于 80 岁体弱者。

（9）急性心肌炎、冠心病、精神病患者及农药中毒者等。

五、注意事项

（1）保持局部清洁干燥，预防感染。

（2）术后 4 d 内禁洗澡，防止针眼沾水感染。

（3）宜对症使用中药。

第六章　阿是穴四花刺技术

一、概念

阿是穴，首载于《千金要方》："有阿是之法，言人有病痛，即令捏其上，若里当其处，不问孔穴，即得便成痛处，即云阿是。灸刺皆验，故云阿是穴也。"

阿是穴四花刺技术又称"一穴多针，四花刺法"。崇古不泥古，受古代"多针刺"启发，采用"一穴多针"刺法，该法比单针刺得气更快，针感更强，疗效更好。阿是穴，系病变部位和病理变化的反应点，亦是气机瘀滞之部位，故刺之针对性更强，会取得比针刺固定穴位更为明显的治疗效果。

阿是穴四花刺技术在古法基础上有所发挥，采用一点 4 针，且针尖外斜，向 4 个方向呈四花瓣状（以此得名）。其立意在于以针引瘀滞之气血向四周疏散，而达疏通经络、调理气机、行气止痛的目的。

二、操作规程

1. 定穴

患者取适当体位，医生在疼痛部位寻按，压痛最明显处即为阿是穴。

2. 准备

（1）针具：毫针，直径 0.25 ～ 0.30 mm，长 40 ～ 75 mm。

（2）常规消毒选定穴位皮肤。

3. 针刺步骤

（1）进针：在阿是穴同一穴点依次进针，每针进针后朝正对侧方向以 45° 的倾斜度刺入 25 ～ 75 mm，外露针柄呈四花瓣状。

（2）行针及留针：以双手拇、示指分别夹持住相邻两针针柄，行小幅度（上下幅度 5 ～ 7 mm）、较快频率（100 ～ 150 次 / 分）的提插手法，以患者有强烈的但能忍受的酸胀感为度，持续提插 3 min 后留针。每间隔 10 min 重复操作，依此操作 3 次后出针。

（3）出针：出针时摇大针孔，出针后不用棉签压迫，有出血者让其自止，但出血量多或超过 3 min 未止者除外。

4.疗程

每日治疗 1～2 次，疗程根据具体病情决定。

三、适应证

根据临床经验，本技术适用于疼痛性疾病，尤以急性疼痛为佳。

四、禁忌证

本疗法无绝对禁忌证。其相对禁忌证为：

（1）对针刺过度敏感者。

（2）饥饿、疲劳、体虚、醉酒者。

（3）有严重心血管、肝、肾及血液系统疾病者。

（4）孕妇。

五、不良反应

（1）晕厥。

（2）血肿。

（3）内脏及其他重要组织器官损伤。

六、技术特色

（1）操作简便、安全。

（2）操作可行、可控。

（3）取穴少，成本低。

（4）易于重复、推广。

（5）具有疗效优势。

第七章 飞经走气

一、概念

飞经走气包括青龙摆尾、白虎摇头、苍龟探穴、赤凤迎源四法,简称"龙虎龟凤",均属"通经接气之法"。"若关节阻涩,气不过者",可起"过关过节催运气"的作用。适用于经络气血壅滞之证,或用于在关节附近针刺而不得气者,作为通经接气的催气手法,以促使针感通经过关而达病所。

二、含义及针法

1. 青龙摆尾

《金针赋》曰:"青龙摆尾,如扶船舵,不进不退,一左一右,慢慢拨动。"针法:斜刺进针,得气后提针至穴位浅层(天部),按倒针身,针尖指向患处。执住针柄不进不退,向左右摇摆九阳数,缓将针拔出,以棉签急闭针孔。"一左一右,慢慢拨动"达到通关节、催发经气、通络散结的目的,可以治疗因病邪阻滞经络关节所致的经气不通。本法在《针灸大成·三衢杨氏补泻》中称"苍龙摆尾"。

2. 白虎摇头

《金针赋》曰:"白虎摇头,似手摇铃,退方进圆,兼之左右,摇而振之。"针法:进针至穴位深层(地部),得气后两指扶针尾向外退针,再行退方进圆的手法,左右摇动,有如摇铃,其间要有停顿,以使针体振动,能够达到行气、疏通经络、推行经气之目的,可以清热泻火、祛风化痰、行气活血。

3. 苍龟探穴

《金针赋》曰:"苍龟探穴,如入土之象,一退三进,钻剔四方。"针法:直刺进针。得气后,自深层退至浅层皮下。依先上后下、自左向右的次序斜刺进针,更换针向。每一方向,由浅入深,分三步徐徐而行,待取得针感后,则一次退至浅层,再改变针向进针,出针后按闭针孔。"钻"指扩大针法的刺激面积,"剔"指增强对局部组织的刺激量,两种操作配合运用,能达到探索、增强针感的目的,如龟入土探穴四方钻剔，向不同方向探刺以寻找最佳针感，以起到疏通经络、推行经气的作用，并且经脉居深，该刺法有引气入深的作用。

4. 赤凤迎源

《金针赋》曰："赤凤迎源，展翅之仪，入针至地，提针至天，候针自摇，复进其元，上下左右，四围飞旋。"针法：消毒后直刺进针至深层，再退针至浅层，待针下得气，插针至中层，边提插，边捻转，然后将右手拇、示指呈交互状，力度要均匀一致，以达四围飞旋之状，出针后按闭针孔，从而起到行气、守气、疏通经络的作用。

三、适应证

（1）适用于经络气血壅滞之证，或用于关节附近针刺而不得气者。

（2）作为通经接气的催气手法，以促使针感通经过关而达病所。

四、禁忌证

（1）不宜用于肌肉菲薄或血管分布密集的部位：如胸背部、头面部、颈项部等部位，这些区域由于肌肉较薄或血管分布密集，使用飞经走气手法可能会增加患者的不适。

（2）操作时需谨慎，避免过度刺激：飞经走气手法中的某些操作，比如提插、捻转等，需要操作者具备一定技巧和临床经验，以避免因操作不当而导致患者发生疼痛或组织损伤。

（3）注意患者体质和病情：对于体质虚弱、病情严重的患者，在使用飞经走气手法时需谨慎评估，避免因手法刺激过强而加重患者症状或引发其他并发症。

五、临床应用

（1）青龙摆尾：常用于治疗癥瘕积聚（如肿瘤、囊肿等）、瘿瘤和瘰疬（淋巴结肿大、甲状腺结节等）、关节痹痛（风湿性关节炎、类风湿性关节炎等）和中风偏瘫等，以经气痹阻、气滞血瘀者为宜。

（2）白虎摇头：适用于实证、热证，如四肢关节痹痛、神昏谵语、痉挛项强等，具有清热泻火、祛风化痰的作用。

（3）苍龟探穴：通过多向透刺和逐渐加深的手法，探索针刺感应，疏通经络，推行经气，适用于经络气血壅滞之证，如颈椎病、腰椎病、膝骨关节炎等。

（4）赤凤迎源：维持与加强针感，使针感持续留于针下并扩散至病所，适用于气血阻滞引起的痹痛、拘挛、痿躄、瘫痪等，如肩关节周围炎、坐骨神经痛、腰椎间盘突出症等。

第八章 电针技术

一、概念

电针技术是将毫针刺入穴位得气后，在毫针上通以模拟人体生物电特性的微量低频脉冲电流，利用针和电两种刺激相结合以防治疾病的一种操作技术。临床上常用于神经系统疾病及其他慢性疾病的治疗。

二、常用器具及基本操作方法

（一）常用器具

毫针、电针仪。

（二）基本操作方法

1.选穴

1）按传统针灸理论循经选穴或辨证选穴

每次治疗须选取两个以上穴位，即主穴配用相应的辅助穴位，一般多选同侧肢体的 1～3 对穴位。

2）按神经分布选穴

（1）头面部：听会、翳风（面神经分布区），下关、阳白、四白、夹承浆（三叉神经分布区）。

（2）上肢部：第 6～7 颈椎处夹脊、天鼎（臂丛神经分布区），青灵、小海（尺神经分布区）；手五里、曲池（桡神经分布区），曲泽、郄门（正中神经分布区）。

（3）下肢部：环跳、殷门（坐骨神经分布区），委中（胫神经分布区），阳陵泉（腓总神经分布区）；冲门（股神经分布区）。

（4）腰骶部：气海俞（腰神经分布区），八髎（骶神经分布区）。

（5）也可用阿是穴作为电针刺激点。

3）根据受损部位选穴

（1）面神经麻痹：取听会或翳风为主穴，额部配阳白，颧部配颧髎，口角配地仓，眼睑配瞳子髎。

（2）上肢瘫痪：以天鼎或缺盆为主穴，三角肌配肩髎或臑上，肱三头肌配臑会，肱二头肌配天府；屈腕和伸指肌以曲池为主，配手五里或四渎。

（3）下肢瘫痪：股前部以冲门或外阴廉为主，加配髀关或箕门；臀、腿后部以环跳或秩边为主，小腿后侧配委中，小腿外侧配阳陵泉。

2. 使用电针仪

使用电针仪前，先把强度调节旋钮调至零位，针刺穴位得气后，再将电针仪上每对输出的两个电极分别连接在两根毫针上，负极接主穴，正极接配穴，一般将同一对输出电极连接在身体的同侧。如果在邻近的一对穴位上进行电针治疗，可在两根毫针之间以干棉球相隔，以免短路。最后打开电源开关，选好波形，通电时调节刺激量旋钮，使刺激电量从无到有，由小到大，使用的电刺激强度以患者可接受为度。

1）波形的选择

（1）疏密波：疏密波是疏波、密波自动交替出现的一种波形。其动力作用较大，治疗时兴奋效应占优势。可增强代谢，促进气血循环，改善组织营养，消除炎性水肿。常用于扭挫伤、关节周围炎、坐骨神经痛、面瘫、肌无力、局部冻伤等。

（2）断续波：断续波是有节律的时断、时续自动出现的一种波形。其动力作用颇强，能提高肌肉组织的兴奋性，对横纹肌有良好的刺激收缩作用。常用于治疗痿证、瘫痪等。

（3）连续波：亦叫可调波，是单个脉冲采用不同方式组合而形成的波形。其兴奋作用较为明显，刺激作用强，常用于治疗痿证和各种肌肉关节、韧带、肌腱的损伤等。

2）电针强度的选择

当电流开到一定强度时，患者有麻、刺感，这时的电流强度称为"感觉阈"。如电流强度再稍增加，患者会突然产生刺痛感，能引起疼痛感觉的电流强度称为电流的"痛阈"。一般情况下在感觉阈和痛阈之间的电流强度，是治疗最适宜的刺激强度。脉冲电流的"痛阈"强度因人而异，在各种病态情况下差异也较大，一般应以患者能耐受的强度为宜。

3. 治疗时间

通电时间一般为 15～30 min。针刺麻醉可持续更长时间。

三、电针仪种类

（1）蜂鸣式电针仪：利用电铃振荡原理，将直流电转换成脉冲电流。这种脉冲电流波形较窄，如针尖状，且不对称。由于耗电量大，有噪声，现在已很少使用。

（2）降压式交流电针仪：以一般交流电源经变压器将电压降至 25 V 以下，再经电阻和电位器加以调控输出，以获得适当的刺激强度。由于频率不可调，现在也很少使用。

（3）音频振荡电针仪：是一种利用音频振荡器，使音频在 20 ～ 200 Hz，产生频率可调的正弦波电针仪，虽然频率与输出强度可调，但波形单纯，疗效较差。这种电针仪目前亦很少应用。

（4）晶体管噪声式电针仪：此种电针仪的电源为直流 6 V，噪声频率为 15 000 ～ 20 000 Hz，调制频率为 3 ～ 30 Hz，输出电压为 0 ～ 50 V。E1332 电针仪即属此种类型，主要适用于针刺麻醉与镇痛治疗等。

（5）声波电针仪：即声电针，是将音波发生器所产生的多种声源，如音乐、戏剧、歌曲、广播等声波输入电针仪，通过导线与刺入穴位电针的针柄相连输出，从而产生一种错综复杂、参差不齐、随机瞬变的复合声电波刺激，故不易引起人体的适应性，进行长时间治疗时其作用也不衰减。由于没有较强的基波干扰，其刺激较为舒适，患者易接受。声电波比一般脉冲波镇痛效果好。

（6）脉冲式电针仪：此种电针仪近年来在国内外应用较广。典型机种为 G6805。其采用间歇振荡器为脉冲发生器，由可变电阻改变电路的时间常数，控制脉冲频率。在振荡变压器上绕有多组相互隔离的输出绕组，备绕组的输出经位器分压后输出。由多谐振荡器输出方波，可获疏密波、连续波与断续波形。但是疏密波及断续波的频率是不可调的，方波产生的起伏信号可调制其幅度。

四、适应证

中风及中风后遗症、面瘫、关节炎、三叉神经痛、肥胖、失眠、痛风、腰腿痛、腰椎病、颈椎病、哮喘、慢性胃炎、便秘、腹泻、肱骨外上髁炎、腱鞘炎等。

五、禁忌证

（1）心脏附近应避免使用电针，特别是患有严重心脏病者，更应注意避免电流回路经过心脏；不横跨脊髓通电，以防损伤脊髓甚至发生脊髓休克。

（2）对于精神病患者的治疗，因其不能自述针感、易躁动，应注意避免使用电针。

（3）垂危患者，孕妇，过度劳累、饥饿、醉酒者。

六、注意事项

（1）每次治疗前，检查电针仪输出是否正常。治疗后，须将输出强度旋钮等全部退至零位，随后关闭电源，撤去导线。

（2）电针感应强，通电后会刺激肌肉收缩，故须事先告诉患者，让其思想上有所准备，以便更好地配合治疗。电针刺激强度应逐渐从小到大，不要突然加强，以免出现晕厥、弯针、断针等异常现象。

（3）在左右两侧对称的穴位上使用电针，出现一侧感觉过强时，可以将左右输出电极对换。对换后，如果原感觉强的变弱，而弱的变强，则由电针仪输出电流的性能所致；如果无变化，则由针刺在不同的解剖部位引起。

第九章 头针技术

一、概念

头针技术是指在头皮特定部位针刺的一种治疗技术，适用于脑源性疾病（如中风等）及痛证等的治疗。

二、分区定位、针具及操作方法

（一）分区定位

按颅骨的解剖学知识，可将其分为额区、顶区、颞区、枕区4个区，14条头针穴线。

1. 额区

额区头针穴线图示见图1-9-1。

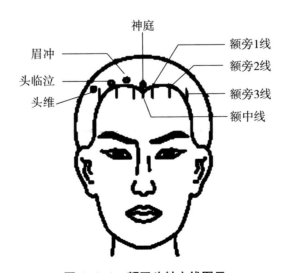

图 1-9-1 额区头针穴线图示

（1）额中线。①定位：在额部正中，前发际上下各 0.5 寸^①，即神庭下 1 寸，属督脉。②主治：头痛、强笑、自哭、失眠、健忘、多梦、癫狂病、鼻病等。

（2）额旁 1 线。①定位：在额部，额中线外侧直对目内眦，发际上下各 0.5 寸，即自眉冲沿一定方向向下刺 1 寸，属足太阳膀胱经。②主治：冠心病、心绞痛、支气管哮喘、支气管炎、失眠等上焦病证。

（3）额旁 2 线。①定位：在额部，额旁 1 线的外侧，直对瞳孔，发际上下各 0.5 寸，即自头临泣向下针 1 寸，属足少阳胆经。②主治：急慢性胃炎、胃十二指肠溃疡、肝胆疾病等中焦病证。

（3）额旁 3 线。①定位：在额部，额旁 2 线的外侧，头维内侧 0.75 寸处，发际上下各 0.5 寸，共 1 寸，位于足少阳胆经与足阳明胃经之间。②主治：异常子宫出血、阳痿、湿热下注型遗精、子宫脱垂、尿频、尿急等下焦病证。

2. 顶区

顶区头针穴线图示见图 1-9-2、图 1-9-3、图 1-9-4。

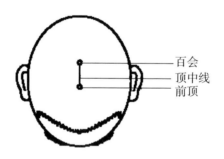

图 1-9-2　头顶顶中线头针穴线图示

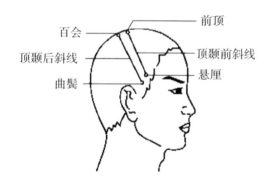

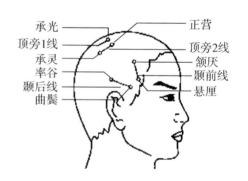

图 1-9-3　头侧面顶颞后斜线、顶颞前斜线　　图 1-9-4　头顶旁 1 线、2 线及侧面颞前、
　　　　　　头针穴线图示　　　　　　　　　　　　　　　　后线头针穴线图示

---

① "寸" 指同身寸。

（1）顶中线。①定位：在头顶正中线上，自百会穴向前 1.5 寸至前顶穴，属督脉。②主治：腰腿足病证（如瘫痪、麻木、疼痛）、皮层性多尿、小儿夜尿、脱肛、胃下垂、子宫脱垂、高血压、头顶痛等。

（2）顶颞前斜线。①定位：在头顶侧面，从前顶穴至悬厘穴的连线，此线斜穿足太阳膀胱经、足少阳胆经。②主治：对侧肢体中枢性运动功能障碍。将全线分为 5 等份，上 1/5 治疗对侧下肢中枢性瘫痪；中 2/5 治疗对侧上肢中枢性瘫痪；下 2/5 治疗对侧中枢性面瘫、运动性失语、流涎、脑动脉硬化等。

（3）顶颞后斜线。①定位：在头顶部侧面，从百会穴至曲鬓穴的连线，此线斜穿督脉、足太阳膀胱经和足少阳胆经。②主治：对侧肢体中枢性感觉障碍。将全线分为 5 等份，上 1/5 治疗对侧下肢感觉异常；中 2/5 治疗对侧上肢感觉异常；下 2/5 治疗对侧头面部感觉异常。

（4）顶旁 1 线。①定位：在头顶部，顶中线左右各旁开 1.5 寸，自承光穴起向后 1.5 寸，属足太阳膀胱经。②主治：腰腿足病证，如瘫痪、麻木、疼痛等。

（5）顶旁 2 线。①定位：在头顶部，顶旁 1 线的外侧，两线相距 0.75 寸，距正中线 2.25 寸，自正营穴起沿一定方向向后 1.5 寸至承灵穴，属足少阳胆经。②主治：肩、臂、手病证，如瘫痪、麻木、疼痛等。

3. 颞区

颞区头针穴线图示见图 1-9-4。

（1）颞前线。①定位：在头部侧面，颞部两鬓内，从额角下部向前发际处额厌穴到悬厘穴，属足少阳胆经。②主治：偏头痛、运动性失语、周围性面神经麻痹及口腔疾病等。

（2）颞后线。①定位：在头部侧面，颞部耳上方，耳尖直上，自率谷穴到曲鬓穴，属足少阳胆经。②主治：偏头痛、眩晕、耳聋、耳鸣等。

4. 枕区

枕区头针穴线图示见图 1-9-5。

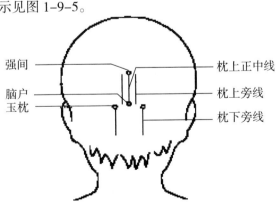

图 1-9-5 枕区头针穴线图示

（1）枕上正中线。①定位：在枕部，枕外隆凸上方正中的垂直线，自强间穴至脑户穴，属督脉。②主治：眼病。

（2）枕上旁线。①定位：在枕部，枕上正中线平行向左、右两侧0.5寸，属足太阳膀胱经。②主治：皮质性视力障碍、白内障、近视眼、目赤肿痛等眼病。

（3）枕下旁线。①定位：在枕部，从膀胱经玉枕穴向下引长2寸的直线（双侧），属足太阳膀胱经。②主治：小脑疾病引起的平衡障碍、后头痛、腰背两侧痛。

（二）针具

针具选用直径为0.35 mm、长40～50 mm的毫针。

（三）操作方法

1. 进针

（1）进针角度：一般宜在针体与皮肤呈30°左右时进针，然后平刺进入穴线内。

（2）快速进针：将针迅速刺入皮下，当针尖达到帽状腱膜下层，指下感到阻力减小时，使针与头皮平行，根据不同穴线刺入不同深度。

（3）进针深度：进针深度宜根据患者具体情况和处方要求决定。一般情况下，针刺入帽状腱膜下层后，使针体平卧，进针3 cm左右为宜。

2. 行针

（1）捻转：在针体进入帽状腱膜下层后，医生的肩、肘、腕关节和拇指固定不动，以保持毫针相对固定，示指第一、二关节呈半屈曲状，用示指第一关节的桡侧面与拇指第一关节的掌侧面持住针柄，然后示指掌指关节做伸屈运动，使针体快速旋转，要求捻转频率在120～180次/分，持续2～3 min。

（2）提插：手持毫针平刺入帽状腱膜下层，将针向内推进3 cm左右，保持针体平卧，用拇、示指紧捏针柄，进行提插，指力应均匀一致，幅度不宜过大，如此反复操作，持续3～5 min。提插的幅度与频率根据患者的病情而定。

头针行针示意图见图1-9-6。

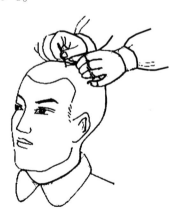

图1-9-6　头针行针示意图

3. 留针

（1）静留针：在留针期间不再施行任何针刺手法，让针体安静而自然地留置在头皮内。一般情况下，头针留针时间宜在 15 ～ 30 min。如症状严重、病情复杂、病程较长，可留针 2 h 以上。

（2）动留针：在留针期间内，间歇重复施行相应手法，以加强刺激，在较短时间内获得即时疗效。一般情况下，在留针期间宜间歇行针 2 ～ 3 次，每次 2 min 左右。

4. 出针

先缓慢出针至皮下，然后迅速拔出，拔针后必须用消毒干棉球按压针孔，以防出血。

三、适应证

中风偏瘫、肢端麻木、失语、皮质性多尿、眩晕、耳鸣、舞蹈病、癫痫、脑瘫、小儿神经发育不全、帕金森病、假性球麻痹等。

四、禁忌证

（1）囟门和骨缝尚未骨化的婴儿和孕妇不宜用头针治疗。

（2）头颅手术部位，头皮严重感染、溃疡和创伤处不宜行头针治疗。

（3）有脑出血史者慎用。

第十章　穴位注射技术

一、概念

穴位注射技术是将小剂量药物注入穴位内以治疗疾病的一种操作技术。本技术通过药物在穴位的吸收产生对穴位的刺激，利用药物与针刺的双重刺激来达到治疗疾病的目的。本技术适用于多种慢性疾病。

二、常用物品及基本操作方法

（一）常用物品

1. 常用器具

根据使用药物的剂量及针刺的穴位选用不同型号的一次性无菌注射器和针头。常用针头为 4 ～ 6 号普通注射针头，牙科用 5 号长针头及封闭用长针头。

2. 常用药物

根据临床需要通常使用以下几类药物。

（1）中药注射剂：如复方当归注射液、丹参注射液等。

（2）维生素注射剂：如维生素 B_1 注射液、维生素 B_{12} 注射液等。

（3）其他常用药物：如葡萄糖注射液、生理盐水、盐酸利多卡因注射液等。多数供肌内注射用的药物可考虑小剂量穴位注射。

（二）基本操作方法

根据所选穴位及用药量的不同选择合适的注射器和针头。局部皮肤常规消毒后，用无痛快速进针法将针刺入皮下组织，然后缓慢推进或上下提插，有酸胀等得气反应后，回抽一下，如无回血，即可将药物推入。

1. 注射方法

对于患一般疾病者用中等速度推入药液；患慢性病、体弱者用轻刺激手法将药液缓慢轻轻推入；患急性病、体强者可用强刺激手法快速将药液推入。如需注入较多药液，可将注射针由深部逐步提到浅层，边提边推药，或将注射针更换几个方向注射药液。

2. 注射角度与深度

根据穴位和病变所在部位，决定针刺角度及深度，同一穴位可从不同的角度刺入。也可按病情需要决定注射深浅度，如三叉神经痛于面部有触痛点，可在皮内注射成一"皮丘"；腰肌劳损多在深部，注射时宜适当深刺等。

3. 药物剂量

穴位注射的用药剂量取决于注射的部位及药物的性质和浓度。头面部和耳穴等处用药量较小，每个穴位一次注入药量为 0.1 ～ 0.5 mL，四肢及腰背部等肌肉丰厚处用药量较大，每个穴位一次注入药量为 1 ～ 5 mL；刺激性较小的药物（如葡萄糖、生理盐水等）用量较大，如软组织劳损时，局部注射葡萄糖可在 10 mL 以上，而刺激性较大的药物（如乙醇）以及特异性药物（如阿托品、抗生素）一般用量较小，即所谓小剂量穴位注射，每次用量多为常规用量的 1/10 ～ 1/3。中药注射剂的常用量为 1 ～ 2 mL。

4. 疗程

每日或隔日注射一次，反应强烈者可隔 2 ～ 3 d 注射一次，注射穴位可左右交替。疗程根据病情确定，一般 10 次为一个疗程，疗程之间宜间隔 5 ～ 7 d。

三、适应证

面瘫、眩晕、腰腿痛、肩背痛、关节痛及软组织损伤、挫伤；坐骨神经痛、肩关节周围炎、纤维组织炎、良性关节炎；支气管炎、高血压、胃溃疡、十二指肠溃疡、肝炎、胆绞痛、神经衰弱和脑震荡后遗症等。

四、禁忌证

（1）婴幼儿及其他体弱多病者。

（2）孕妇下腹部及腰骶部不宜施行此技术。

（3）穴位局部感染或有较严重皮肤病者局部穴位不用此技术。

（4）诊断结果尚不清晰的意识障碍患者。

（5）对某种药物过敏者，禁用该药进行穴位注射。

五、注意事项

（1）治疗前应对患者说明治疗特点和注射后的正常反应，以消除患者顾虑。

（2）严格遵守无菌操作，防止感染，最好每注射一个穴位换一个针头，如因消毒不严而引起局部反应、发热等，应及时处理。

（3）操作前应熟悉药物的性能、药理作用、使用剂量、配伍禁忌、不良反应等。不良反应较严重的药物，不宜采用。刺激作用较强的药物，应谨慎使用。

（4）切勿将药物注入关节腔、脊髓腔和血管内。注射时如回抽有血，必须避开血管后再注射。

（5）在神经干旁注射时，必须避开神经干，或浅刺以不达神经干所在的深度。如神经干较浅，可超过神经干之深度，以避开神经干。如针尖触到神经干，患者有触电感，就须退针，改换角度，避开神经干后再注射，以免损伤神经，带来不良后果。

（6）进行颈项、胸背部注射时，不宜过深，防止刺伤内脏。

（7）儿童、老人的注射部位不宜过多，用药剂量可酌情减少，以免晕针。孕妇的下腹部、腰骶部和三阴交、合谷等孕妇禁针穴位，一般不宜做穴位注射。

（8）药液使用前应注意检查药物的有效期，并注意检查药液有无沉淀、变质等情况，如有沉淀或已变质应停止使用。

（9）下腹部穴位进行穴位注射前，应先令患者排尿以免刺伤膀胱。需要多次注射时，穴位应轮流注射，一般每穴连续注射不超过3次。

（10）注射药物时患者如果发生剧痛或其他不良反应，应立即停止注射并注意观察病情变化。

第十一章　热敏灸技术

一、概念

热敏灸技术是采用点燃的艾材产生艾热悬灸热敏穴位，激发透热、扩热、传热、局部不（微）热远部热、表面不（微）热深部热、其他非热觉等热敏灸感和经气传导，并施以个体化的饱和消敏灸量，从而明显提高艾灸疗效的一种新技术。热敏灸技术与传统悬灸技术一样，具有温经散寒、扶阳固脱、消瘀散结、防病保健的作用，常用于寒湿痹痛、脏腑虚寒、阳气虚脱、气虚下陷、经络瘀阻等证的治疗及亚健康调理。

二、穴位热敏现象

（1）透热：灸热从施灸点皮肤表面直接向深部组织穿透（见图 1-11-1），甚至直达胸腹腔脏器。

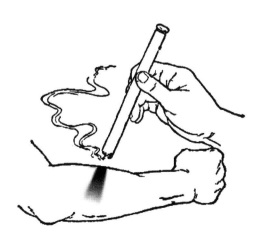

图 1-11-1　透热

（2）扩热：灸热以施灸点为中心向周围呈片状扩散（图1-11-2）。

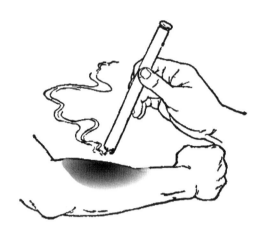

图 1-11-2　扩热

（3）传热：灸热从施灸点开始循一定路线向远部传导，到达病所（图1-11-3）。

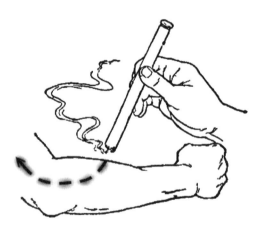

图 1-11-3　传热

（4）局部不（微）热远部热：施灸部位不（微）热，而远离施灸的部位感觉甚热（图1-11-4）。

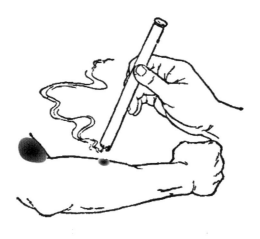

图 1-11-4　局部不（微）热远部热

（5）表面不（微）热深部热：施灸部位的皮肤不（微）热，而皮肤深部组织（见图 1-11-5）甚至胸腹腔脏器感觉甚热。

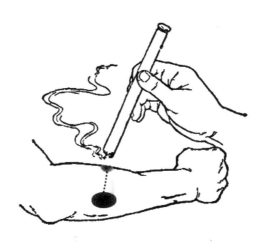

图 1-11-5　表面不（微）热深部热

（6）其他非热感觉：施灸部位或远离施灸部位产生酸、胀、压、重、痛、麻、冷等非热感觉（见图 1-11-6）。

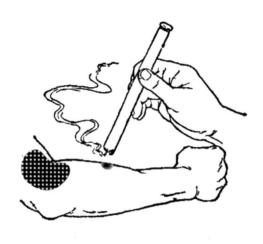

图 1-11-6　其他非热感觉

以上的热敏灸感有一个共同特征，就是相关穴位对艾热异常敏感，能产生"小刺激大反应"，而其他非相关穴位对艾热仅产生局部和表面的热感。这种现象称为穴位热敏现象，这些已热敏的穴位称为热敏穴位。

三、穴位热敏探查

1. 灸材选择

热敏穴位的最佳刺激方式为艾条悬灸，故选择纯艾条作为穴位热敏探查的灸材。

2. 探查准备

保持诊室安静，室温在 24 ～ 30℃。让患者取舒适体位，充分暴露探查部位，放松肌肉，均匀呼吸，思想集中，体会艾灸时的感觉。医生集中注意力于施灸部位，询问患者在穴位热敏探查过程中的感觉。

3. 探查部位

穴位热敏是疾病在体表的一种反应状态，它直接或间接地反映机体疾病的部位、性质和病理变化。不同病证穴位热敏的出现部位是不同的，但是有其规律。

4. 探查手法

用点燃的艾条对准穴位热敏高发部位，将该部位作为施灸部位进行悬灸探查，点燃的艾条距离皮肤 3 cm 左右，使患者局部感觉温热而无灼痛感。常用的悬灸探查手法有回旋灸、循经往返灸、雀啄灸、温和灸等。探查热敏穴位可以采用单一手法，灸至皮肤潮红。也可采用 4 种手法的组合。采用组合手法时，按上述顺序每种手法操作 1 min，反复重复上述手法，灸至皮肤潮红，一般灸 2 ～ 3 遍即可。

（1）回旋灸：用点燃的艾条与施灸部位皮肤保持一定距离（见图 1-11-7），均匀地往复回旋熏烤施灸，使患者局部感觉温热而无灼痛感，以施灸部位皮肤温热潮红为度。回旋灸有利于温热施灸部位的气血，主要用于胸腹背腰部穴位。

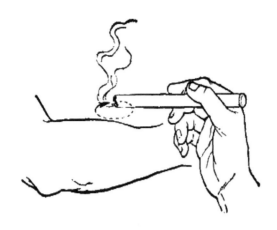

图 1-11-7　回旋灸

（2）循经往返灸：用点燃的艾条在患者体表距离皮肤 3 cm 左右处，匀速地沿经脉循行方向往返移动施灸，使患者局部感觉温热而无灼痛感，以施灸部位皮肤温热潮红为度。循经往返灸有利于疏通经络，激发经气（见图 1-11-8）。

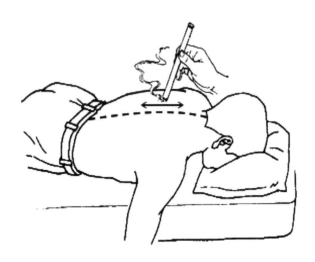

图 1-11-8　循经往返灸

（3）雀啄灸：用点燃的艾条对准施灸部位一上一下地活动施灸，如鸟雀啄食一样，使患者局部感觉温热而无灼痛感，以施灸部位皮肤温热潮红为度。雀啄灸有利于进一步加强施灸部位热敏程度，从而为局部的经气激发，产生灸性感传奠定基础（见图 1-11-9）。

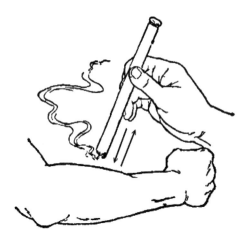

图 1-11-9　雀啄灸

（4）温和灸：用点燃的艾条，对准施灸部位，在距离皮肤 3 cm 左右处熏烤，使患者局部感觉温热而无灼痛感，以施灸部位皮肤温热潮红为度。温和灸有利于进一步激发施灸部位经气，发动感传（见图 1-11-10）。

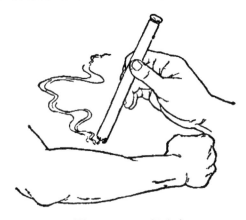

图 1-11-10　温和灸

5.穴位热敏的判别

穴位是否发生热敏是根据施灸部位对艾条悬灸的灸感反应来判别的。在探查过程中，已发生热敏的穴位会出现前述灸感反应（即穴位热敏现象）中的一种或一种以上。在此过程中，患者要集中注意力，细心体会施灸部位的灸感变化，当出现前述穴位热敏现象中的任何一种时，应及时告知施灸者。只要出现前述穴位热敏现象的一种或一种以上，表明该穴位已发生热敏。

四、热敏灸的施灸手法

热敏灸技术采用艾条悬灸的方法，可分为单点温和灸、双点温和灸、接力温和灸、循经往返灸等。

1. 单点温和灸

此手法既可用于探查穴位，同时也是治疗的常用手法。将点燃的艾条对准一个热敏穴位，在距离皮肤 3 cm 左右处施行温和灸法，每 2 min 插入 30 s 的雀啄灸法，以患者温热而无灼痛感为施灸强度。每穴施灸时间以穴位热敏现象消失为度，不拘固定的时间（见图 1-11-11）。

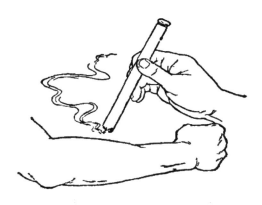

图 1-11-11 单点温和灸

2. 双点温和灸

同时对两个热敏穴位进行艾条悬灸操作，手法同单点温和灸。每穴施灸时间以穴位热敏现象消失为度，不拘固定的时间。双点温和灸主要用于左右对称的同名穴位或同一经脉的两个穴位（见图 1-11-12）。

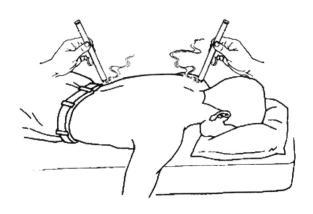

图 1-11-12 双点温和灸

3. 接力温和灸

如果经气传导不理想，在上述单点温和灸的基础上，可以在经气传导路线的远端穴位上再加单点温和灸，即接力温和灸，这样可以延长经气传导的距离。每次施灸时间以穴位热敏现象消失为度（见图 1-11-13）。

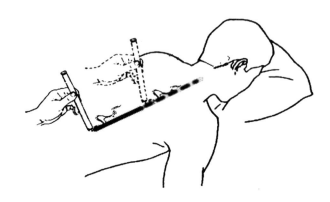

图 1-11-13　接力温和灸

4. 循经往返灸

此手法既可用于探查穴位，也可以用于治疗。用点燃的艾条在患者体表距离皮肤 3 cm 左右处，沿经脉循行方向往返匀速移动施灸，以患者感觉施灸部位皮肤温热而无灼痛感为施灸强度。每次施灸时间以穴位热敏现象消失为度。此法适用于正气不足，感传较弱的患者（见图 1-11-14）。

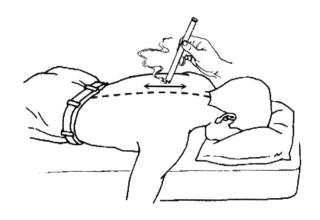

图 1-11-14　循经往返灸

五、热敏灸剂量

掌握最佳施灸剂量，有助于提高临床疗效，防止不良反应的发生。穴位热敏的施灸剂量不同于传统艾灸技术，是以每穴施灸的个体化最佳施灸时间（上述穴位热敏现象消失所需要的时间）作为施灸剂量。

六、适应证

骨性关节炎、肌筋膜疼痛综合征、腰椎病、颈椎病、三叉神经痛、面瘫、面肌痉挛等。

七、禁忌证

（1）中暑、高热、高血压危象等忌用热敏灸技术。

（2）孕妇的腹部和腰骶部不宜施灸。

（3）感觉障碍、施灸处皮肤有溃疡、肿瘤晚期、糖尿病、结核病患者忌用热敏灸技术。

（4）出血性脑血管疾病（急性期）、大量吐（咯）血禁灸。

八、注意事项

（1）如因施灸不慎灼伤皮肤，局部出现小水疱，可嘱患者保护好水疱，勿使其破溃，应任其吸收，一般 2～5 d 即可愈合。如水疱较大，可用消毒毫针刺破水疱，放出水液，再适当外涂烫伤油等，保持创面洁净。

（2）注意晕灸的发生。如发生晕灸现象，按晕针处理。

（3）患者在精神紧张、大汗和劳累后或饥饿时不适宜行热敏灸。

（4）注意防止艾灰脱落而烫伤皮肤或烧坏衣被。热敏灸毕后，应将剩下的艾条套入灭火管内或将燃头浸入水中，以使其彻底熄灭，防止复燃。如有艾灰脱落到床上，应清扫干净，以免复燃。

第十二章　督脉刺骨术

一、简介

《黄帝内经》中，有关刺骨治疗的记载有数十处。如《素问·缪刺论》："齿龋，刺手阳明，不已，刺其脉入齿中，立已。"《素问·长刺节论》："刺家不诊，听病者言，在头，头疾痛，为藏针之，刺至骨，病已上，无伤骨肉及皮，皮者道也。"《灵枢·热病第二十三》："热病身重骨痛，耳聋而好瞑，取之骨，以第四针，五十九，刺骨。"

督脉刺骨术即是刺骨术的临床应用之一。

二、理论依据

治病的核心——阳气，督脉为阳气之纲，五脏六腑皆有赖于阳气的温煦。调督是为调脏腑，阳气通达，鼓动周身气血，五脏六腑，如受玉露之溉，是故脏腑生五行，生化有常，病从何来？而治督脉，先治其径，路通则行，路滞则停。脊柱为督脉之所，脊柱顺则督脉通。

《素问·骨空论》："督脉生病治督脉，治在骨上，甚者在脐下营。"该句可理解为从病情的轻重出发，轻者直接在督脉的脊柱上进行治疗，重者则在任脉的脐下进行治疗。从句式上存在对比和呼应的关系：首先是病情的轻与重（甚者）的对比呼应，然后是"治在"与"在……营"的呼应，"骨上""脐下"的呼应。"脐"位于"阴脉之海"的任脉，与此相对应的"骨上"应当为"阳脉之海"的督脉（脊柱骨上）。

整理《黄帝内经》中"治在骨上"的刺骨法，主要有两种。一是短刺法，《灵枢·官针》云："凡刺有十二节，以应十二经……八曰短刺，短刺者，刺骨痹，稍摇而深之，致针骨所，以上下摩骨也。"二是输刺法，《灵枢·官针》云："输刺骨者直入直出，深内之至骨，以取骨痹，此肾之应也。"

上述理论支持结合目前临床应用的刺骨技术及针刀技术，督脉刺骨术这一技术由此诞生。

三、操作技术要点

（1）治疗部位：将督脉经筋循行部位的骨结构作为治疗点。督脉经筋起于会阴，上结尾骨，经第4骶椎正中嵴骶尾韧带夹脊筋膜区带上行，达第5腰椎棘上筋结点腰中阳关，上行棘上韧带筋膜区带，结于第3腰椎棘上筋结点命门，上至夹脊筋膜区带第11胸椎棘突下筋结点胸中阳关，至夹脊筋膜区带结于第9胸椎棘下筋结点筋缩，结于第6胸椎棘上至阳，结于夹脊筋膜第3胸椎棘下身柱，上行至第7颈椎筋结点顶椎，行至项韧带第4颈椎棘筋结点颈中，结于第2颈椎棘突筋结点哑门，上行至枕外隆凸脑户，上至巅顶百脉交汇点百会，经额前经筋交汇印堂，下行至鼻尖素髎，经上唇经筋区带人中，终结于上唇齿正中筋结点龈交。督脉经筋常见骨突筋结点：由于督脉治疗以治骨为主，按照"关为经之阻、骨突筋之结、结为痛之宗"的理论，在督脉经筋循行线路上的所有骨突都是治疗点，而督脉经筋循行线路主要包含了脊柱的椎体及头颅骨正中线3～5 cm宽的区域。

（2）治疗方法："短刺"为主，即"短刺者，刺骨痹，稍摇而深之，致针骨所"。

（3）进针刀深度：骨皮质约1 mm。

（4）建议采用长50.0 mm、直径1.2 mm的针刀。

四、适应证

督脉本病：脊强反折、不得俯仰。表现为脊柱僵硬、活动受限等症状。

五、案例

患者王某，男，43岁，司机。

主诉：腰部疼痛伴双下肢牵扯感3月余。

现病史：患者诉腰部疼痛3月余，夜间翻身疼痛明显，久站及久坐后加重，伴双下肢牵扯感。

查体：嘱患者弯腰及进行左右侧弯动作时，患者诉腰部轻微疼痛；嘱患者进行背伸动作，患者诉前腹部疼痛明显，并有牵扯感；嘱患者取平卧位，腹股沟韧带及耻骨联合上缘处压痛明显。

辅助检查：腰椎CT检查示左右腰大肌不对称。

诊断：腰大肌劳损。

治疗：督脉刺骨术。

随访：术后第2天随访，患者自述腰部疼痛及双下肢牵扯感明显缓解，翻身时腰部疼痛明显改善，疗效理想。

第十三章　脐下营针刀松解术

一、定义

《素问·骨空论》曰："督脉生病治督脉，治在骨上。甚者在脐下营。""脐下营"为脐至耻骨联合中央处。脐下营针刀松解术是以解剖理论为基础，以经筋理论为指导，依据"阴阳平衡""以痛为腧""关为筋之阻，骨突筋之结，结为痛之根"及"形气神"等中医理论所总结出的一种针刀治疗方法。

脐下营针刀松解术主要松解的组织包括：腰大肌、腹股沟韧带、股直肌、耻骨肌等。

二、操作

（1）体位：嘱患者取仰卧位，充分暴露施术部位。

（2）定点：①在耻骨联合上缘，腹直肌、腹内斜肌、腹外斜肌在耻骨联合交汇处的联合腱各定一点。②在腹股沟韧带下缘、股动脉搏动处，向下 2 cm，旁开 2 cm 处定一点，在该点向上 2 cm、腹股沟韧带下缘再定一点。③腹股沟韧带在髂前上棘的附着点定一点。定点示意图见图 1-13-1。

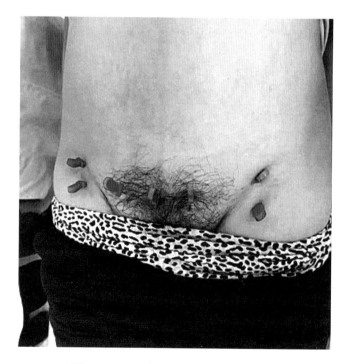

图 1-13-1　脐下营针刀松解术定点

（3）消毒：局部消毒，戴无菌手套、帽子。

（4）操作：①腰大肌点。先扪清股动脉与腹股沟韧带，确定施术点后，刀口线与肢体纵轴平行，垂直刺入后，依次经过皮肤、浅筋膜，行疏通剥离 2 ～ 3 刀，刀下有松动感时出刀。②耻骨上缘点。触及耻骨结节，确定压痛点，刀口线与肢体纵轴平行，垂直刺入，直达骨面后，行疏通剥离 2 ～ 3 刀，刀下有松动感时出刀。③耻骨联合中点。刀口线与肢体纵轴平行，垂直刺入，直达骨面后，行疏通剥离 2 ～ 3 刀，刀下有松动感时出刀。

三、经筋循行及相关解剖

1. 任脉经筋

任脉经筋起于小腹胞宫，向前上经阴器、耻骨联合中点，上经腹部，沿前正中线上行，经胸部、咽喉，上行环绕口唇，交于督脉。

（1）腹直肌。①起点：耻骨联合上缘与耻骨嵴。②止点：第 5 ～ 7 肋软骨外面及剑突前面。③主要作用：前屈脊柱、降胸廓、增加腹压。④神经支配：第 5 ～ 11 肋间神经及肋下神经。

（2）腹外斜肌。①起点：下位 8 肋外面。②止点：白线、髂嵴前部，并形成腹沟韧带。③主要作用：增加腹压，前屈、侧屈、旋转脊柱，降肋助呼气。④神经支配：第 5 ～ 11 肋间神经及肋下神经、髂腹下神经、髂腹股沟神经。

（3）腹横肌。①起点：下位 6 肋软骨内面、胸腰筋膜、髂嵴、腹股沟韧外侧 1/3。②止点：白线、耻骨梳。③主要作用：增加腹压，前屈、侧屈、旋转脊柱，降肋助呼气。④神经支配：第 5 ～ 11 肋间神经及肋下神经、髂腹下神经、髂腹股沟神经。

（4）腹内斜肌。①起点：胸腰筋膜、髂嵴、腹股沟韧带外侧 1/2。②止点：白线和下 3 肋、耻骨梳。③主要作用：增加腹压，前屈、侧屈、旋转脊柱，降肋助呼气。④神经支配：第 5 ～ 11 肋间神经及肋下神经、髂腹下神经、髂腹股沟神经。

任脉经筋受损可见腹痛腹泻、胃脘部疼痛、恶心呕吐、便干等消化系统疾病，月经不调、痛经等妇科疾病，小便频数或不利等泌尿系统疾病，胸肋部疼痛、胸闷气短、心悸心慌等心胸疾病，慢性咽炎、失音等咽喉病，还可见腰脊酸痛、屈伸活动受限等。

2. 足太阴经筋

足太阴经筋起于足大趾内侧，上结于内踝前，直行上络于膝内侧，经髌骨内侧面向外上斜行，结于髂前上棘，聚于阴器，上经腹部，结于脐，向上结于胸肋。

（1）腹直肌。①起点：腰椎体侧面和横突。②止点：股骨小转子。③主要作用：前屈和外旋髋关节。④神经支配：腰丛神经。

（2）缝匠肌。①起点：髂前上棘点。②止点：胫骨体上端内侧面。③主要作用：

屈髋关节、内收外旋髋关节、屈内收膝关节。④神经支配：股神经。

（3）耻骨肌。①起点：耻骨上支、耻骨梳附近。②止点：股骨体的耻骨肌线小转子下方。③主要作用：内收、外旋、微屈髋关节。④神经支配：闭孔神经（L2～L4）。

（4）半腱肌。①起点：坐骨结节。②止点：胫骨上端内侧。③主要作用：伸髋关节、屈膝关节，并使小腿微内旋。④神经支配：坐骨神经。

足太阴经筋受损可见足大趾内侧、内踝前、胫骨内侧及膝内侧、腹股沟区、髂前上棘、胸肋处的挛急疼痛，脾胃、妇科及泌尿系统类疾病，甚可见腰髋部的疼痛。

3. 足少阴经筋

足少阴经筋起于足小趾之下，入足心，并太阴之经，斜走内踝之下，结于踵；与足太阳经筋合，而上结于内辅骨之下；并太阴经筋而上，循阴股，结于阴器。循膂内挟脊，上至项，结于枕骨，与足太阳经筋合。

足少阴经筋受损可见跖趾关节、内踝及足跟、膝内侧疼痛、麻木，向上可见大腿根部、腹股沟区疼痛，下肢外展时加重；亦可见腹痛腹泻、痛经、月经不调、小便不利等症；甚可见骶尾部疼痛、脊柱酸痛，活动受限。

4. 足厥阴经筋

足厥阴经筋起于足大趾之上，上结于内踝之前，上循胫，结内辅骨之下，上循阴股，结于阴器，络诸筋。

（1）长收肌。①起点：耻骨上支前面、耻骨嵴下方。②止点：股骨粗线内侧唇中 1/3 部。③主要作用：内收、外旋、微屈髋关节。④神经支配：闭孔神经（L2～L4）。

（2）短收肌。①起点：耻骨下支。②止点：股骨粗线内侧唇上部和耻骨肌线。③主要作用：内收、外旋、微屈髋关节。④神经支配：闭孔神经（L2～L4）。

足厥阴经筋病变可见：足大趾、踝前及下肢内侧疼痛、麻木，下肢萎软无力，阳痿、月经不调等症；若出现髂腰肌、竖脊肌等损伤，可见腰腹部疼痛，酸软无力，脚踝、足跟疼痛等症。

四、功能

脐下营针刀松解术适应证范围广泛，从"形"的层面可以通过骨骼的松解，达到缓解腹股沟区、腰背下肢及足部的疼痛、酸困、冰凉痉挛等症状的作用。从"气"的层面可以改善局部的血流供应，疏通气血、调和阴阳以改善痛经、白带异常、宫颈病变、不孕不育等妇科疾病及阳痿、遗精等男性疾病。从"神"的层面可以调畅人体上下气机，疏通任督周天运行。

五、案例

患者李某，男，48 岁，公务员。

主诉：腰部疼痛伴双膝关节牵扯感 2 月余。

现病史：患者诉腰部疼痛 2 月余，夜间翻身疼痛明显伴双膝关节牵扯感。

查体：嘱患者弯腰及完成左右侧弯动作时，患者诉腰部轻微疼痛；嘱患者完成背伸动作，患者诉前腹部疼痛明显；嘱患者取平卧位，腹股沟韧带及耻骨联合上缘处压痛明显。夜间翻身疼痛明显，久站及久坐后加重。

辅助检查：腰椎 CT 检查示左右腰大肌不对称。

诊断：腰大肌劳损。

治疗：脐下营针刀松解术。

随访：术后第 2 天随访，双膝关节牵扯感明显缓解，翻身时腰部疼痛明显改善，疗效理想。

第十四章　浅针技术

一、简介

1. 浅针的来源

浅针又名"推针"，是由《黄帝内经》记载九针中的"锓针"演变发展而来的。因其"按脉勿陷，以致其气，其刺在浅"，故被称为"浅针"。五六十年前，此种针法在华北、东北、四川、河南等地颇为流行。因其用指甲搔爬针柄，以"推"导气，故被称为"推针"。目前浅针在福建省使用较广，主要用于治疗面神经麻痹、失眠、头痛、三叉神经痛、耳鸣、假性近视、目赤肿痛等，尤以治疗失眠功效突出。

2. 浅针的特点

①针身粗。②针尖圆而微尖。③刺在经脉络脉的表层。④以按推的指势致气。浅针与毫针相比，较短，较粗，针柄缠绕着细丝，全针粗如麦穗管，头大，针柄处的直径约为 0.15 cm，针柄到针身，粗度一致，到针尖 0.7 ～ 1.0 cm 处，逐渐细小，终至尖末。针柄长 6.8 ～ 7.8 cm，针身长 1.7 ～ 3.1 cm。浅针针身较粗而针尖亦圆而微尖，针刺亦在经脉络脉的表层，并通过指甲搔爬针柄和按推的指势，发生颤动以导气。

3. 浅针的手法

浅针手法按操作次序分述如下。

（1）取穴。欲求疗效，先要取穴准确。近代取穴，多从下列 8 方面找寻，准确而且便利。①肌肉凹陷处，即肌肉、肌腱之间，如臂膊部及大小腿部各大肌群间的经穴。②两骨之间，包括各脊椎骨相接的间隙。③两筋之间。④关节前后，即两骨相接的前后。⑤动脉应指处。⑥指、肘、腕、掌以及膝、趾等关节的横纹上。⑦五官周围。⑧骨缝陷处，指单骨之陷下骨缝处，如"少商""鱼腰"等。上述八点，即《灵枢》记载"节之交"具体化的说明。依此取穴，可取得简易准确之效。

（2）揣摸。按循穴位。医生以左手指在穴位的上、下、左、右反复揉按。其作用：①观察穴位是否有压痛或酸麻反应，以及皮肤软坚如何、皮下有无硬结等，从而诊察疾病，筛选穴位。②使气血流通，提高疗效。

（3）爪切。左手拇指甲切于穴上，横竖各一切，成"十"形甲痕。其作用：①麻痹局部神经，减少进针痛感。②保证针刺稳准。③宣散气血。

（4）持针和进针准备。以右手示、中两指夹住针柄（约在针柄靠近顶端的三分之一处），右手拇指末节轻顶住针柄顶端。将针尖轻放在爪切的"十"形甲痕上（注意：拇指不要用力，以免患者有痛感）。操作前可根据患者的疼痛耐受程度及病情，在针尖下垫少许棉花以调节刺激强度。

（5）手法操作。操作时右手拇指指腹轻抵针尾，用右手中指指甲在针柄上做连续搔爬动作，使针柄快速持续震颤，经针身、针尖传导到经穴所在，产生柔和的刺激引导针感出现（即穴位局部出现酸、胀、麻等针感效应）。其中从针柄下端向针柄顶端的搔爬手法称为刮法，反之称为推法。如此周而复始、下而复上地连续刮推9次为1个刺激量。根据病之轻重及所针穴位在治疗作用上所起主次关系，刮推次数可为9的倍数，然后行补泻手法。其作用是：①右手指甲搔爬针柄，即产生震颤于穴上，由外而内，以导气，发生生理电位变化，为第二步运用补泻手法，起调整预备之作用。②搔爬针柄产生震颤，运用适当可消除针刺在肌肤上引起的痛感。

（6）补泻手法。浅针的补泻手法流传至今，手法稍有差异。①补法：紧接搔爬之后，针尖仍在穴上，医生用右手中、示两指夹住针柄，右拇指按针顶，反复做提起复按动作。一般连续6次。另外，还可以在紧接搔爬之后，针尖仍在穴上时，医生用右手示、中两指夹住针柄，右手拇指按针顶做顺时针方向旋转。一般连续6次。如应着重补虚，则可加强提起复按动作，或加大顺时针的旋转幅度。②泻法：紧接搔爬之后，针尖仍在穴上，医生用右手拇、示、中三指，似扶似握地松揙针外柄。具体要求是：三指围揙要松，与针柄有些距离，而针又不可脱手。同时将针柄做逆时针方向旋转。一般连续6次。如应着重泻实，则可加大逆时针旋转的幅度。③现在临床上运用比较多的一种补泻手法是：在泻法操作时，针体可不与穴位所在皮肤垂直（可配合经络气血循行方向、结合迎而泻之），手法为上刮重、下推轻，即重刮轻推，当完成1个刺激量或数个刺激量后，拇指离开针尾，以中、示指夹住针柄，针尖停留在穴位上，逆时针方向旋转针柄6次；补法操作时，针体与穴位所在皮肤平面垂直，手法为上刮轻、下推重，即轻刮重推，当完成1个或数个刺激量后，示、中指离开针柄，以拇指指腹轻点针尾9次。

二、临床应用

浅针技术适用的范围很广，如内科的感冒、呕吐、失眠、头痛、眩晕等；妇科的月经不调、痛经；儿科的小儿多动症、百日咳；五官科的耳鸣、耳聋、鼻渊、咽喉疼痛等均可应用。另外，此法对失眠、面神经麻痹、面肌痉挛、三叉神经痛、偏头痛等头面部疾病的治疗有独特的疗效。下面重点介绍运用浅针技术治疗头痛、耳鸣、假性近视、失眠、三叉神经痛、面神经麻痹、偏头痛。

1. 头痛

黄某，男，45 岁。患者 1 年前头部被击伤，致左前额部疼痛反复发作，曾服中西药无效。近段时间疼痛加剧并伴恶心欲呕；舌质晦红，苔黄腻，脉滑。采用浅针泻法治疗，取穴左阳白、鱼腰、上星、头维、解溪、内庭、合谷、丰隆，配合太阳穴放血，经 6 次治疗后，头痛止。

按：外伤头痛，部位在前额部，属于阳明经。故取足阳明经荥穴内庭，络穴解溪及丰隆；手阳明经合穴合谷；局部取穴阳白、鱼腰等。配合太阳穴放血，加强活血化瘀之功。

2. 耳鸣

陈某，男，70 岁。1 周前因恼怒出现耳鸣伴耳内发胀，口苦、口干、喜饮；舌红，苔黄腻，脉弦数。采用浅针泻法。取穴分 3 组：①听会、翳风、中渚、行间。②听宫、瘈脉、外关、阳陵泉。③任通、督通（自选穴，在耳廓与面部交叉点，上点为任通，下点为督通）、后溪、列缺。3 组轮流应用。治疗 12 次后耳鸣消失。

按：患者年已七旬，肾水不足，水不涵木，加之恼怒伤肝，肝气失于疏泄，郁而化热，清窍被蒙而致耳鸣。故取肝经荥穴行间，表里经胆经合穴阳陵泉，同名经三焦经的络穴外关，穴位中渚，清泻肝火。听会、翳风、听宫、瘈脉、任通、督通、后溪、列缺属于局部取穴。

3. 假性近视

陈某，男，18 岁。患者因用眼过度致视力日渐减退，前日到某医院眼科进行检查，视力左 0.5，右 0.6。采用浅针治疗，先使泻法后使补法。取穴睛明、球后、养老、翳明、肝俞、三阴交、曲泉等。经 12 次治疗后视力进步，左 1.0，右 0.9。

按：肝开窍于目，故取肝经穴位肝俞，合穴曲泉，肝、脾、肾交会穴三阴交。睛明、球后、翳明、养老均可滋水明目，属于局部取穴。

4. 失眠

患者，女，30 岁。失眠伴头痛 6 个月，近几日加重，伴多梦，心悸健忘，白天精神恍惚，食欲欠佳，口干而苦；舌红苔黄，脉弦数。取印堂、百会、神门、太冲、阳陵泉等穴，其中印堂、百会、神门用补法，太冲、阳陵泉用泻法。治疗第 1 天，患者自觉做梦明显减少，睡眠时间超过以往，次日精神觉爽，食欲倍增。治疗 2 个疗程后痊愈，随访 6 个月未复发。

按：失眠属中医"不寐"范畴，与心、肝、脾、肾等脏器的阴阳失调有关，故治疗上以调整阴阳为主。浅针手法刺激量轻，故能激发经气，从而达到调和阴阳的目的。因此，掌握浅针的补泻手法是治疗的关键。另外在取穴上，因督脉"入络于脑"，其支脉络肾贯心，"脑为元神之府"，故以督脉穴位为主；百会隶属督脉，诸阳之会；印堂虽为经外奇穴，然循行于督脉，故能疏通经脉、宁心安神；神门为心经原穴，"心主神志"，故取之，以增强疗效。

5. 三叉神经痛

患者，男，59 岁。左面颊部间断疼痛 2 月余，伴有灼热感，以左侧眼眶、口角处为主，疼痛剧烈时不敢眨眼、咀嚼，甚则流泪，持续 2 ~ 3 min，曾被误认为牙痛而拔牙，然疼痛不减。近日来症状逐渐加重，疼痛剧烈，持续时间较长，发作频繁，难以忍受。取攒竹、四白、颧髎、颊车、合谷、风池、尺泽等穴，针用泻法。针刺 2 次后，疼痛明显减轻，发作次数减少，治疗 3 个疗程后痛止。

按：本病由于风热之邪侵袭面部经脉，阻遏气血，故痛处伴有灼热感；风热上扰，故眉棱骨痛、流泪等；苔薄黄，脉弦数，均为风热浸淫之象。故取攒竹、四白、颧髎、颊车以疏通面部经络，风池、尺泽以祛风清热，合谷以祛风通络。

6. 面神经麻痹

患者，男，32 岁。外出风吹受寒，次日晨起时发现口角向左侧歪斜，喝水时水从右侧嘴角漏出，右眼不能闭合。右侧额纹消失，眼睑闭合不全，鼻唇沟变浅，不能皱眉和鼓腮，左侧口角下垂。取阳白、鱼腰、攒竹、四白、颧髎、燕口、散笑、牵正等穴，用平补平泻法。第 3 次复诊，症状好转，流泪减，续按上法治疗，随症加减。第 5 次复诊，鼓腮、皱眉功能已好转，吹哨有声，鼻唇沟隐现。治疗 2 个疗程后，面肌功能恢复正常。

按：面神经麻痹是临床常见病、多发病，好发于冬春季节，男女老少皆可发病。其主要表现为一侧面部表情肌功能障碍。中医学称之为"口眼歪斜"或"口癖"。针灸治疗疗效确切，但临床上部分患者有畏痛情绪，而采用浅针疗法治疗患者，患者乐于接受。另外，本病治疗效果与年龄有一定的关系，越年轻，疗效越好，反之疗效就差。

7. 偏头痛

患者，女，35 岁。近年左侧颞部跳痛，时发时止，自服止痛药（具体用药不详）后症状略有好转。近日因劳累过度，疼痛加重，症见患者右手按压左侧头部，痛苦面容，出汗，诉之头痛欲裂，并累及左侧眼球，口苦，失眠；舌质红，苔薄黄，脉弦数。取山根（双眼内眦部连线与督脉在鼻梁上交点）、合谷、风池、内庭等穴，用浅针轻点穴位，针尖微向上，用泻法，慢慢地推刮针柄，至局部出现酸、胀、麻及颤动感并向周围扩散。连续操作 5 个刺激量，患者当即感到头痛慢慢减轻。治疗 10 次，症状消失。

按：山根穴所处位置的基底部是鼻咽腔，与上颌窦、额窦、蝶窦及筛窦有直接联系，所以山根穴实际上是连结 1 腔 4 窦的中心。故当在该穴施以推刮浅针柄所产生震动手法时，1 腔 4 窦的共鸣作用，使其针感效应波及的范围更加广泛，更易达到预期刺激量，从而起到疏通经络、引导气血和调节脑部功能的作用。治疗的关键是取穴要准，刺激手法要保持相对恒定，推刮弱刺激，使患者感到舒适。切勿用强刺激或使患者感到局部疼痛，否则治疗效果差。

三、体会

浅针技术广泛应用于内、外、妇、儿科等的病症，对于一般认为是毫针针刺禁忌证的亦可应用，特别擅长治疗面部疾病，在具体临床应用当中，必须反复实践，反复揣摩，方熟能生巧，真正做到得心应手。总之，手法熟练是基础，认真体会患者针感、从中领悟浅针手法的精髓是重中之重。浅针治疗时由于患者痛苦较少，无恐惧的心理，很少发生晕针，所以患者较乐于接受该疗法，对体弱的患者、老人、小孩尤为适宜。浅针技术有一定的优点，但是操作过程耗时较长，要求医生要有更多的细心与耐心。在病例对象选择方面，慢性病患者较为适宜。

第二篇 思辨新探

第一章 近10年内热针治疗腰椎间盘突出症的临床研究概况

一、引言

腰椎间盘突出症是指腰椎间盘组成部分（髓核、纤维环、软骨板）超出正常椎间盘边界范围，压迫神经、脊髓，导致支配区域出现相应的疼痛、乏力、感觉异常等临床症状的一种临床综合征，严重影响患者工作及生活。有研究显示，腰椎间盘突出症的发病率在7.2%～12.4%，多发于20～50岁青壮年。近年研究发现，青少年的腰椎间盘突出症的患病率呈现上升趋势。在国内，有大约80%的成年人患有腰背部疼痛、腰腿痛，有20%被诊断为腰椎间盘突出症。

目前腰椎间盘突出症的治疗包括非手术治疗和手术治疗，有文献报道80%～90%的患者经非手术治疗病情可以得到缓解甚至痊愈，而手术治疗风险大、并发症多、易感染、长期疗效不可靠。非手术治疗主要包括牵引、针灸、推拿、药物等，但疗效参差不齐，且存在治疗时间长，远期疗效不尽如人意等问题。此外，由于腰椎间盘突出症及其并发症带来了巨大经济和社会负担，临床工作者需要在确定有效的治疗方法的基础上提倡补充和替代医学，以面对患者对非药物疗法日益增长的需求。宣蛰人教授主导的软组织外科学理论指导下的新技术—内热针（包括银质针），在治疗腰椎间盘突出症方面无论是即时止痛效果还是远期临床效果均令人满意（治愈率达90%）。因此，将近10年以来内热针治疗腰椎间盘突出症的临床应用情况分别做以下阐述，以便为临床医生提供更多的参考。

二、单纯内热针治疗

庄金刚等采取内热针治疗66例腰椎间盘突出症患者，剩余66例腰椎间盘突出症患者接受电针治疗，治疗4个疗程后内热针组总有效率高达98.49%，而电针组只有

78.78%，并且内热针组的患者满意度高达 95.45%，显著高于电针组的 80.30%。许球祥等选取腰椎间盘突出症患者 60 名，分为 2 组，内热针组、电针组各 30 人，治疗后内热针组总有效率为 100%，电针组总有效率为 80%，并且内热针组腰椎 JOA 评分、视觉模拟法（VAS）评分、腰屈曲范围改善情况均优于电针组。张丽霞等将收治的 92 例腰椎间盘突出症患者随机分为内热针组、电针组，每组各 46 例，结果显示内热针组总有效率为 100%，优于电针组的 82.61%，同时，内热针组的腰椎 JOA 评分、VAS 评分、腰屈曲范围均较电针组改善更加显著。张东平等将 215 例腰椎间盘突出症下腰痛患者根据治疗方案的不同分为观察组 115 例，接受内热针治疗，对照组 100 例，接受常规针刺治疗，结果显示观察组总有效率为 91.3%，高于对照组的 60.0%。张琳等将收治的 60 例腰椎间盘突出症患者随机分为 2 组，对照组 30 例予以腰椎牵引治疗，试验组 30 例予以内热针治疗，结果显示治疗两组 1 个月及 3 个月后：试验组 VAS 评分较对照组显著降低，试验组腰骶部疼痛部位测量压痛阈值（PPT）明显高于对照组，并且试验组生活质量评分明显高于对照组。王容选取住院治疗的 48 例腰椎间盘突出症患者为研究对象，将其随机分为 2 组，内热针组 24 例，经治疗后总有效率为 100.0%，明显高于电针组的 87.5%，差异显著。治疗后内热针组腰椎 JOA 评分明显高于电针组，内热针组 VAS 评分明显低于电针组，内热针组腰屈曲范围（LFR）评分明显高于电针组。黄上晏收治 46 例腰椎间盘突出症患者，将其按照 1:1 的比例分配至内热针组和电针组，两组各 23 人，治疗后内热针组在腰椎 JOA 评分提升上明显高于电针组，在 VAS 评分下降上，内热针组更加明显，在腰屈曲范围的提高上内热针组更加显著。赖家湖等将 120 例腰椎间盘突出症患者随机分为观察组和对照组，观察组 60 例，给予密集型银质针治疗，对照组 60 例，使用传统电针结合推拿治疗，结果观察组总有效率为 91.67%，明显高于传统针灸推拿组的 73.33%。左同军等将腰椎间盘突出症患者分为治疗组 50 例，接受内热针治疗，对照组 30 例，接受针刺结合电针、特定电磁波谱（TDP）照射治疗，总有效率治疗组为 96.0%，对照组为 80.0%。李艳红将收治的 100 例腰椎间盘突出症患者进行数字减影血管造影（DSA），引导银质针经皮骨骼肌松解术治疗，结果治愈 40 例，显效 30 例，有效 15 例，总有效率达 85%。侯咏梅等采用银质针松解术治疗老年腰椎间盘突出症软组织疼痛 20 例，结果显示经治疗后患者 VAS 评分显著低于治疗前，疗效明确。李宁怡等对比温热银质针和银质针常规提插松解治疗腰椎间盘突出症发现，治疗后温热银质针治疗有效率为 93.55%，高于银质针常规提插松解的 80.65%，$P < 0.05$。

三、内热针结合其他疗法

（一）内热针结合牵引

龚辉等将收治的 90 例腰椎间盘突出症患者随机分为 2 组，每组各 45 人，对照组采用牵引治疗，观察组在此基础上增加内热针松解术治疗，结果发现治疗后观察组总有效率为 95.56%，对照组总有效率为 82.22%，且观察组患者疼痛程度明显轻于对照组，生活治疗评分显著高于对照组。

（二）内热针结合靶点射频热凝术

郭爽选取 60 例腰椎间盘突出症兼有椎管内外软组织病变患者，将其随机分为 3 组，20 人接受内热针结合靶点射频热凝术治疗（A 组），单纯靶点射频热凝术组 20 人为对照组 1（B 组），单纯内热针组 20 人为对照组 2（C 组），最终得出结论：三种治疗方法均有很好的近期疗效，且远期疗效优于近期疗效，内热针结合靶点射频热凝术治疗的临床疗效优于单纯靶点射频热凝术治疗或单纯内热针治疗。

（三）内热针结合神经阻滞

李锦恒等将 60 例腰椎间盘突出症患者随机分为 2 组，试验组 30 例，接受内热针针刺患者腰骶部及臀部肌肉加腰椎椎旁神经阻滞治疗，对照组 30 例则接受腰椎牵引加腰椎旁神经阻滞治疗，结果显示治疗后及 2 月后随访时试验组患者 VAS 评分较对照组低（$P < 0.05$），腰椎 JOA 评分较对照组高（$P < 0.05$），并且试验组的治愈率、总有效率均高于对照组。

曾威权选取 60 例腰椎间盘突出症患者，将其随机分为 2 组，每组各 30 例，对照组给予腰椎牵引加普通针灸治疗，观察组则接受密集型银质针疗法联合硬膜外神经阻滞治疗。治疗 30 d 后发现观察组总有效率为 100%，明显高于对照组的有效率（83%）。

（四）内热针结合硬膜外腔置管

许建强等应用银质针松解术配合硬膜外腔置管治疗腰椎间盘突出症患者 85 例，治疗 3 个月后评定疗效：痊愈 48 例，有效 33 例，总有效率 95%。

（五）银质针松解术结合骶管注射、腰椎定点旋转复位手法

张涛等治疗腰椎间盘突出症患者 80 例，采用骶管注射、腰椎定点旋转复位手法配合银质针松解术进行干预，平均每 2 个月进行随访，根据改良的 Macnab 疗效评定标准进行疗效评定，结果显示：优 58 例（72.5%），良 14 例（17.5%），可 5 例（6.25%），差 3 例（3.75%）。

内热针疗法是软组织外科学创始人宣蛰人教授经过临床应用总结出的一种软组织疼痛治疗方式，以软组织外科学无菌性炎症致痛学说为理论依据，对陆云响医生的家传银质针密集型针刺疗法进行改进，通过加热仪对刺入穴位或肌肉中的特质针具进行加热，使针尖到针体恒温发热，保持针身温度均匀稳定，深入肌肉层或筋膜层，

以消除局部炎症反应，松解局部痉挛肌肉，调节生物力学平衡，促进能量释放和能量补充，最终达到治疗效果。其基于传统针灸如"温针灸"的治疗方法，将"循经取穴""以痛为腧"与"功能运动中的痛点"相结合，不断完善，创新发展，最终达到祛风通络、活血化瘀、散寒止痛的效果。

目前内热针治疗腰椎间盘突出症方法较多，但通过总结发现，单纯内热针治疗腰椎间盘突出症的研究较多，与其他疗法结合的研究报道较少，且现有的临床研究报道样本量均较小，多注重疗效的总结，缺乏多中心、大样本的随机对照试验，对于机制研究较少，并且现有的机制研究多是动物实验，而临床研究中仍然缺乏客观性、科学性、权威性的指标来论证其有效性，如神经递质、镇痛物质、神经电生理等方面。内热针疗法作为一种新兴的治疗方法，其治疗腰椎间盘突出症安全、有效，值得临床推广。

第二章 基于"肾气-天癸"轴探讨骨质疏松性椎体压缩性骨折的治疗

一、引言

骨质疏松性椎体压缩性骨折（OVCF）是继发于骨质疏松症的椎体骨折性疾病，主要由骨质量减少、骨微结构破坏、骨强度降低及骨脆性增加引起，以胸椎、腰椎部疼痛为主要症状，可伴有下肢麻木等肢体神经症状。流行病学资料显示，随着老年人口的增多及骨质疏松症发病率的增加，OVCF是老年患者残疾、死亡的重要因素。另有研究认为，OVCF是年龄及性别相关性疾病，到2050年前后，我国50岁以上人口因OVCF造成的社会卫生支出将达到1 600亿元之多，因此，OVCF的防治是我国应对老龄化趋势及社会经济发展的一项重要卫生事业。由于OVCF的开放性手术具有并发症较多的缺陷，且部分患者拒绝或不适合手术治疗，中医药治疗措施可弥补个体化施治方案的不足，扩大该病的诊治范围。

骨质疏松症，在中医归属于"骨痿""骨枯"及"骨痹"范畴。OVCF临床以胸腰椎椎体骨折为主要表现，当属于中医"骨痿骨折"范畴，如《素问·痿论》言："肾气热，则腰脊不举，骨枯而髓减，发为骨痿。"其中"骨枯而髓减"，与现代医学"骨质疏松"颇为相似。骨痿的发生，与肾及天癸密切相关，肾主骨生髓，而天癸是肾精充盈到一定程度产生的一种促进人体生长发育的物质。现代研究发现，天癸与人体性腺激素存在密切相关性，参与骨质疏松症的发生与发展。故基于"肾气-天癸"轴论述OVCF的发病机制及诊治思路，可为临床本病的治疗提供参考。

二、肾气

（一）肾气的实质

肾气，是肾脏发挥功能的主要物质，肾脏的多种功能都是通过肾气实现的，主要表现为肾气具有藏精、促进机体的生长发育与生殖、推动及调控脏腑气化、参与机体水液代谢和纳气等作用。气具有固摄作用，精藏于肾，是肾气封藏作用的体现。气具有推动作用，能促进人体生长发育及生殖，肾精所化之肾气，是人体生长发育及生殖的主要推手，主司人体生、长、壮、老、已的发育过程，故而促进机体的生长发育与生殖。肾为一身阴阳的根本，肾气可分为肾阴肾阳，肾之阴阳的变化，关系到其余脏腑的功能，如肾阴亏虚，则肝、心、脾、肺之阴无以滋养；若肾阳亏虚，则肝、心、脾、肺之阳无以生发。肾是水液代谢的重要节点，肾气失化，则水液泛溢，如《素问·水热穴论》言："肾者，胃之关，关门不利，故聚水而从其类也。"同时，肾的气化作用，有利于膀胱水液的蒸腾，又如《素问·灵兰秘典论》曰："膀胱者，州都之官，津液藏焉，气化则能出矣。"肾之纳气，是肾封藏作用在呼吸系统的具体体现，即肾能使肺吸入之气维持一定的深度，诚如《医碥》言："气根于肾，亦归于肾……其息深深。"因此，肾气的实质是肾为"先天之本"，具有藏精、促进生殖发育、调节机体气机运行及津液代谢等作用，并在维系人体健康中发挥最为重要的作用，且其最为显著的特征是促进人体的生殖与发育。

（二）肾气来源于肾精

精能化气，肾之先天之精可化为元气，而后天水谷之精，可化为营气。元气是人体生理活动的原动力，营气是濡养机体、维持人体生理活动的动力补充剂。《素问·六节藏象论》曰："肾者，主蛰，封藏之本，精之处也。"这说明了肾具有藏精的作用，所藏之精为先天之精、后天之精及诸脏腑之精。徐大椿《医学源流论·肾藏精论》言："肾中有藏精之处……如井中之水，日夜充盈，此长存者也……及有病而滑脱之精，乃日生者也……犹井中之水，日日汲之，不见其亏，终年不汲，不见其溢。"这详细地描述了肾所藏之精的状态及特征。其精可化为气，即为肾气，可发挥促进人体生长、发育、生殖等的生理功能，在调节气血津液代谢、冲任二脉盛衰及二便的排泄方面具有重要作用。肾精化气，肾气为机体调度，维持机体基本生命活动，故可日用而不亏、不用而未溢。

三、天癸

（一）天癸来源于肾气

天癸，即肾气活动所生成的一种生理物质。如《素问·上古天真论》曰"女子……二七而天癸至……，七七……天癸竭"，又"丈夫……二八肾气盛，天癸至……，七八……天癸竭"。天癸产生于女子"二七"（14岁），男子"二八"（16岁），且与"有子""无子"关系密切，故天癸是人体生育能力的反映，是肾气充盈到一定程度产生的主司人体生殖繁育的一种精微物质，可反映肾气的盛衰。

（二）天癸与"性激素"具有相似性

天癸是肾气在特定生理阶段的表现。现代医学认为，人体在青春期（10～20岁）性腺、性器官及第二性征逐渐发育成熟，此时性腺分泌性激素增加促进人类的生殖系统发育，如女性的雌激素、孕激素及男性的睾酮等，可归属于中医"精"的范畴。根据中医典籍对天癸产生时间及相关功能的论述，笔者认为天癸与现代意义上的"性激素"具有形态及功能的相似性。诚如罗元恺等认为，天癸是肉眼难以察觉的体液，关系到人体的生长、发育、生殖及体质的强弱，与垂体、卵巢及睾丸具有相关性。

（三）"肾气－天癸"轴与骨质疏松相关性骨病

肾主骨生髓，骨枯髓减，必与肾相关。《中西汇通医经精义》载："骨内生髓，骨者髓所生……肾藏精，精生髓，髓生骨，故骨者，肾之所合也。"骨骼的生长、发育与肾气密切相关。肾脏精气充足，则骨骼健壮；若肾精虚衰，则骨髓失养，致骨骼松脆，出现腰膝酸软、疼痛及骨折等症状。

天癸是肾气充盈到一定程度所化生的一种物质，具有促进人体生长发育及生殖的作用，与肾精密切相关。结合《素问·上古天真论》及后代医生的认识，天癸与肾精的关系大致如下：肾精方盛，天癸始生；肾气既盛，天癸蓄泌；肾气已亏，天癸则竭。肾气充盛，天癸则至，冲任脉通，脏腑气血行于全身，滋润全身骨骼；肾气枯竭，天癸亦竭，冲、任二脉不通，气血运行不畅，则骨骼生长乏源。现代研究亦认为，天癸的物质基础可能是与"下丘脑－垂体－性腺轴"相关的激素，此类激素可预防骨质疏松症的发生。临床上许多骨性疾病，如妇女绝经后骨质疏松及骨质疏松相关性骨折（包括 OVCF）多发于老年患者，此类患者肾精已亏、天癸已竭，故"肾精－天癸"轴在 OVCF 的发病机制及治疗中，扮演着重要的角色。

四、中医对骨质疏松性椎体压缩性骨折的认识

（一）骨质疏松性椎体压缩性骨折的病因病机

OVCF 多发于老年患者，年老体衰，肾精亏虚，以致肾气日损，天癸已竭。筋骨不仅失去肾气的推动及促进生长发育的作用，同时失去天癸（性激素）的调节作用（性激素参与机体钙磷代谢，影响骨质疏松症进展），无以濡养，如草木无雨露之滋，故见骨枯痿废。究其内因多为先天禀赋不足、年高体弱、饮食劳倦及久病损耗；其外因为预防调护失当、跌仆闪挫。病位在脊柱，与肝、肾等脏器密切相关，病机总

括为"肾气－天癸"轴失衡、筋骨失养、经脉瘀滞，以"肾虚血瘀"为特点，故临床多以滋养肝肾、益气活血、化瘀通络为主要治疗原则。

（二）骨质疏松性椎体压缩性骨折的诊断思路

1. 活血化瘀以治其标

OVCF虽以"肾气－天癸"轴介导下的肝肾亏虚为根本原因，但跌仆闪挫为主要诱因，骨伤后筋骨血脉受损，经不通则气滞，脉不通则血瘀，气滞血瘀为其首要的病理表象。《素问·标本病传论》言"间者并行，甚者独行"，本病骨伤为主，急当治标，故当理气化瘀、活血复筋。"刃针疗法"的理论源于古九针，按《黄帝内经》中"一经上实下虚而不通者，此必有横格加于大经之上，令之不通，视而泻之，此所谓解结也"的理念而创立的一种新型"解结"术，刃针实质为毫针与小针刀两者的结合，具有针型少、针感强、痛感轻等优点，可激发精气，纠正力学失衡，改善局部微循环，发挥理气化瘀、活血复筋的作用，可有效解决骨折后形气被伤引起的局部肿痛症状。另外，某些活血化瘀药物，尤以虫类药物为主，如土鳖虫、地龙等，可活血疗伤，搜风剔络，络通而气畅瘀化，有助于疾病早期症状的减轻。

2. 调控"肾气－天癸"轴以治其本

OVCF多发于年老体弱、天癸衰竭的患者，究其本，源于天癸（骨保护激素）水平的降低，钙流失严重，故欲治疗OVCF，则需补肾以纠正骨保护相关激素水平的紊乱，调节"肾气－天癸"轴的失衡。天癸源于肾气的充养，而肾气又为肾精所化，故治疗当补肾精、调肾气、养天癸。

五、典型病例

帅某，女，70岁，成都市青白江区人。患者平素腰部疼痛，以久站、久坐时为主。10余天前，患者因搬重物出现腰部疼痛加重，呈濡胀痛，弯腰及翻身后加重，久立后双侧臀部胀痛明显，影响日常生活，腰部承力差，不伴有双下肢疼痛、乏力、麻木，于某医院行X线检查，诊断为"腰椎骨质疏松性椎体压缩性骨折"，饮食、二便正常，舌淡暗，苔薄白，脉弦。辨证为"肝肾亏虚，气滞血瘀证"，予以补益肝肾、行气活血的补肾填精方加减治疗。具体方药如下：熟地黄15 g，山茱萸15 g，白芍10 g，杜仲15 g，怀牛膝15 g，枸杞子15 g，补骨脂15 g，骨碎补20 g，续断20 g，土鳖虫10 g，红花15 g，肉苁蓉15 g，菟丝子15 g，当归20 g，三七10 g，黄芪30 g，川芎15 g，狗脊20 g，炙甘草10 g。

共10剂，水煎服，2 d 1剂，1 d 3次，1次200 mL，饭后30 min服用。并配合刃针治疗，5 d 1次，2次为1个疗程，共治疗2个疗程。20 d后，患者自觉腰部疼痛明显减轻，久立后双侧臀部已无疼痛，腰部承力尚可。随访半年，腰部偶尔疼痛，但均能忍受，已不影响正常生活。

按语：患者年老体弱，肾气亏耗，天癸已竭。腰为肾之府，肾气不充，则其府受病，故见腰部疼痛。肾为作强之官，技巧出焉，久立伤骨，久坐伤肉，后天之本亏虚，不仅难以充骨养髓，且身体难以施展，灵巧动作不便，故见弯腰及翻身后加重。加之因搬重物扭伤，气滞血瘀于局部，不通则痛，故见腰部濡胀痛。辨证为：肝肾亏虚，气滞血瘀证。病性为：本虚标实。补肾填精方（熟地黄、山茱萸、白芍、杜仲、怀牛膝、枸杞子、补骨脂、骨碎补、续断、土鳖虫、红花、肉苁蓉、菟丝子、当归、三七、黄芪、川芎、狗脊、炙甘草）为治疗 OVCF 的临床常用处方，方以熟地黄补肾填精，为君药；配以山茱萸、菟丝子、肉苁蓉、枸杞子调补肾之阴阳，以强腰脊、固肾本，杜仲、怀牛膝、补骨脂、骨碎补、续断、狗脊以续筋接骨、补肾疗伤，共为臣药；又以土鳖虫破血逐瘀，当归、白芍、川芎、红花、三七补血活血，黄芪补气生血，炙甘草调和诸药，共为佐使药，俾瘀血祛、新血生、经络之脉畅通，共奏填精以化肾气、充肾以涵天癸的作用。如此，肾与天癸同调、瘀血新血兼顾，可有效治疗 OVCF。

同时结合刃针治疗，解其经脉之瘀滞治其标，与补肾填精方调补肾气以充养天癸治其本，共奏其效。

六、小结与展望

OVCF 常见于老年患者，与"肾气－天癸"轴关系密切，跌仆闪挫是其主要的外在因素，故其治疗多以补益肝肾、行气活血化瘀为主。刃针为一种新型带刀工具，可通过局部微创达到调节局部生物信号，促进局部经脉循环，行气活血，解除局部肌肉紧张及止痛的目的。补肾填精方是临床常用经验方，可补肝肾、益筋骨、填补肾气以充养天癸，并且通过使用一些活血通络药物，增强刃针活血化瘀的作用，共同达到标本同治、虚瘀同调的目的，为临床治疗该病提供了借鉴，值得进一步扩大样本进行临床研究。

第三章 综合方法治疗腰椎间盘突出症临床研究

一、临床资料

本研究的研究对象共 65 例，符合腰椎间盘突出症的诊断标准，将其随机分为试验组与对照组。试验组 33 例，男 24 例、女 9 例，年龄 24～65 岁，病程 1 个月至 15 年。对照组 32 例，男 22 例、女 10 例，年龄 22～63 岁，病程 1 个月至 20 年。两组的性别、年龄、病程、影像学表现比较差异无统计学意义（$P > 0.05$），具有可比性。试验组脱落 1 例，完成 32 例，对照组脱落 2 例，完成 30 例，共完成 62 例。

二、治疗方法

1. 试验组

于患者腰部及患侧臀部涂抹凡士林并行走罐，以皮肤潮红为度，操作完毕后立即予以大灸治疗。患者俯卧于大灸器下，大灸器为 50 cm×70 cm 的特制灸盒，将精选艾绒均匀平铺于大灸器内并点燃，艾绒厚度约 2 cm，调整大灸器高度，距患者皮肤 15 cm，灸疗时间为每次 30 min，灸疗结束后予以电针治疗。取穴参考王华、杜元灏主编的《针灸学》。病变椎体节段及其上下夹脊、大肠俞、肾俞均取双侧，腰阳关、环跳、委中、承山均取患侧。患者取俯卧位，腹部垫软枕，穴位行常规消毒后采用一次性无菌毫针（0.3 mm×50 mm、0.3 mm×60 mm、0.3 mm×75 mm）分别刺入穴位，均为直刺，环跳刺入 3 寸，其余穴位针刺深度为 1～2 寸，进针后行捻转提插，得气即可。将 XS-998B 电针仪导线连接同侧夹脊穴，选择连续波，强度以患者能耐受为度，留针 30 min。走罐及大灸治疗隔日 1 次，每周 3 次；电针治疗每日 1 次，每周 5 次，4 周为一个疗程。

2. 对照组

电针取穴及操作同治疗组，每日 1 次，每周 5 次，4 周为一个疗程。另用独活寄生汤加减，即独活 15 g，桑寄生 15 g，秦艽 10 g，防风 10 g，细辛 5 g，当归 15 g，川芎 10 g，干地黄 10 g，桂枝 10 g，茯苓 15 g，杜仲 15 g，怀牛膝 20 g，党参 15 g，甘草 10 g。每日 1 剂，分 3 次服，每周服药 5 d，共 4 周。

三、疗效观察

1. 疗效标准

（1）治愈：腰腿痛消失，症状、体征消失，随访 3 个月未复发。

（2）显效：腰腿痛基本消失，腰部活动功能明显改善，随访 3 个月偶有复发但程度较轻。

（3）好转：腰腿痛减轻，腰部活动功能改善，症状、体征部分减轻，随访 3 个月有复发但程度轻。

（4）无效：症状、体征无改善。

2. 治疗结果

两组临床疗效比较见表 2-3-1，$P < 0.05$，差异显著。

表 2-3-1　两组临床疗效比较

组别	例数/例	治愈/例	显效/例	好转/例	无效/例	总有效率
试验组	32	9	13	8	2	93.75%
对照组	30	3	8	13	6	80.00%

四、讨论

寒性凝滞，可使经脉失去温煦，气血凝滞不通，不通则痛，故有"寒主疼痛"之说。又有"寒主收引"，寒邪袭体，可使气机收敛，腠理、经络、筋脉收缩而挛急。故寒湿型腰痛多有腰背部肌肉痉挛疼痛，遇寒加重、得温痛减的特点。

艾灸具有温通经络、驱寒扶正的作用。研究表明，艾灸的热疗效应和艾叶焦油的化学成分等对经穴的刺激作用，能激活血管的自律运动，从而改善局部微循环。大灸法在普通灸法基础上增加了灸疗的热疗效应及治疗面积，由传统的小灸盒扩大到覆盖整个腰背部的大灸盒。艾灸除对施灸局部产生一定治疗效应外，燃艾时所产生的物理因子和化学因子还可作用于穴位感受装置与外周神经传入途径，刺激信号传入中枢，经过整合作用传出信号，调控机体神经－内分泌－免疫网络系统、循环系统等，从而调整机体的内环境，达到防病治病的作用。

　　走罐可疏松肌筋、和散病邪，使痉挛的肌肉得到松弛，故能缓解疼痛。走罐时负压的机械刺激通过反射调整大脑皮质的兴奋与抑制过程，不但从整体上增强了机体对疼痛的耐受力，而且这种温热刺激能有效促进局部血液循环、加速组织代谢，因而有利于增加局部营养物的供应、清除代谢产物、改善骨质状况、提高局部组织的抗损伤能力、消除炎症等。走罐疗法通过对机体与器官的功能进行平衡调节和增强，能够起到疏通腑气、清热、润滑行气导滞、调理气血功能，由此可以产生镇痛作用。另外，走罐还可以较快减轻以至消除腰痛，使患者活动能力增强、全身机能提高。大灸与走罐两法相辅疗效显著，作用互补、效果更好。

第四章　针刺治疗胆汁反流性胃炎疗效观察

一、临床资料

1. 一般资料

本研究选取的 68 例研究对象均为 2012—2015 年成都市新津区中医医院针灸科（简称针灸科）门诊患者，随机将其分成治疗组和观察组，各 34 例。治疗组男 19 例，女 15 例，年龄 21 ～ 72 岁，平均（46.4±5.3）岁，病程 2 个月至 5 年。观察组男 18 例，女 16 例，年龄 22.5 ～ 71 岁，平均（45.9±5.2）岁，病程 1 个月至 5 年。两组的一般资料比较差异无统计学意义（$P > 0.05$），具有可比性。

2. 诊断标准

主要根据临床表现、影像学检查结果综合诊断。

（1）慢性上腹痛，多为隐痛、胀痛伴嗳气、口苦、泛酸。

（2）胃镜检查显示有明显胆汁反流的表现，胃腔内有多量浅黄色胆汁，或胃壁上附有含胆汁的黏液，或见含有胆汁的十二指肠液呈泡沫或水流状从幽门反流入胃，或幽门松弛或处于开放固定状态；胃黏膜弥漫红色改变、黏膜皱襞水肿，接触性出血或伴有糜烂、溃疡。

3. 纳入标准

（1）符合胆汁反流性胃炎的诊断标准。

（2）年龄在 21 ～ 72 岁。

（3）病程 1 个月至 5 年。

4. 排除标准

（1）年龄小于 21 岁或大于 72 岁。

（2）妊娠、哺乳期患者。

（3）合并心、脑、肾、造血系统等严重疾病患者，精神病患者。

（4）糜烂性胃炎、胃溃疡、胃癌患者。

（5）神经症患者。

二、治疗方法

1. 试验组

穴取中脘、膻中、天枢、天突、足三里、太冲、阳陵泉。将上穴常规消毒后选用7 cm毫针直刺中脘、天枢、足三里、太冲、阳陵泉，提插捻转得气后采用平补平泻手法。膻中沿皮平刺。针刺天突采用沿胸骨后壁缘向下平刺法。

2. 对照组

口服法莫替丁20 mg，每日2次；多潘立酮片10 mg，每日3次。

两组均10 d为一个疗程，治疗3个疗程后比较疗效。

三、疗效观察

1. 疗效标准

（1）治愈：自觉主要症状消失，X线钡餐透视或胃镜检查胆汁反流消失，胃黏膜炎症消失或明显减轻。

（2）显效：临床主要症状消失，次要症状基本消失，X线钡餐透视或胃镜检查胆汁反流改善。

（3）有效：自觉症状好转，X线钡餐透视或胃镜检查胆汁反流明显减少。

（4）无效：自觉症状及上述检查无明显改善。

2. 治疗结果

两组临床疗效比较见表2-4-1，$P < 0.05$。

表2-4-1　两组临床疗效比较

组别	例数/例	痊愈/例	显效/例	有效/例	无效/例	总有效率
治疗组	34	12	15	7	0	100%
对照组	34	5	10	8	11	67.5%

四、典型病例

刘某，男，43岁，2014年5月7日初诊。上腹部隐痛、泛酸、口苦、纳差2个月，自服法莫替丁、多潘立酮无效。胃镜检查提示胃底散在片状糜烂，胃窦黏膜充血、散在点片状糜烂，并见多处胆汁斑。腹部彩超提示肝、胆、胰、脾、肾未见明显异常发现，西医诊断为胆汁反流性胃炎。中医诊断为胃瘅。经针刺治疗3个疗程后，诸症消失，胃镜检查无异常。门诊随访 1 年未复发。

五、讨论

古籍虽无胆汁反流性胃炎病名的记载，但对其病机却早有认识，《灵枢·四时气篇》云："邪在胆，逆在胃，胆汁泄则口苦，胃气逆则呕苦。"病机主要为肝失疏泄，胆汁疏泄失常，胃失和降，胆气上逆。治疗以疏肝胆之气机，使其木疏脾健，胃气得以和降，胆汁疏泄得顺。太冲为肝经的原穴，能疏肝理气。气郁日久易生火劫阴，而三阴交养血、柔肝、滋阴。阳陵泉清泻肝、胆之郁火。膻中能宽胸理气，降逆止呃。中脘、天枢以降上逆之胃气，使其气顺胆汁下行。足三里能健脾益气、和胃抑酸、缓急止痛。天突为经验用穴，能降气止呕。诸穴合用能起调胃肠通降、促胃肠动力之功，且具较好解痉止痛、消炎护膜之功。

研究结果显示疏肝理气、和胃降逆针法治疗胆汁反流性胃炎疗效显著。

第五章　针刺治疗颈性眩晕

颈性眩晕是临床上常见的综合征，多由颈部不同疾病而引起。笔者对 67 例患者进行了针刺治疗，取得了较满意的疗效，现报告如下。

一、临床资料

试验组：67 例，均为门诊患者，其中男性 43 例，女性 24 例，年龄 27 ～ 71 岁，病程最短 21 d，最长 6 年。对照组：30 例，均为门诊患者，其中男性 18 例，女性 12 例，年龄 25 ～ 72 岁，病程最短 22 d，最长 5 年。

两组患者均经颈椎 X 线检查或颈部 CT 检查确诊为颈性眩晕。两组患者病情大体相似。

二、治疗方法

1. 试验组

主穴：风池、肾俞、百会、第 2 颈椎至第 6 颈椎颈夹脊、脑空。

配穴：肝肾阴虚型配太冲、太溪；气血亏虚型配足三里、三阴交；痰浊上扰型配丰隆、阳陵泉。

操作：患者取侧卧位，穴位常规消毒后，均采用 5 cm 毫针，进针得气后行平补平泻手法，留针 30 min，每隔 10 min 行针捻转 1 次。每日针刺 1 次，10 次为 1 个疗程，共治疗 2 个疗程，疗程间隔 5 d。

2. 对照组

对照组患者服用氟桂利嗪，每次 10 mg，每晚睡前服；曲克芦丁，每次 0.2 g，每日 3 次；地芬尼多，每次 25 mg，每日 3 次。上述 3 种药同服，10 d 为 1 个疗程，共服用 2 个疗程，疗程间隔 5 d。

三、疗效观察

1.疗效标准

（1）痊愈：症状、体征完全消失，6个月内未复发。

（2）显效：症状、体征基本消失，但因劳累、天气变化仍有轻度不适。

（3）有效：症状、体征好转，仍留有不同程度不适。

（4）无效：症状、体征无明显变化，或者中断治疗。

2.治疗效果

两组疗效见表 2-5-1，经 χ^2 检验，$\chi^2 = 8.733$，$P < 0.01$，差异非常显著。

表 2-5-1　两组疗效比较

组别	例数/例	痊愈/例	显效/例	有效/例	无效/例	总有效率
试验组	67	24	27	10	6	91.0%
对照组	30	4	9	7	10	66.7%

四、讨论

本病属于中医的"眩晕"，早在《黄帝内经》中就有"诸风掉眩，皆属于肝""上气不足""髓海不足"等记载，认为本病内因为肝肾不足，阴虚精亏；外因为风寒湿邪闭阻经络，致脑髓因血液不能上承而失养。所以治疗取风池、肾俞的平抑肝胆上亢之阳，滋水涵木；百会醒脑利窍；因夹脊内为督脉，督脉为阳脉之海，阳气充足，经脉通畅，则血液自然上行，滋养脑络，故取第2颈椎～第6颈椎颈夹脊；脑空为足少阴、阳维之会，主治头痛、眩晕，在《针灸大成》就有华佗为曹操治头风"刺脑空穴立愈"的记载。经本组试验验证，针刺治疗颈性眩晕较药物治疗见效快，疗效稳定，治愈率较高。

第六章 平刺滞针弹拨法治疗肩背腰部肌筋膜炎102例疗效观察

一、临床资料

本研究选取的 178 例研究对象均系门诊患者，随机将其分成观察组和对照组。观察组 102 例，其中男 61 例，女 41 例；年龄最小 22 岁，最大 70 岁，平均 43.6 岁；病程最短 10 d，最长 20 年；其中肩带肌筋膜炎 41 例，背肌筋膜炎 36 例，腰肌筋膜炎 25 例。对照组 76 例，其中男 46 例，女 30 例；年龄最小 21 岁，最大 69 岁，平均 43.3 岁；病程最短 8 d，最长 21 年；其中肩带肌筋膜炎 30 例，背肌筋膜炎 26 例，腰肌筋膜炎 20 例。

计量资料"用均数 ± 标准差"（$\bar{X} \pm S$）表示，组间均数关系比较用 t 检验，患者一般状况经统计学处理 $P > 0.05$，差异无显著性意义，组间具有可比性。

二、治疗方法

1. 观察组

定位：以左手揣穴，寻找痛点、结节或条索，在确定患病肌筋膜后用右手示指和拇指按压在肌束的两侧加以固定。

操作：患者取俯卧位，皮肤常规消毒后，根据肌筋膜的长度，选择 0.35 mm ×（40～60）mm 毫针，以右手持针呈 15° 平刺进针后，将针身放平沿肌束长轴缓慢地通过其痛点、结节或条索，将针向顺时针方向捻转 3～5 周，滞针后用左手弹拨肌束 5～8 次，再向逆时针方向捻转 3～5 周后出针，不留针。同时嘱患者双手抱头做屈颈、抬肩、弯腰活动，使该肌束全伸 3～5 次，每日治疗 1 次，10 次为 1 个疗程，共治疗 2 个疗程。

2. 对照组

取穴同观察组，针法为直刺，平补平泻，留针 40 min，每日 1 次，10 次为 1 个疗程，共治疗 2 个疗程。

三、疗效观察

1. 疗效标准

（1）治愈：症状及体征消失，肌肉功能完全恢复。

（2）显效：症状及体征明显减轻，肌肉功能基本恢复。

（3）有效：症状及体征部分减轻，肌肉功能有所改善。

（4）无效：症状及体征无改善。

2. 治疗结果

（1）疗效：观察组与对照组比较见表 2-6-1，两组疗效经统计学处理，$P < 0.01$，有非常显著的差异，观察组疗效明显优于对照组。

（2）疗程：观察组 1 次治疗有效 83 例，占 81.4%，其中 1 次治愈 25 例，占 24.5%，平均治愈所用的治疗次数为 3.2 次；对照组 1 次治疗有效 9 例，占 11.8%，1 次治愈 0 例，平均治愈所用的治疗次数为 11 次。两组治疗次数比较经统计学处理，$P < 0.01$，有非常显著的差异，说明观察组疗效明显优于对照组。

表 2-6-1　观察组与对照组疗效比较

组别	例数/例	治愈/例	显效/例	有效/例	无效/例	总有效率
观察组	102	71	20	11	0	100%
对照组	76	10	15	37	14	81.6%

四、典型病例

患者，男，27 岁，于 2000 年 11 月 9 日初诊。自述反复腰部酸痛 5 年，每逢劳累或气候变化时加重，经内服中西药、推拿、局部封闭、小针刀等治疗均效果不显，查双侧腰大肌压痛，可触及条索状肌束，前屈、后仰、侧屈受限。腰椎 CT 平扫提示：腰椎结构正常，腰椎间盘正常，椎管无狭窄。排除其他疾病，诊断为腰部肌筋膜炎，经平刺滞针弹拨法治疗 1 次后，疼痛明显减轻，2 次治疗后，疼痛及条索消失，腰部活动自如而治愈，随访半年未复发。

五、讨论

肌筋膜炎又称肌纤维炎或肌肉风湿病，因肩、背、腰部有丰富的白色纤维组织，如筋膜、韧带、肌腱、骨膜和皮下组织等，故易患本病。肌筋膜炎属中医学"痹证"范畴，多因风寒湿邪侵袭人体所致。如久居潮湿之地、涉水冒雨或气候冷热交错造成人体腠理开合不利，卫外不固，风寒湿邪乘虚而入，侵袭肩、背、腰部经络，留于筋膜，局部气血痹阻而为痹痛。本病常累及斜方肌、肩胛提肌、大小圆肌和胸锁乳突肌、背阔肌、腰大肌等。针刺通常采用阿是穴直刺法，疗效欠佳，这是因为该病的特点为整条肌肉短缩、痉挛，甚至粘连、纤维化、有瘢痕形成，导致经脉阻滞，气血运行不畅，其病位在整条肌束，而直刺只针刺一点，故很难取效。平刺滞针弹拨法是一种针刺与按摩相结合的治疗方法，由于此法是沿肌肉长轴平刺，故能迅速消除肌肉痉挛，滞针弹拨法能加强对肌纤维的刺激，促进局部血液循环，加强致痛物质的排出，解除肌纤维粘连，而针后进行的肌肉全曲全伸运动可使肌束充分舒展，从而达到疏通经脉、行气活血、疏风散寒、除湿消肿的目的。

在进行治疗时，医生必须熟练掌握施术部位的解剖结构，刺深筋膜时要严防刺伤重要脏器。

实践证明，平刺滞针弹拨法治疗肩、背、腰部肌筋膜炎的疗效明显优于传统的直刺法，也适合人体其他部位肌筋膜炎的治疗，临床上值得推广应用。

第七章　电针结合穴位注射治疗顽固性呃逆57例

1991年以来，笔者采用电针结合穴位注射治疗顽固性呃逆，疗效显著，现报告如下。

一、临床资料

57例病例中，男性41例，女性16例；年龄最小5岁，最大71岁，平均40.7岁；病程最短7 d，最长10+年。根据中医辨证，属实证者40例，其中胃寒型27例，胃火上逆型8例，气郁型5例；虚证17例，其中脾胃阳虚型10例，胃阴不足型7例。经西医有关检查确诊为浅表性胃炎21例，胃窦炎13例，胃神经功能紊乱11例，慢性胆囊炎7例，纵隔肿瘤2例，肝癌1例，待诊2例。

二、治疗方法

取穴：中脘、内关（双侧）、足三里（双侧）、膈俞（双侧）、太冲（双侧）、水沟、天枢（双侧）。

注射用药：当归注射液2 mL、维生素 B_1 2 mL。

操作：上述各穴常规消毒后进针，中脘、太冲、水沟、天枢用平补平泻法，余穴实证用泻法，虚证用补法（采用提插捻转开阖补泻法），再将针灸治疗仪的输出端分别接在中脘、内关、足三里、膈俞的针体上，开启开关，用连续波，电流以患者耐受为度，留针30 min后出针。继之将当归注射液、维生素 B_1 吸入注射器中混匀，内关、足三里、膈俞常规消毒后，分别将针刺入各穴，轻微提插，得气回抽无血后，将药液注入，每日1次，5 d为1个疗程。

三、疗效观察

本组 57 例病例中，痊愈（呃逆症状全部消失）47 例，占 82.46%；显效（呃逆症状基本消失，仅偶尔发生一两次，且发作程度轻、时间短）6 例，占 10.53%；有效（呃逆次数减少，发作时间及程度均较以往轻）4 例，占 7.02%；无效（症状无缓解）0 例；总有效率为 100%。治疗最短 1 d，最长 3 个疗程，且随访半年。

四、典型病例

病例 1，潘某某，男，32 岁。1998 年 9 月 18 日因呃逆 8 d 前来就诊。患者因大量饮用啤酒于 8 天前突发呃逆，曾在乡、区、县级医院就诊，经中西药治疗均无效，并逐渐加重，遂来求治。患者自述呃逆频频，声音响亮有力，尤以夜间为甚，基本不能入睡，严重影响工作和休息。临床检查：呃逆连续有力，表情痛苦，苔微黄腻，脉沉。中医辨证为呃逆之实证（胃寒型）。用上法治疗 1 次而愈，随访半年未复发。

病例 2，文某某，男，57 岁，农民。1984 年 11 月 18 日因反复呃逆 1 年、复发 9 d 前来就诊。患者自述 1 年前因食辣椒后呃逆，经服中药止呃，后每隔一段时间复发，均服中药止呃。9 d 前不明原因呃逆又起，入睡止，醒后发，经中西药治疗无效，2 d 前以浅表性胃炎收入住院。查患者呃声急促而不连续，声低，口干舌燥，舌质红有裂纹，脉象细数。中医诊断为呃逆之虚证（胃阴不足型）。用上法治疗 2 个疗程而愈，随访半年未复发。

五、讨论

呃逆为临床常见症状，常给患者带来难以忍受的痛苦。呃逆的发生，主要是胃气上逆所致。胃处中焦，上贯胸膈，以通降为顺，胃寒、胃热、肝气犯胃、痰浊中阻、胃阴不足等均可导致胃气不降，上逆胸膈，气机逆乱而为呃逆。中脘是胃的募穴，足三里是胃的合穴，两穴同用，泻之能清热降气，补之能益气温中；膈俞则利膈镇逆；内关和中解郁；天枢为大肠募穴，能通降腑气；水沟为督脉之穴，为经验用穴，刺之能降低膈神经的兴奋性；太冲则疏肝理气，和胃降逆。针上加电是为了加强对穴位的持续刺激作用。当归归心、脾、肝经，具有温补、通降之效，维生素 B_1 刺激性较强，同时影响神经冲动传导。上述二药合用于穴位注射，一可以加强药物对穴位的持续刺激作用；二可温补通降，降低膈神经的兴奋性，奏降逆止呃之效。

第八章 阴阳经穴平衡电针法治疗中风后遗症256例

中风属现代医学脑血管病（包括脑血栓形成、脑出血、蛛网膜下腔出血、脑栓塞等）的范畴，是严重危害人类健康的疾病之一，致残率较高。中风后出现的瘫痪、半身不遂等各种后遗病症称为中风后遗症。笔者近年来采用阴阳经穴平衡电针法治疗256例中风后遗症患者取得满意疗效，现报道如下。

一、临床资料

1. 一般资料

本研究共选取256例患者，男162例，女94例；年龄最小31岁，最大75岁，平均为54.5岁；病程最短14 d，最长3年；中医辨证：风痰阻络型82例、肝阳上亢型52例、痰热腑实型37例、气虚血瘀型65例、阴虚风动型20例。

2. 诊断标准

本研究全部病例均经CT或MRI确诊。其主要症状为手指握固、手指屈伸不利、腕下垂、肩下垂、肩臂不举、足内翻、足下垂、下肢软弱无力、行走困难、肘膝关节痉挛疼痛、手脚水肿、吞咽障碍、声音嘶哑、语言謇涩等。

3. 纳入标准

（1）符合中风后遗症的诊断标准。

（2）病程在6个月至3年。

（3）年龄介于31～75岁。

（4）经CT或MRI证实。

4. 排除标准

（1）严重的心、肺、肝、肾疾病患者。

（2）患有其他脑病者。

（3）有急、慢性感染者。

（4）患糖尿病及恶性肿瘤者。

（5）严重听力和视力障碍者。

（6）抑郁症患者、精神病患者。

（7）原有手足功能不全者。

（8）病情不稳定者。

（9）不坚持及不配合治疗者。

二、治疗方法

取穴：以患者上、下肢关节部位的经穴为主，按"……阳经—阴经—阳经—阴经……"顺序交替取穴［阳经是指三阳经中的任何一条经脉。上、下肢取穴规律为先在阳（阴）经上取一经穴，再在阴（阳）经上取一经穴，紧接着再在阳（阴）经上取一经穴，随后再在阴（阳）经上取一经穴……依此类推，从而达到阴阳经穴交替取穴之目的］。全部穴位分为 3 组。Ⅰ组：上肢取肩髃、少海、外关、太溪、合谷；下肢取髀关、血海、足三里、三阴交、解溪、太冲。Ⅱ组：上肢取肩髎、尺泽、手三里、内关、液门；下肢取足五里、梁丘、阴陵泉、悬钟、然谷。Ⅲ组：上肢取天泉、曲池、神门、阳溪；下肢取环跳、阴包、阳陵泉、太溪、丘墟。若语言謇涩配廉泉、金津、玉液；口眼歪斜配地仓透颊车；行走腰酸配命门、关元俞。

治法：以上 3 组穴位依次隔日交替针刺。令患者取合适体位，将穴位常规消毒，用 26 号 5 ～ 12 cm 毫针针刺诸穴，得气后，施以平补平泻手法。肝阳上亢、风痰阻络、痰热腑实型用泻法，气虚血瘀、阴虚风动型用补法。然后在患侧上、下肢远近关节部位经穴的针柄上接上电针治疗仪的输出线，开启开关，使用连续波，频率为 30 ～ 40 Hz，刺激强度以患者能忍受为度。留针 30 ～ 50 min，1 d 1 次，10 d 为 1 个疗程，共治疗 4 个疗程，疗程与疗程之间休息 2 ～ 3 d。

三、疗效观察

1. 疗效标准

（1）痊愈：神经系统症状及体征基本消失，生活完全自理，评分较治愈前降低 76% 及以上。

（2）显效：神经系统症状和体征大部分消失，可独立步行，生活部分自理，评分较治愈前降低 51% ～ 75%。

（3）好转：症状和体征部分消失，扶持物品可站立，生活不能自理，评分较治愈前降低 11% ～ 50%。

（4）无效：治疗后病情无明显改善，评分较治愈前降低 ≤ 10%。

2. 治疗效果

256 例患者中，痊愈 91 例，占 35.54%；显效 120 例，占 46.87%；好转 34 例，占 13.3%；无效 11 例，占 4.29%；总有效率为 95.71%。

四、典型病例

李某，男，40 岁，农民。主诉：6 月前突然晕倒，语言不清，流涎，口眼歪斜，左侧上、下肢瘫痪。经 CT 检查，提示：脑出血。查体：神清，语言謇涩，左侧上、下肢活动受限，上肢肌力 0 级，下肢肌力 I 级，手不能握物，腱反射消失，舌淡苔薄，脉弦。中医诊断：中风后遗症期（肝阳上亢型）。治疗：如前法针治 2 个疗程后，流涎停止，左上肢肌力恢复至 IV 级，左下肢可抬高 45°，肌力恢复至 V 级。后又经 2 个疗程治疗，语言恢复至正常，上、下肢肌力均恢复至 V 级，生活能自理。

五、讨论

中风后遗症多由于肝肾阴虚、风阳上扰、夹瘀夹痰、闭阻脑窍、痹阻血脉而致气血运行不畅，经脉失于濡养，故出现一侧肢体偏瘫、语言謇涩等症状。笔者以中医的阴阳平衡理论为指导思想，采取阴阳经穴的交替刺法，针上加电，旨在贯通阴阳两经，使阴阳相济，气血相续，痰瘀得以化消，脑窍得以开启，经气得以激发，筋脉得以濡养，从而加快患者脑及肢体功能恢复。临床观察发现，此法既对腕下垂、足下垂、足内外翻、身体倾斜及筋脉失养所致诸症有明显的治疗作用，又可防止复发。针刺时要求取穴准确，针感明显，同时在急性期后尽早地让患者进行功能锻炼，对取得良好的疗效很有帮助。

阴阳经穴平衡电针法治疗中风后遗症疗效显著，在临床中值得推广。

第九章 电针治疗偏头痛疗效观察

近年来，笔者采用电针治疗 45 例偏头痛患者，同时设立西药组为对照组进行比较，现报道如下。

一、临床资料

本研究选取的全部病例共 81 例，被随机分为电针组和西药组。电针组 45 例，男 20 例，女 25 例；年龄 21 ～ 52 岁，平均（31±2）岁；病程 1 ～ 22 年，平均（6±3.2）年。西药组 36 例，男 17 例，女 19 例；年龄 19 ～ 51 岁，平均（28±3）岁；病程 1 ～ 22 年，平均（5±3.4）年。两组性别、年龄、病程、病情轻重等比较差异无统计学意义（$P > 0.05$），具有可比性。

所有病例诊断均符合伴先兆偏头痛和不伴先兆偏头痛的诊断标准。

二、治疗方法

1. 电针组

主穴取双侧第 1 颈椎～第 4 胸椎夹脊穴，患侧耳门、太阳、头维、丝竹空、率谷、风池。肝阳上亢型加太冲，肾虚型加太溪，血虚型加三阴交，瘀血型加血海。患者取坐位或侧卧位，常规消毒所选穴位。用 0.35 mm×75 mm 毫针行太阳透率谷、丝竹空透率谷、头维透率谷、耳门穴直刺，得气后用捻转泻法。然后在各穴接上 G6805 型电针治疗仪，开启开关，用疏密波，以患者耐受为度，每次 30 min。发作期每天 1 次，缓解期每 3 d 1 次，30 d 为 1 个疗程，治疗 1 个疗程统计疗效。

2. 西药组

在头痛开始发作时，立即口服麦角胺咖啡因 2 片（每片含酒石酸麦角胺 1 mg，咖啡因 100 mg），如 30 min 后仍不缓解，可再服 1 ～ 2 片，24 h 以内不可超过 6 片，1 周内不可超过 10 片。缓解期口服尼莫地平片，每次 30 mg，每天 2 次。30 d 为 1 个疗程，治疗 1 个疗程统计疗效。

三、疗效观察

1.疗效标准

采用记分法。着重记录头痛发作次数、程度、持续时间，同时观察伴随症状及血小板聚集率的变化。

（1）头痛发作次数：以月计算，每月发作 5 次及以上为 6 分，3 ～ 4 次为 4 分，2 次及以下为 2 分。

（2）头痛程度：发作时须卧床为 6 分，发作时影响工作为 4 分，发作时不影响工作为 2 分。

（3）头痛持续时间：持续 2 天以上为 6 分，持续 12 h 至 2 d 为 4 分，小于 12 h 为 2 分。

（4）伴随症状：伴有恶心、呕吐、畏光、畏声等 3 项或以上为 3 分，二项为 2 分，一项为 1 分。

（5）血小板聚集率：升高 40% 以上为 3 分，升高 20%～< 40% 为 2 分，升高超过正常但不足 20% 为 1 分。

2.疗效评定

（1）痊愈：疗程结束无发作性偏头痛症状，停止治疗 1 个月不发病。

（2）显效：治疗后中医证候积分减少 50% 以上。

（3）有效：治疗后中医证候积分减少 20%～ 50%。

（4）无效：治疗后中医证候积分减少 20% 以下。

对每月发作 5 次以上的患者，治疗后发作频率减少 75% 及以上者减 4 分，减少 50%～< 75% 者减 3 分，减少 20%～< 50% 者减 2 分。

3.治疗结果

电针组总有效率为 95.6%，西药组为 75.0%，两组疗效经 Ridit 分析，差别有统计学意义（$P < 0.01$）（详见表 2-9-1）。

表 2-9-1　两组疗效比较

组别	例数/例	痊愈/例	显效/例	有效/例	无效/例	总有效率
电针组	45	16	21	6	2	95.6%
西药组	36	9	12	6	9	75.0%

四、讨论

偏头痛多因情志失和，肝失条达，阻抑清阳，或肾水不足，水不涵木导致肝阳上

六、经络不通而致。现代医学认为偏头痛发作与遗传因素、血小板和生化因素、饮食因素、内分泌因素及其他因素有关。本研究采用电针治疗偏头痛，取得良好的疗效。局部取太阳、头维、丝竹空、率谷、风池等穴，使针感直达病所，且采用透刺针法，可增强针感，从而使经络疏通，通则不痛。耳门穴为手少阳三焦经穴，其经脉由耳后入耳中出走耳前至瞳子髎，与足少阳胆经相合，局部有颞部动、静脉耳前支，分布有耳神经及面神经分支，针刺耳门穴能清泻肝胆，通利三焦，调和脏腑，调畅气机，从而起到镇痛作用。低级交感神经中枢中的第 4 颈椎～第 1 胸椎脊髓侧角发出的交感纤维，一部分沿颈内动脉壁进入颅内，支配同侧瞳孔扩大肌、睑板肌、眼眶肌，另一部分支配同侧面部血管和汗腺。研究结果表明电针能改善自主神经系统功能，使血管舒缩功能恢复正常，及时地解除分支动脉的痉挛，使局部组织血液供应恢复正常，微循环获得改善，从而疏通经络，调和气血，平衡阴阳，使其通而不痛，故电针治疗偏头痛是行之有效的方法。

第十章 针刺配合梅花针叩刺治疗带状疱疹疗效观察

带状疱疹属中医学"蛇串疮""缠腰火丹"等范畴，是由水痘－带状疱疹病毒引起的急性炎症性皮肤病。5 年来，笔者在门诊运用针刺配合梅花针叩刺治疗 78 例带状疱疹患者，现报道如下。

一、临床资料

试验组 48 例，其中男 28 例，女 20 例；年龄最小 18 岁，最大 75 岁，平均 45 岁；病程最短 10 h，最长 16 d。对照组 30 例，其中男 17 例，女 13 例；年龄最小 19 岁，最大 73 岁，平均 44 岁；病程最短 12 h，最长 17 d。

二、治疗方法

1. 试验组

局部取带状疱疹周围穴位，用长 40 mm 的毫针围刺，其针尖指向病位，使患者产生痛胀的感觉。再用长 40 mm 的毫针取相应部位的夹脊、支沟、阳陵泉等穴施行针刺，留针 20 min。起针后用梅花针在病变部位叩刺，直至有轻微出血点为止。每日 1 次，治疗 14 d 统计疗效。

2. 对照组

口服阿昔洛韦 800 mg，每日 5 次；皮下注射干扰素 1×10^6 U，每日 1 次；口服维生素 B_1 20 mg，每日 3 次；口服甲钴胺片 0.5 mg，每日 3 次。治疗 14 d 统计疗效。

三、疗效观察

1. 疗效标准

（1）痊愈：症状消失，无任何不适感觉。

（2）显效：症状基本消失，略有不适感。

（3）好转：症状较前有改善，局部仍有不适感。

（4）无效：症状没有任何改善，或留有后遗神经痛。

2. 治疗结果

试验组48例，痊愈31例，显效9例，好转8例，总有效率100％。对照组30例，痊愈16例，显效6例，好转6例，无效2例，总有效率93.3％。

四、体会

带状疱疹多为风、火、温、湿毒留滞于经络所致，经气不宣，气滞血瘀，不通则痛。针刺具有镇痛和调整人体免疫系统机能的作用，局部围刺可调和患处的气血，同时配合三焦经支沟穴以理气止痛，胆经阳陵泉穴以泻肝经郁火；梅花针叩刺起到外泄热毒、活血化瘀之效。

第十一章 成角牵引治疗颈椎病116例临床观察

一、临床资料

1. 一般资料

本研究选取的 204 例病例均系门诊患者，将其随机分成 2 组，成角牵引治疗组 116 例，男 62 例，女 54 例；年龄 21 ～ 72 岁，平均 45.7 岁；病程 6 个月至 13 年，平均 7.5 年；其中神经根型 89 例，脊髓型 7 例，椎动脉型 14 例，交感神经型 4 例，混合型 2 例；垂直牵引对照组 88 例，男 42 例，女 46 例；年龄 24 ～ 71 岁，平均 44 岁；病程 4 个月至 25 年，平均 7 年；其中神经根型 65 例，脊髓型 5 例，椎动脉型 13 例，交感神经型 4 例，混合型 1 例。2 组病例的一般状况经统计学处理，$P > 0.05$，无显著性差异，组间具有可比性。

2. 诊断标准

主要症状及体征为头痛、头晕、视物模糊、颈项痛、肩臂手指疼痛或麻木、椎间孔压痛、颈肌紧张痉挛、颈椎刺突不正、压颈试验及臂丛神经牵拉试验阳性，X 线片表现为骨质增生、颈椎曲度变直、椎间隙变窄等。

二、治疗方法

1. 成角牵引治疗组

采用自制可调角度牵引架，用枕颌布带对患者进行坐位牵引。根据增生部位和颈椎生理曲度情况，选择牵引角度为 $1° ～ 30°$，男性牵引重量从 6 kg 开始，逐渐增加到 10 kg，最大为 15 kg；女性牵引重量从 5 kg 开始，逐渐增大到 9 kg。每次牵引时间为 20 ～ 30 min，每日 1 次，10 次为 1 个疗程，共观察 3 个疗程。

2. 垂直牵引对照组

除牵引角度为 0° 不变外，其他操作步骤方法、剂量同成角牵引治疗组。

三、疗效观察

成角牵引治疗组显效 96 例（占 82.7%），有效 18 例（占 15.5%），无效 2 例（占 1.8%），总有效率 98.2%；垂直牵引对照组显效 59 例（占 67.2%），有效 25 例（占 28.3%），无效 4 例（占 4.5%），总有效率为 95.5%。两组总有效率比较，无显著性差异（$P > 0.05$），但显效率比较，有显著性差异（$P < 0.05$），成角牵引治疗组效果明显优于垂直牵引对照组。头痛、头晕、视物模糊等症状两组比较，无显著性差异（$P > 0.05$），颈项痛、肩臂麻木疼痛、椎间孔压痛试验、臂丛神经牵拉试验治疗后两组比较，差异非常显著（$P < 0.01$），成角牵引治疗组明显高于垂直牵引对照组。X 线片见两组骨质增生在治疗前后无明显变化，但颈椎曲度及椎间隙改善成角牵引组治疗组较垂直牵引对照组明显（$P < 0.05$），两组神经根型颈椎病的疗效最佳。其显效率比较，差异有显著性（$P < 0.05$），成角牵引治疗组明显高于垂直牵引对照组。

四、讨论

颈椎病属临床常见病、多发病，多见于中老年患者，其发病主要因颈肩背部的急性损伤或慢性劳损而导致颈椎退行性改变，使椎间失稳而造成关节功能紊乱，或由于骨质增生等颈椎骨关节损害而影响颈椎周围组织，造成软组织继发损伤，累及颈神经根及血管、颈交感神经和颈段脊髓而产生一系列症状。

牵引是治疗颈椎病最有效、最重要的方法。牵引可牵伸肌肉和结缔组织，缓解肌痉挛，放松肌肉，改善颈椎生物应力，拉开、松动颈组织性腔隙和增大骨性椎间隙及椎间孔，改善颈椎生理曲度，解除对血管和神经根的压迫，牵引还可以使椎动脉得到伸展，解除后关节处的滑膜嵌顿，恢复椎体内外平衡。观察证明，成角牵引显效率明显高于垂直牵引，但应结合临床表现，对照颈椎 X 线片所示来选择最佳牵引角度，一般采用颈前屈 15°～30°。因为这一角度符合颈椎的力学曲线要求，可使牵引的最大应力更好地集中在病变部位，从而提高疗效。否则将使椎关节不稳或椎基底动脉供血不足现象更为严重。对于不同类型颈椎病的牵引，其牵引角度亦不尽相同，比如神经根型颈椎病多采用颈前屈 20°～30° 牵引，脊髓型颈椎病采用颈后仰 10°～15° 牵引，椎动脉型颈椎病采用颈前屈 5° 以下牵引等。总之，一定要对照颈椎 X 线片确定最佳牵引角度、重量和时间，这样才可取得满意疗效。

第十二章　电针结合推拿治疗寰枢关节紊乱症79例

寰枢关节紊乱症是以寰枢关节为中心的各组织的劳损、退行性改变、错位等病变所产生以头痛、眩晕、恶心为主症的特发性病症，多发生于中老年人，尤其以低头工作者为多。该病发病率呈上升趋势，占颈椎病的 30% 左右，且发病年龄逐渐年轻化。自 1995 年以来，笔者采用电针结合推拿治疗寰枢关节紊乱症患者 79 例，疗效显著，现报告如下。

一、临床资料

本研究选取的 79 例病例，根据临床症状、阳性体征、影像学检查结果确诊为寰枢关节紊乱症。男 42 例，女 37 例；年龄最小 21 岁，最大 75 岁，平均 45.2 岁；病程最短 2 d，最长 20 年；单纯型（无寰枢关节半脱位）68 例，伴寰枢关节半脱位 11 例。

二、治疗方法

1. 电针治疗

取穴：风池（双侧）、天柱、百劳、大椎、百会。

操作：上述各穴常规消毒后，选用 30 号 7 cm 毫针，快速进针 1.0 ～ 1.2 寸（除百会向枕后平刺外，余穴均直刺），手法捻转幅度适度，平补平泻后将针灸治疗仪的输出端分别接在以上各穴的针柄上，开启开关，用连续波，电流大小以患者能耐受为度，留针 30 min 后出针。

2. 推拿治疗

电针治疗结束，嘱患者取坐位，先以一指禅法、㨰法和拿法在颈项、肩、上背部常规松解 10 min，紧接着在肩胛提肌、头夹肌、椎枕肌施 10 min 的分筋手法，要求力度深透、均匀、持久，以患者能耐受为度。寰枢关节半脱位者行定点旋转复位手法——仰头摇正法：嘱患者仰卧、低枕，医生一手托其下颌，另一手托枕部，将其头做上仰、侧转、缓慢摇动 2～3 次；嘱患者放松颈部后，将头转到大幅度时稍加有限度的"闪动力"，多可听到关节复位时弹响的"咯噔"声。复位后检查 C1、C2 棘突压痛是否明显减轻。

以上方法，1 d 1 次，10 次为 1 个疗程，共治疗 2 个疗程观察疗效，疗程间休息 3 d。

三、疗效观察

1. 疗效标准

（1）治愈：头痛、眩晕、恶心症状消失，颈椎活动正常，C1、C2 棘突无压痛，寰枢关节张口位 X 线检查示寰枢关节结构正常，颈椎生理曲度正常。

（2）显效：头痛、眩晕、恶心症状明显好转，颈椎活动时偶有症状出现，但仍能坚持工作，C1、C2 棘突有轻度压痛，X 线检查示寰枢关节两侧间隙略有不对称，椎体生理曲度略有改变。

（3）好转：头痛、眩晕、恶心症状有所缓解，颈部活动时症状出现或加重，休息后缓解，C1、C2 棘突压痛明显，可诱发头昏或症状加重，X 线片示寰枢关节齿状突不居中，两侧间隙不对称，椎体生理曲度改变，椎体后缘、椎间孔、棘突不在一条弧线上。

（4）无效：治疗前后症状基本无变化。

2. 治疗结果

本组患者中，治愈 45 例，占 57%；显效 27 例，占 34.2%；好转 6 例，占 7.6%；无效 1 例，占 1.2%；总有效率为 98.8%。治疗时间最短 5 d，最长 23 d。且随访半年，疗效稳定。

四、典型病例

李某，男，41 岁，微机操作员，1999 年 8 月 12 日就诊。主诉：颈部酸痛伴头痛、眩晕、恶心 1 月余。颈椎正侧斜位 X 线片加张口位片显示：颈椎生理曲线变直，C5、C6 椎体前上缘呈唇样增生，相应的项韧带有钙化影，寰椎侧块左窄右宽，齿状突不居中。查体：一般情况尚可；表情痛苦，颈部活动受限，以低头位明显，颈肌紧张，有条索状物，触之酸胀痛；C1、C2 左侧横突有压痛且轻度放射至头枕部，C3、C6 压痛不明显；臂丛神经牵拉试验阴性。根据临床表现、阳性体征、影像学检测结果，诊断为寰枢关节紊乱症。经用上法治疗 1 个疗程而愈。随访半年未复发。

五、讨论

寰枢关节紊乱症的发生，与其独特的解剖生理结构有密切关系，如颈上神经节、枕大神经、椎动脉、寰枢关节的滑膜组织被相关病变组织刺激时，因对痛觉敏感而易出现头痛、眩晕、恶心等症状。

寰枢关节紊乱症属中医"眩晕""头痛"的范畴。风池穴属足少阳胆经，是治疗头痛、眩晕的要穴；《灵枢·厥病》曰："厥头痛，项先痛，腰脊为应，先取天柱，后取足太阳。"百劳为经外奇穴，主治颈项强痛；大椎、百会穴为督脉要穴，能振奋诸阳、醒脑开窍、疏通任督二经之经气，补气以运血，使髓海得以充养而眩晕、头痛自止。经络气血运行通畅。

第十三章 加温与白醋直流电导入疗法治疗腰椎骨质增生症临床观察

腰椎骨质增生症为中老年人常见病症，药物离子直流电导入疗法是一种常用的治疗方法。近年来，笔者使用电脑骨质增生治疗仪，对 106 例腰椎骨质增生症患者采用加温与不加温的白醋直流电导入疗法并作比较，现报告如下。

一、临床资料

1. 一般资料

本研究选取的 106 例病例均系门诊患者，随机将其分成 2 组。加温治疗组 54 例，男 26 例，女 28 例；年龄 33 ～ 70 岁，平均 46.5 岁；病程 1 个月至 11 年，平均 3.5 年；左侧腰痛 4 例，右侧腰痛 6 例，双侧腰痛 3 例，腰椎部位疼痛 37 例，腰部散痛 4 例。不加温对照组 52 例，男 27 例，女 25 例；年龄 32 ～ 70 岁，平均 45 岁；病程 25 d 至 12 年，平均 3.6 年；左侧腰痛 7 例，右侧腰痛 5 例，双侧腰痛 4 例，腰椎部位疼痛 33 例，腰部散痛 3 例。

两组病例一般状况经统计学处理，$P > 0.05$，差异无显著性意义，组间具有可比性。

2. 诊断标准

其主要症状及体征为：腰部僵硬酸痛，活动不利，晨起症状较重，稍活动则症状缓解，劳累、受凉后症状加重，局部有压痛和肌肉痉挛。腰椎 X 线检查或 CT 检查提示：腰椎有不同程度的生理曲度改变，椎体唇样骨质增生，或椎间隙变窄，重者有骨桥形成。

3. 纳入标准

（1）符合腰椎骨质增生症诊断标准。

（2）年龄在 30 ～ 70 岁。

（3）门诊患者。

（4）就诊前一周内未服用任何止痛药的患者。

4. 排除标准

（1）年龄在 30 岁以下或 70 岁以上。

（2）腰椎有骨折、椎间盘脱出、滑脱、结核病、肿瘤等。

（3）合并有内脏器官急重症患者、孕妇、产妇。

二、治疗方法

1. 加温治疗组

患者取俯卧位，暴露腰部，医生将两块重叠的三层医用消毒纱布（大小为 7 cm×5 cm）用食用白醋浸湿后，分别放置于患者腰椎骨质增生部位和一侧腰痛处（如两侧腰痛，则两侧隔日交替放置；如腰椎部位疼痛，可置于任何一侧腰部），然后将阴极板放在腰椎增生部位的纱布上，阳极板放在另一块纱布上（两极间有一定距离，不能接触），再用沙袋压实两极板，扭动电流旋钮，大小一般为 15 ~ 25 mA，也可以患者耐受为度。继之调节温度旋钮，温度控制在（40±1）℃，患者可耐受或有温热舒适感为最佳温度。一次治疗 30 min，每天一次，10 次为 1 个疗程，共观察 3 个疗程，疗程间休息 3 d。

2. 不加温对照组

除不加温外，其他操作步骤、方法、剂量同加温治疗组。

三、疗效观察

1. 疗效标准

（1）治愈：自觉症状消失，腰部活动自如，半年内未复发。

（2）显效：症状明显好转，腰部活动轻度受限，麻木、酸胀程度显著减轻或消失。

（3）好转：症状好转，腰部疼痛有所减轻。

（4）无效：治疗前后症状、体征无明显改善，体格检查及特殊检查仍为阳性。

2. 治疗结果

加温治疗组治愈 47 例，占 87%；显效 5 例，占 9.3%；好转 2 例，占 3.7%；无效 0 例，总有效率为 100%；不加温对照组治愈 27 例，占 51.9%；显效 15 例，占 28.8%；好转 6 例，占 11.5%；无效 4 例，占 7.7%，总有效率为 92.2%。二组总有效率比较（$P > 0.05$），无显著性差异，但治愈率比较，$P < 0.01$，有非常显著的差异，加温治疗组效果明显优于不加温对照组。

四、讨论

腰椎骨质增生症属临床常见病、多发病，多见于中老年患者，其发病原因主要为腰部的急性损伤或慢性劳损导致腰椎骨质增生，从而影响其周围组织，使软组织继发损伤，累及神经、血管而产生一系列症状。直流电导入疗法能扩张血管、增强血液循环、改善局部组织营养和代谢，起到消炎、消除水肿、镇痛和减缓痉挛的作用。以疼痛为主要表现的骨关节疾病及软组织劳损患者，经直流电导入疗法治疗后，尽管骨关节退变仍存在，但疼痛缓解，功能恢复，可视为有良好的治疗效果，本疗法缓解疼痛的作用是肯定的。

白醋中的醋酸根离子能起到促进炎症吸收、软化骨赘、松解粘连、提高副交感神经的兴奋性等作用。所以醋酸根离子多作为治疗骨质增生症的导入离子，白醋则作为治疗该病的导入液。

加温与白醋直流电导入疗法治疗腰椎骨质增生症，是电恒温加热、白醋（主要有效成分为醋酸根离子）和直流电三者共同作用的结果。在直流电场作用下，适当加温使局部组织温度提高，组织液附着力降低，离子水化程度减小，运动速度加快，从而使更多的醋酸根离子导入机体，使病变局部形成较高浓度的醋酸根离子堆，较长时间不间断地向组织释放，以镇痛脱敏、松解粘连、软化组织、改善血液循环和组织的营养、提高组织的适应性和耐受力，从而恢复机体的生理平衡，发挥出药物的良好作用。临床观察证明，加温与白醋直流电导入疗法治疗腰椎骨质增生症比不加温的效果显著。

随着经皮给药治疗方法的不断开展，离子导入已被用来促进离子类药物和水溶性大分子类药物的经皮吸收。由于皮肤屏障作用，大部分药物通过皮肤渗透的速度达不到治疗的要求，而给治疗部位皮肤温度适当加温，可促进药物离子经皮吸收，从而提高治疗效果。电加温药物离子直流电导入疗法是一种促进药物吸收的较好方法，该方法能治疗多种疾病，取得良好的治疗效果，在临床中值得推广应用。

第十四章　　针刺治疗流行性腮腺炎102例

一、临床资料

本研究选取的 102 例病例均为门诊患者，其中男 35 例，女 67 例；年龄 3～5 岁有 12 例，6～12 岁有 88 例，13～25 岁有 2 例；病程最短 1 d，最长 7 d；单侧发病 76 例，双侧或先后发病 26 例；伴有一侧或两侧颌下腺炎 11 例，伴有发热 73 例，伴有睾丸肿痛 1 例。

二、治疗方法

取穴：疥腮穴（位于耳垂直下 0.3 寸处）。

方法：患者取仰卧位，双侧疥腮穴常规消毒后，选用 26 号 5 cm 毫针垂直进针 1 寸，行强刺激捻转泻法，得气后，留针 30 min，其间捻转行针 1 次。每日治疗 1 次，共治疗 5 次。

三、疗效观察

1. 疗效标准

（1）痊愈：症状完全消失。

（2）有效：腮腺不再继续肿大，体温逐渐恢复正常。

（3）无效：体温不下降，腮腺继续肿大或并发颌下腺炎、睾丸炎。

2. 治疗结果

102 例中，痊愈 53 例，占 52.0 %；有效 39 例，占 38.2 %；无效 10 例，占 9.8 %。总有效率为 90.2%。

四、讨论

流行性腮腺炎属中医"痄腮"范畴，由风热疫毒引起。病邪从口鼻而入，夹痰火壅阻少阳经络，郁而不散，结于腮颊而致病。痄腮穴属经外奇穴，为经验用穴，位于腮腺部位，属局部取穴，用泻法强刺激痄腮穴，其目的为清泄少阳经郁热，宣散局部气血之壅滞，疏泄邪热而解毒，故可奏清热通络解毒之功。本病的治疗愈早愈好，一侧腮腺发病后，针刺双侧痄腮穴可有效预防另一侧发病。

第十五章　电针结合推拿治疗膝关节创伤性滑膜炎71例

膝关节创伤性滑膜炎是指膝关节损伤后引起的滑膜无菌性炎症反应，临床上分为急性创伤性炎症和慢性劳损性炎症两种类型，为临床常见病、多发病。

一、临床资料

1.一般资料

本研究共选取 71 例病例，其中男 34 例，女 37 例；年龄 30 ～ 65 岁，平均 45 岁；病程最短 2 d，最长 4 年。发病原因：急性挫伤 30 例，暴力打击 9 例，关节附近骨折所致 7 例，外伤手术所致 5 例，有劳损史 20 例；发病于左膝关节 8 例，右膝关节 41 例，双膝关节 2 例；属急性创伤性 51 例，慢性劳损性 20 例。

2.诊断标准

（1）有外伤史或劳损史。

（2）多发于年老、体胖者。

（3）膝关节肿胀、膨隆、胀痛，屈膝困难。

（4）浮髌试验阳性。

（5）关节穿刺抽出液为淡红色，表面无脂肪滴。

二、治疗方法

1.电针治疗

取穴：内膝眼、犊鼻、足三里、鹤顶、血海、阿是穴、三阴交（均为患侧穴位）。

操作：患者取仰卧位，各穴常规消毒。取 30 号 8 cm 毫针分别在内膝眼、犊鼻处呈"八"字形斜刺进针，捻转行针至穴位周围产生酸、胀、重感为度；取 30 号 8 cm 毫针分别在血海、三阴交、足三里处快速直刺进针，提插捻转至穴位产生酸、麻、胀、重之针感，针感传至肿胀的膝关节；另取 30 号 7 cm 毫针分别在阿是穴、鹤顶处直刺进针，提插捻转至穴周围产生胀、重感；将针灸治疗仪的输出线分别接在内膝眼、犊鼻、鹤顶、阿是穴、血海、三阴交等穴的针体上，开启开关，用连续波，电流大小以患者耐受为度，留针 30 min 后出针。

2. 推拿治疗

推拿治疗紧接电针治疗之后。

（1）患者取仰卧位，医生点按髀关、伏兔、双膝眼、足三里、阴陵泉、三阴交、解溪诸穴，每穴 1 min。

（2）将患者髋、膝关节屈曲，角度由小到大，医生一手扶膝部，另一手握在踝上，在牵引力作用下摇晃膝关节 6～7 次，随后将膝关节充分屈曲，再将其伸直。

（3）在膝关节周围施以㨰法、揉捻法、散法、捋顺法等推拿手法 15 min。

以上动作须轻柔，以防再次损伤滑膜组织。每天治疗 1 次，10 d 为 1 个疗程，治疗 3 个疗程后观察疗效。

三、疗效观察

本组 71 例病例中治愈（疼痛、肿胀消失，关节活动正常，浮髌试验阴性，无复发）60 例，占 84.5%，其中 1 个疗程治愈 22 例，2 个疗程治愈 26 例，3 个疗程治愈 12 例；好转（膝关节肿痛减轻，关节活动功能改善）9 例，占 12.7%；无效（症状无改善，并见肌肉萎缩或关节僵硬）2 例，占 2.8%。总有效率为 97.2%。治疗时长最短 8 d，最长 3 个疗程。随访半年，疗效稳定。

四、典型病例

李某某，男，32 岁，2001 年 3 月 7 日初诊。主诉：右膝关节膨胀性肿痛 2 d，行走及屈膝时疼痛加重。查体：右膝关节肿胀，屈伸不利，尤以伸直及完全屈曲时胀痛难忍。局部压痛明显，按之有波动感，浮髌试验阳性。X 线检查提示：骨质无异常发现。辅助检查提示：关节腔抽出液为淡粉红色液，表面无脂肪滴，白细胞计数为 0.2×10^9/L。有右膝关节扭伤史。根据症状、体征及实验室检查，患者被诊断为膝关节创伤性滑膜炎。用上法治疗 1 个疗程而愈，随访半年无复发。

五、讨论

西医认为，本病的发病机理为：急性创伤性炎症多因暴力撞击、扭伤、挫伤及关节附近骨折、手术所致；慢性劳损性炎症多因急性创伤性滑膜炎失治、误治而成，或膝关节过度劳损而致。由于膝关节受损使膝关节滑膜充血，产生大量积液，滑膜损伤破裂则有大量血液渗出。积液、渗血可增大关节内压力，阻碍淋巴系统的循环，由于大量的酸性代谢产物堆积，关节液由碱性变成酸性而产生疼痛。后期可致关节粘连，影响关节功能活动。

本病属中医的"痹证"范畴，中医认为：本病的形成，多因跌仆闪挫，瘀血阻滞。由于瘀血内阻于膝，致使新血不生，局部组织抗御外邪的能力减弱，风寒湿邪乘虚而入，与瘀血相合，痹阻于膝部，使膝部气血阻滞不通而发本病。因此本病的病机关键是风寒湿瘀内闭，膝部经络阻滞不通。针刺内膝眼、犊鼻、阿是穴能直达病所，活血通络；针刺足三里、血海、三阴交能健脾化湿、补益气血、化瘀通络，以鼓舞正气，抗御外邪；针刺鹤顶能祛风通络止痛。针上加电，是为了加强对穴位的持续刺激作用。点按髀关、伏兔、双膝眼、足三里、阴陵泉、三阴交、解溪，可激发脾胃之经气，以健脾运湿、活血行气，使膝部瘀湿得化，新血得生，气血运行通畅。活动膝关节及在膝关节周围施以㨰法、揉捻法、散法、捋顺法等推拿手法，能改善膝关节囊的滑膜层局部血液循环和淋巴循环，有助于消除膝关节肿胀，预防关节粘连、僵硬、肌肉萎缩。电针与推拿同用，共奏温通经络、祛风除湿、益气活血、化瘀生新、消肿止痛、滑利关节、强筋健骨之功，从而消除滑膜炎症，使膝关节功能恢复正常。

第十六章 针刺水沟穴结合腰部活动治疗急性腰扭伤78例

笔者近年来采用针刺水沟穴结合腰部活动方法治疗急性腰扭伤患者 78 例，获得满意疗效。现报告如下。

一、临床资料

本研究选取的 78 例患者均系门诊病例，均有明显的腰部扭伤史，根据症状、体征及腰椎 X 线检查或 CT 检查排除其他疾病。其中男性 40 例，女性 38 例；年龄 13 ～ 71 岁，平均 41.50 岁；病程 3 h 至 7 d。

二、治疗方法

患者取坐位，水沟穴常规消毒后，选 30 号 3 cm 长的毫针，用提捏法进针，向上斜刺 0.3 ～ 0.5 寸，采用捻转手法，强刺激，得气后嘱患者强忍腰痛依次做腰部左侧屈、右侧屈、左旋转、右旋转、前屈、后仰等活动，每个动作重复 10 次，幅度由小到大，然后做 5 次下蹲运动。症状较重者，医生可辅助其做上述活动，而后嘱患者取坐位休息 10 min，其间捻转行针 2 次，然后重复上述治疗过程 1 次后出针。每日 1 次，5 次为 1 个疗程，一般治疗 1 个疗程。

三、疗效观察

1.疗效标准

（1）治愈：腰部活动自如，症状完全消失。

（2）有效：腰部活动基本恢复，症状明显减轻。

（3）无效：症状、体征无明显改善。

2. 治疗结果

78 例患者中治愈 71 例（占 91.03%），有效 7 例（占 8.97%），无无效者。

四、讨论

急性腰扭伤为临床常见病，常给患者带来难以忍受的痛苦，其发生多由闪挫、牵拉而致腰部气滞血瘀、经络痹阻，故腰痛、腰部活动受限。水沟穴为督脉之经穴，督脉经气多次与足太阳膀胱经交会，而足太阳膀胱经循行于腰部两侧。根据"经脉所过，主治所及"和"穴随经而取"的原则，针刺水沟穴以激发督脉及足太阳膀胱经之经气，使腰部气血通畅；再辅之以针对性较强的腰部活动，共同达到舒筋通络、理筋整复、活血化瘀之效。此法取穴少、针刺部位安全、操作方便、针感强烈、疗效快捷，患者易于接受，值得临床推广应用。

第十七章　阴阳经穴平衡电针法治疗中风恢复期及后遗症期212例

中风属现代医学脑血管病（包括脑血栓形成、脑出血、蛛网膜下腔出血、脑栓塞等）的范畴，是严重危害人类健康的疾病之一，致残率较高。中风病程在 14 d 至 6 个月者称为恢复期，病程超过 6 个月者称为后遗症期。笔者采用阴阳经穴平衡电针法治疗 212 例中风恢复期及后遗症期患者，取得满意疗效，现报道如下。

一、临床资料

1. 一般资料

研究共选取本组共 212 例患者，男 162 例，女 50 例；年龄最小 31 岁，最大 75 岁，平均年龄为 54.5 岁；病程最短 14 d，最长 3 年；恢复期 113 例，后遗症期 99 例；根据中医辨证：风痰阻络型 62 例、肝阳上亢型 40 例、痰热腑实型 37 例、气虚血瘀型 53 例、阴虚风动型 20 例。经 CT 或 MRI 检查西医确诊为：脑血栓形成 141 例、脑出血 40 例、蛛网膜下腔出血 27 例、脑栓塞 4 例。

2. 纳入标准

（1）符合中风恢复期及后遗症期的诊断标准。

（2）病程在 14 d 至 3 年。

（3）年龄介于 31 ～ 75 岁。

（4）经 CT 或 MRI 检查确诊。

3. 排除标准

（1）有严重的心、肺、肝、肾疾患者。

（2）患有其他脑病者。

（3）有急、慢性感染者。

（4）患糖尿病及恶性肿瘤者。

（5）严重听力和视力障碍者。

（6）抑郁症患者及精神病患者。

（7）原有手足功能不全者。

（8）病情不稳定者。

（9）不坚持及不配合治疗者。

二、治疗方法

取穴：以患侧上、下肢关节部位的经穴为主，按"……阳经—阴经—阳经—阴经……"顺序交替取穴。全部穴位分为3组。1组：上肢取肩髃、少海、外关、太渊、合谷；下肢取髀关、血海、足三里、三阴交、解溪、太冲。2组：上肢取肩髃、尺泽、手三里、内关、液门；下肢取足五里、梁丘、阴陵泉、悬钟、然谷。3组：上肢取天泉、曲池、神门、阳溪；下肢取环跳、阴包、阳陵泉、太溪、丘墟。若语言謇涩，配廉泉、金津、玉液；口眼歪斜配地仓透颊车；行走腰酸配命门、关元俞。

治法：以上3组穴位依次隔日交替针刺。医生令患者取合适体位，将穴位常规消毒。用26号5～12 cm长毫针针刺诸穴。得气后，施平补平泻手法。风痰阻络、肝阳上亢、痰热腑实型用泻法，气虚血瘀、阴虚风动型用补法。然后在患侧上下肢远近关节部位经穴的针柄上接上电针治疗仪的输出线，开启开关，使用连续波，频率为30～40 Hz，刺激强度以患者能忍受为度。留针30～50 min，1 d 1次，10 d 为1个疗程，共治疗4个疗程，疗程与疗程之间休息2～3 d。

三、疗效观察

1.疗效标准

（1）治愈：神经系统症状及体征基本消失，生活完全自理，评分较治愈前降低76%以上。

（2）显效：神经系统症状和体征大部分消失，可独立步行，生活部分自理，评分较治愈前降低51%～75%。

（3）好转：症状和体征部分消失，扶持可站立，生活不能自理，评分较治愈前降低11%～50%。

（4）无效：治疗后病情无明显改善，评分较治愈前降低≤10%。

2.治疗结果

治愈128例，占60.4%；显效58例，占27.4%；好转15例，占7.1%；无效11例，占5.2%。

3.病程与疗效关系

病程在3个月以内的83例病例中，治愈72例，占86.8%；显效7例，占8.4%；好转3例，占3.6%；无效1例，占1.2%。病程在3个月以上的129例中，痊愈67例，占51.9%；显效45例，占34.9%；好转11例，占8.5%；无效6例，占4.7%。两组疗效经统计学处理（$P < 0.001$）差别非常显著，说明病程短，疗效快，故患者应尽早治疗。

四、典型病例

李某，男，40岁，农民。主诉：2月前突然晕倒，语言不清，流涎，口眼歪斜，左侧上、下肢瘫痪。CT检查提示：脑出血。查体：神清，语言謇涩，左侧上、下肢活动受限，上肢肌力0级，下肢肌力Ⅰ级，手不能握物，腱反射消失，舌淡苔薄，脉弦。中医诊断：中风恢复期（肝阳上亢型）。治疗：如前法针治2个疗程后，流涎停止，左上肢肌力恢复至Ⅳ级，左下肢可抬高45°，肌力恢复至Ⅴ级。后又经2个疗程治疗，语言恢复正常，上、下肢肌力均恢复至Ⅴ级，生活能自理。

五、讨论

中风恢复期及后遗症期多为肝肾阴虚、风阳上扰、夹瘀夹痰、闭阻脑窍、痹阻血脉而致气血运行不畅，经脉失于濡养，故对出现一侧肢体偏瘫、语言謇涩等症状。笔者以中医的阴阳平衡理论为指导思想，采取阴阳经穴的交替刺法，针上加电，旨在贯通阴阳两经，使阴阳相济，气血相续，痰瘀得以化消，脑窍得以开启，经气得以激发，筋脉得以濡养，从而加快患者脑及肢体功能恢复。临床观察发现，此法对腕、足下垂，足内外翻，身体倾斜及筋脉失养所致诸症既有明显的治疗作用，又有防止复发的作用。针刺时要求取穴准确，针感明显，同时在急性期后尽早地让患者进行功能锻炼，对取得疗效很有帮助。

阴阳经穴平衡电针法治疗中风恢复期及后遗症期疗效显著，在临床中值得推广。

第十八章 泻阳补阴针刺法治疗失眠症38例临床观察

失眠，中医称为不寐，西医学则将其归属于神经衰弱的范畴。近年来，笔者根据"阴平阳秘"的中医理论采用泻阳补阴针刺法治疗失眠症患者38例，同时采用口服药治疗30例做对照，对其疗效进行观察，现报告如下。

一、临床资料

1. 一般资料

本研究选取的68例病例均为门诊患者，均属单纯性失眠症者。大部分患者伴有头晕、头痛、健忘、神情紧张等症状，全部排除脑部及躯体器质性病变。按接诊先后将其随机分成两组。试验组38例中，男20例，女18例；年龄最小18岁，最大50岁，平均34.6岁；病程最短10 d，最长15年，平均4.6年。根据中医辨证，属实证者7例（肝郁化火型4例，痰热内扰型3例），属虚证者31例（阴虚火旺型12例，心脾两虚型17例，心胆气虚型2例）。对照组30例中，男13例，女17例；年龄最小20岁，最大51岁，平均37.1岁；病程最短7 d，最长14年，平均4.4年。根据中医辨证，属实证者5例（肝郁化火型4例，痰热内扰型1例），属虚证者25例（阴虚火旺型10例，心脾两虚型14例，心胆气虚型1例）。

两组病例一般情况相似，经 t 检验，$P > 0.05$，差异无显著性意义，组间具有可比性。

2. 纳入标准

（1）符合诊断标准。

（2）年龄在18～51岁。

（3）均为门诊患者。

（4）就诊前1周内未服用任何镇静安神药的患者。

3. 排除标准

（1）年龄在 18 岁以下或 51 岁以上。

（2）合并有脑部及躯体器质性病变或内脏器官急重症患者、孕妇、产妇。

（3）精神病患者和／或严重神经症患者。

（4）就诊前 1 周内曾服用镇静安神药的患者。

（5）过敏体质患者。

4. 剔除标准

（1）因不良反应而被迫终止治疗者。

（2）不按时复诊或失访者，无法判断疗效或资料不全等影响疗效判断者。

（3）不依从设计方案规定者。

二、治疗方法

1. 试验组

根据"上为阳，下为阴，动为泻，静为补"的治疗原则，头部阳经穴位用电针振动的方式，称之为泻阳法；脚部阴经穴位用轻微捻转手法的方式，称之为补阴法，其具体操作方法如下。

1）泻阳法

取穴：印堂、百会、风池、翳风。

操作：上述穴位常规消毒后，选取 0.35 mm × 40 mm 毫针顺督脉走向沿皮针刺印堂、百会，入针 0.8 ～ 1.0 寸深；翳风穴直刺入针 1 寸深；再向喉结方向针刺风池穴，入针 1 寸深。患者有酸麻胀痛感后，将以上穴位全部接上 G6805 针灸治疗仪，采用疏密波，以患者能耐受为度，留针 30 min 后出针。

2）补阴法

取穴：三阴交、太冲、太溪、足三里。

操作：上述穴位常规消毒后，选取 0.35 mm × 40 mm 毫针垂直进针 0.8 ～ 1.0 寸，用轻微提插捻转手法，患者得气后，留针 30 min，留针期间每隔 5 min 行针 1 次。

以上方法，每天 1 次，10 次为 1 个疗程，共治疗 2 个疗程，疗程间休息 2 d。随访 3 个月。

2. 对照组

口服谷维素 10 mg，每天 3 次；七叶神安片 2 片，每日 3 次；安定 5 mg，每晚睡觉前服用。以上 3 种药物服用 10 d 为 1 个疗程，共治疗 2 个疗程，疗程间休息 2 d。

三、治疗效果

1. 疗效标准

（1）痊愈：睡眠正常，且伴随症状消失，随访 3 个月无复发。

（2）显效：睡眠基本正常，伴随症状消失或明显减轻，随访 3 个月内偶有症状，但不必服用安眠药或服用安眠药少于 3 次。

（3）有效：睡眠时间延长，伴随症状有改善，随访 3 个月，服用安眠药的量比以前减少。

（4）无效：治疗前后症状无改善。

2. 治疗结果

试验组 38 例中，痊愈 18 例，占 47.4%；显效 16 例，占 42.1%；有效 3 例，占 7.9%；无效 1 例，占 2.6%；总有效率为 97.4%。对照组 30 例中，痊愈 7 例，占 23.3%；显效 8 例，占 26.7%；有效 10 例，占 33.3%；无效 5 例，占 16.7%；总有效率为 83.3%。两组总有效率比较，$P < 0.05$，有显著性差异；两组痊愈率和显效率分别比较，$P < 0.01$，差异非常显著，说明泻阳补阴针刺法治疗失眠症疗效显著，明显优于药物疗法。

四、讨论

失眠症的原因很多，但总是与心、肝、脾、肾及阴血不足有关，其病理变化，总属阳盛阴衰，阴阳不交。凡劳逸失度，久病体虚，五志过极，饮食不节等都能引起阴阳失交、阳不入阴而导致不眠症。在治疗上当以补虚泻实，调整阴阳为原则。实者宜泻其有余，导消和中，清火化痰；虚者宜补其不足，益气养血，滋补肝肾。泻阳补阴法就是泻其有余，补其不足。针刺印堂能镇静、安神、定惊；针刺百会能潜浮阳、定惊悸、引阳入阴；针刺风池、翳风可清肝胆余热以潜阳、镇静、除烦，故取头部阳经诸穴以泻其浮阳；针刺太溪能滋肾阴、降心火、引火归源；针刺太冲能养肝血以平肝潜阳；针刺三阴交、足三里能健脾、益气、养血，使气能化血，血能养心，心能藏神，故取脚部阴经诸穴以补其真阴，阴长阳消，从而阴阳可以重新取得新的平衡。头部、脚部同时取穴，也有从上引下，从下引上，从阴引阳之意。从而西医学角度来看，针刺印堂、百会、风池、翳风除了可以解除脑血管痉挛，改善局部微循环外，同时还能刺激大脑皮质，抑制大脑异常放电，使人体达到真放松状态而入眠。

　　在针刺的同时，还须注意患者的精神状态，劝其解除烦恼，消除思想顾虑，避免情绪激动。睡前不宜吸烟、饮酒、喝浓茶等。每天应参加适当的体力劳动，加强体育锻炼，增强体质，养成良好的生活习惯。注意精神治疗和生活调理，对取得疗效有一定帮助。

第十九章　温针灸治疗术后腹胀33例

笔者采用温针灸治疗术后腹胀患者 33 例，疗效满意，现报告如下。

一、临床资料

本研究选取的 33 例病例中，男 24 例，女 9 例；年龄在 17 ~ 30 岁有 8 例，31 ~ 40 岁有 13 例，41 ~ 50 岁有 8 例，50 岁以上有 4 例；病程最短 7 d，最长 1 个月；其中胃部手术 7 例，十二指肠球部手术 10 例，肠道手术 6 例，阑尾手术 7 例，疝气手术 3 例。

二、治疗方法

取穴：中脘，天枢（双侧），气海，足三里（双侧）。

操作：患者取仰卧位，上述各穴常规消毒后进针，采用平补平泻手法，得气后将已准备好的点燃的 2 cm 有烟灸条套在各穴的针柄上施灸，待灸条燃尽无热感后除去其灰烬，继之捻转行针 1 次，留针 30 min 后出针，每天 1 次，5 次为 1 个疗程。

三、治疗结果

本组 33 例中，痊愈（腹胀症状全部消失）31 例，占 93.9%；有效（腹胀症状基本消失，仅偶尔感到轻度腹胀）2 例，占 6.1%；无效（症状无缓解）0 例；总有效率为 100%。疗程最短者仅治疗 1 d，最长者治疗 2 个疗程。

四、典型病例

成某某，男，37 岁。1997 年 9 月 9 日就诊。1 周前因急性阑尾炎行阑尾摘除术，术后腹胀，做对症处理，症状未缓解。术后 7 d 拆线，切口甲级愈合，血常规检查正常，但腹胀较剧烈。经上法治疗 1 次后，症状明显减轻。治疗 2 次后而愈，半年后随访，半年未复发。

五、讨论

六腑的功能是实而不满，泻而不藏，以通为用，以降为顺。通降失常，则腹胀。西医学认为术后腹胀的病理为胃肠机能失调，胃肠蠕动减少或消失；而中医学认为术后可导致气滞血瘀，经络阻塞，腑气通降失常，故腹胀。温针灸是针灸、艾灸结合使用的一种方法，适用于既需要留针，亦需施灸的疾病。二者合用，既有针刺的作用；又可使热力同时透达穴位，从而加强治疗作用。胃募中脘、大肠募天枢、胃经合穴足三里和气海，四穴合用并施以温针灸，可温通经络，行气活血，消瘀散结，调理胃肠气机，通降胃肠腑气，扶正祛邪，使阴阳气血调和、胃肠传化通畅，胃肠蠕动，则腹胀得解。

本疗法治疗术后腹胀疗效确切、快速，无副作用，患者易于接受。

第三篇 临证精要

第一章　　中风恢复期中医诊疗方案

一、概述

中风是以猝然昏倒、不省人事、半身不遂、口眼㖞斜、语言不利为主症的病症。由于本病发病突然、起病急骤，临床见症不一，变化多端而速疾，有晕仆、抽搐症状，与自然界"风性善行而数变"的特征相似，故古代医家取类比现象而将其命名为"中风"，又因其发病突然，亦被称为"卒中"。

二、诊断

（一）中医诊断标准

（1）主要症状：偏瘫、神志昏蒙，语言謇涩或不语，偏身感觉异常，口舌㖞斜。

（2）次要症状：头痛，眩晕，瞳神变化，饮水发呛，目偏不瞬，共济失调。

（3）急性起病，发病前多有诱因，常有先兆症状。

（4）发病年龄多在40岁以上。

具备2个主症以上，或1个主症、2个次症，结合起病、诱因、先兆症状、年龄等即可确诊；不具备上述条件，结合影像学检查结果亦可确诊。

（二）西医诊断标准

（1）急性起病。

（2）局灶性神经功能缺损，少数为全面神经功能缺损。

（3）症状和体征持续数小时。

（4）脑CT或MRI检查排除其他病变。

（5）脑CT或MRI检查提示有脑梗死责任病灶。

（三）疾病分期

（1）急性期：发病 2 周以内。
（2）恢复期：发病 2 周至 6 个月。
（3）后遗症期：发病 6 个月以后。

（四）辨证分型

（1）肝阳上亢证：眩晕头痛，面红目赤，口苦咽干，心烦易怒，尿赤便干。舌质红绛，苔黄腻而干，脉弦数。

（2）痰瘀阻络证：头晕目眩，痰多而黏。舌质暗淡，苔薄白或白腻，脉弦滑。

（3）痰热腑实证：腹胀便干便秘，头痛目眩，咯痰或痰多。舌质暗红，苔黄腻，脉弦滑（若偏瘫则弦滑而大）。

（4）阴虚风动证：半身不遂，口舌歪斜，语言謇涩或不语，感觉减退或消失，眩晕耳鸣，手足心热，咽干口燥，舌质红而体瘦，少苔或无苔，脉弦细数。

（5）气虚血瘀证：半身不遂，口舌歪斜，语言謇涩或不语，面色㿠白，气短乏力，口角流涎，自汗出，心悸便溏，手足肿胀，舌质暗淡，苔白腻，有齿痕，脉沉细。

三、鉴别诊断

（一）中医鉴别诊断

1. 痹证

痹症主要表现为：肢体关节、肌肉、筋骨有疼痛、沉重、麻木感，关节肿大、屈伸不利，病变位置不对称，可上肢，可下肢，可单侧，可双侧。后期因疼痛不能运动，肢体废用，亦可见瘦削枯槁，起病多有受寒、水湿等原因，病变与气候有明显关系。

2. 痿证

痿症主要表现为：肢体筋脉迟缓，软弱无力，多见于下肢，呈对称性。肢体日久不用，肌肉萎缩，肢体枯细，多先有肝肾亏损或感受外邪史；起病速度一般较中风缓。

（二）西医鉴别诊断

注意与脑肿瘤鉴别，原发性脑肿瘤发病缓慢，脑转移肿瘤发病有时与急性脑血管病相似，应及时做脑 CT 扫描，如果脑肿瘤与脑血管病不能鉴别，最好做脑 MRI 检查以明确诊断。

四、治疗方案

（一）基本治疗

治疗原则：根据中风的不同分期、不同证候选择合理的穴位和适宜的手法进行治疗。治疗方法包括体针疗法、电针疗法、头针疗法、灸法和拔罐疗法等。

1. 体针疗法

主穴：内关、三阴交、极泉、尺泽、委中。

配穴：肝阳上亢配太冲、太溪；痰瘀阻络配丰隆、风池；痰热腑实配曲池、内庭、丰隆；阴虚风动配太溪、风池；气虚血瘀配足三里、气海；口角歪斜配颊车、地仓；上肢不遂配肩髃、手三里、合谷；下肢不遂配环跳、阳陵泉、阴陵泉、风市、足三里、解溪；头晕配风池、完骨、天柱；足内翻配丘墟透照海；便秘配天枢、丰隆、支沟；复视配风池、天柱、睛明、球后；尿失禁、尿潴留配中极、曲骨、关元。

2. 电针疗法

选取 3 ～ 4 组穴位，用连续波，频率为 1 ～ 2 Hz，每天一次，每次 30 min。

3. 头针疗法

根据患者症状及体征选择标准穴线。

1）顶中线

部位：在头顶部，督脉百会穴至前顶穴之间的连线。

主治：高血压，头顶痛、腰腿足瘫痪、麻木。

2）顶颞前斜线

部位：在头顶部、头侧部、头部督脉前顶与颞部胆经悬厘穴之间的连线。

主治：将连线分为 5 等份，上 1/5 治疗对侧下肢中枢性瘫痪，中 2/5 治疗对侧上肢中枢性瘫痪，下 2/5 治疗对侧中枢性面瘫、运动性失语、流涎、脑动脉粥样硬化等。

3）顶颞后斜线

部位：在头顶部、头侧部，位于顶颞前斜线后 1 寸且与其平行的线。即督脉百会穴与颞部胆经曲鬓穴之间的连线。

主治：全线等分为 5 份，上 1/5 治疗对侧下肢感觉异常，中 2/5 治疗对侧上肢感觉异常，下 2/5 治疗头面部感觉异常。

4）顶旁 1 线

部位：在头顶部，督脉旁开 1.5 寸，从膀胱经承光穴向后引一条长 1.5 寸的线。

主治：腰腿瘫痪、麻木、疼痛。

5）顶旁 2 线

部位：在头顶部，督脉旁开 2.25 寸，从胆经正营穴向后引一条长 1.5 寸的线到承灵穴。

主治：肩、臂、手瘫痪、麻木、疼痛。

6）颞前线

部位：在头的颞部，胆经颔厌穴与悬厘穴的连线。

主治：偏头痛、运动性失语、周围性面瘫和口腔疾病。

4. 头针、体针结合针法

头针选取穴线：选病灶侧（即偏瘫肢体的对侧）顶中线、顶颞前斜线。

体针选取部位：选风池、肩髃、曲池、外关、合谷、内关、环跳、阳陵泉、足三里、冲阳、昆仑、三阴交、委中、极泉。

5. 灸法

采用直接灸、艾条灸、隔物灸等以肾俞、命门、关元、神阙等穴位为主穴，配合相应病变节段的腰夹脊穴进行治疗。

6. 拔罐疗法

沿腰背部膀胱经 1、2 线，督脉，下肢三阳经循经拔罐。采用留罐法，沿经络循行排布，留罐 5 ～ 10 min，每周治疗 2 ～ 3 次，每次间隔 2 ～ 3 d，疗程依病情而定。

7. 特定电磁波谱辐射器照射局部

每次 30 min，每日 1 次。

8. 穴位注射疗法

双侧足三里、阴陵泉、丰隆用丹参注射液、黄芪注射液、维生素 B_{12} 注射液、维生素 B_1 注射液各注射 2 mL。

9. 十宣放血治疗

十宣放血治疗适用于肢体肿胀。

10. 中药熏药治疗

根据不同的辨证分型，将煎煮好的中药汤剂先以热气熏蒸患处，待水温适宜时再用药水浸洗患处。每日 1 次，每次 15 ～ 20 min。

11. 中药熏洗治疗

中药处方：当归 20 g，川芎 20 g，防风 20 g，豨莶草 20 g，石菖蒲 20 g，生大黄 15 g，胆南星 20 g，竹茹 20 g，郁金 25 g，冰片 5 g。选方以芳香开窍化痰药为主。

使用方法：水煎外用。

（二）康复治疗

（1）电子生物反馈治疗：患侧部位，每次 30 min，每日 1 次。

（2）气压治疗：治疗选取患侧肢体，每次 15 min，每日 1 次。

（3）康复训练：包括物理治疗（良肢位摆放、被动关节活动度维持训练、转移训练、平衡反应诱发训练、抑制痉挛训练、吞咽功能训练）、作业治疗、言语训练、认知知觉障碍训练等多项内容。

（4）中药塌渍治疗：治疗选取肢体关节疼痛部位进行治疗。

（三）中药汤剂辨证治疗

1. 肝阳上亢证

治法：清热平肝，潜阳息风。

推荐方药：天麻钩藤饮加减。

2. 痰瘀阻络证

治法：化痰行瘀，通络活血。

推荐方药：半夏白术天麻汤合桃红四物汤加减。

3. 痰热腑实证

治法：通腑泄热，息风化痰。

推荐方药：大承气汤加减。

4. 阴虚风动证

治法：滋阴潜阳，息风通络。

推荐方药：镇肝熄风汤加减。

5. 气虚血瘀证

治法：补气活血，益气化瘀。

推荐方药：补阳还五汤加减。

（四）科室特色治疗

1. 太极功法训练

太极是一种讲求自然，注重呼吸、意念及肢体运动配合的运动，打太极不需要依赖仪器，是中风患者理想的保健运动，而且在打太极时需不断转动腰部，且步法讲求虚实分清，这种锻炼能大大提高中风患者的康复能力。

2. 穴位贴敷治疗

针对科室常见病症选用合适的方药，并将其研磨成粉加用不同的黏合剂（醋、酒、油等）作用于人体特定的穴位，达到药物治疗和穴位治疗的双重功效。目前开展的特色穴位贴敷治疗如下。

（1）失眠贴：黄连、肉桂按一定比例调和，敷涌泉穴以调和阴阳。

（2）便秘贴：熟大黄、瓜蒌仁等药打成粉末，按一定比例调和，敷天枢穴以润肠通便。

（3）小便失禁贴：缩泉丸加减打成粉末，按一定比例调和，敷气海、中极穴。

（4）降压贴：吴茱萸打成粉末，按一定比例调和，敷涌泉穴。

（五）辨证施护

护理的内容包括良肢位摆放、饮食护理、口腔护理、呼吸道护理、皮肤护理、导管护理、血压的调理、并发症的预防与护理等。

五、疗效评价

（一）评价标准

（1）中医证候学评价：通过《中风病辨证诊断标准（试行）》动态观察中医证候的改变。

（2）疾病病情评价：根据改良 Barthel 指数（MBI）量表，Brunnstrom 量表，改良阿什沃思（Ashworth）量表，Bobath 三级平衡检测，简易精神状况检查（MMSE），洼田饮水试验评定患者情况，并制订康复评定计划。

（二）评价方法

可在患者入院的不同时间，选用不同的评价标准或量表进行评价。

（1）入院当天：可选用《中风病辨证诊断标准（试行）》MMSE、MBI 量表等进行评价。

（2）入院 15 ～ 20 d：可选用《中风病辨证诊断标准（试行）》、MMSE、MBI 量表、工具性日常生活活动量表（IADL）等进行评价。

六、难点分析与解决思路

（一）难点分析

（1）由于缺乏具有循证医学证据的中医药防治中风的研究成果，目前中医治疗多遵循西医的脑卒中防治指南，使用阿司匹林等抗血小板药物进行中风的一级预防和二级预防。在此基础上服用中成药的患者居多，而这种治疗方案的效果尚缺乏科学的依据。

（2）针对中风造成的言语障碍、吞咽障碍、感觉障碍，采用单一的中药治疗难以达到理想效果，而采用康复训练与口服中药、针灸结合的方法，可以明显提高疗效。

（3）反复多次发生脑血管意外的患者治疗效果欠佳。

（二）解决思路

在中医整体观念、辨证论治原则的指导下合理使用中药，同时重视中西医结合治疗，不断优化诊疗方案。在综合治疗方案的基础上，针对不同的中风患者或群体，进一步深化辨证论治，采用个体化的诊疗方案，为每个患者制订个体化的药物、针灸、康复方案。

进行早期康复介入，避免肢体肌张力增高及异常姿势的产生。发展中医及西医新技术，为患者的早期康复提供治疗保证。

第二章　　腰椎间盘突出症中医诊疗方案

一、诊断

（一）疾病诊断

（1）多有腰部外伤、慢性劳损或受寒湿史。大部分患者在发病前多有慢性腰痛史。

（2）常发生于青壮年。

（3）腰痛向臀部及下肢放射，腹压增加（如咳嗽、打喷嚏）时疼痛加重。

（4）脊柱侧弯，腰椎生理弧度消失，病变部位椎旁有压痛，并向下肢放射，腰部活动受限。

（5）下肢受累神经支配区有感觉过敏或迟钝，病程长者可出现肌肉萎缩。直腿抬高或加强试验阳性，膝、跟腱反射减弱或消失，踇趾背伸力可减弱。

（6）X线检查：脊柱侧弯、腰椎生理前凸消失，病变椎间盘可能变窄，相应边缘有骨赘增生。CT或MRI检查可显示椎间盘突出的部位及程度。

（二）疾病分期

（1）急性期：腰腿痛剧烈，活动受限明显，不能站立、行走，肌肉痉挛。

（2）缓解期：腰腿痛缓解，活动受限减轻，但仍有痹痛，不耐劳。

（3）康复期：腰腿痛症状基本消失，但有腰腿乏力感，不能长时间站立、行走。

（三）辨证分型

（1）血瘀气滞证：近期腰部有外伤史，腰腿痛剧烈，痛有定处，刺痛，腰部僵硬，俯仰活动艰难，痛处拒按。舌质暗紫，或有瘀斑，苔薄白或薄黄，脉沉涩或脉弦。

（2）寒湿阻络证：腰腿部冷痛重着，转侧不利，痛有定处，虽静卧疼痛亦不减或反而加重，日轻夜重，遇寒痛增，得热则减。舌质胖淡，苔白腻，脉弦紧、弦缓或沉紧。

（3）湿热阻络证：腰筋腿痛，痛处伴有热感，或见肢节红肿，口渴不欲饮。苔黄腻，脉濡数或滑数。

（4）肝肾亏虚证：腰腿痛缠绵日久，反复发作，乏力、不耐劳，劳则加重，卧则减轻。包括肝肾阴虚证及肝肾阳虚证。

肝肾阳虚证：症见四肢不温，形寒畏冷，筋脉拘挛。舌质胖淡，脉沉细无力。

肝肾阴虚证：症见心烦失眠，口苦咽干。舌红少津，脉弦细而数。

二、治疗方案

（一）基本治疗

1. 针刺治疗

治法：通经止痛。以足太阳膀胱经、督脉及经外奇穴为主。

主穴：大肠俞、肾俞、腰夹脊（相应病变椎体）、环跳、委中、阳陵泉、悬钟、承扶、昆仑。

配穴：瘀血腰痛者，配膈俞、血海；寒湿腰痛者，配命门、腰阳关；湿热腰痛者，配丰隆、曲池；肾虚腰痛者，配命门、腰阳关、志室。

操作：针刺按补泻原则，"实则泻之，虚则补之"，针刺以得气为度，刺激量以沿腰腿部足太阳膀胱经、足少阳胆经产生向下放射感为度，不宜多次重复。寒湿证加艾灸；瘀血证加刺络拔罐；肾虚证配穴用补法；肾阳虚证加艾灸。

2. 电针疗法

选择上述处方穴位，针刺得气后，选取 2 ～ 3 组主穴，连接电针仪，选用连续波，每次 30 min，频率 1 ～ 2 Hz。经穴治疗仪型号为 HJ6805-I。

3. 灸法

采用直接灸、艾条灸等以肾俞、命门、腰阳关等穴位为主穴，配合相应病变节段的腰夹脊穴。每日 1 次，每次 30 min。

4. 腰椎推拿治疗

柔筋止痛，理筋整复。手法程序：揉法—拿法—摖法—点法—叩击—整脊复位。

5. 中医熏洗治疗

根据不同的辨证分型，将煎煮好的中药汤剂，以热气熏蒸患处。每日 1 次，每次 15 ～ 20 min，以达到温经通络、疏通腠理、脉络调和、祛风除湿、促进血液循环、缓解肌肉紧张等效果的一种治疗方法。

6. 中药塌渍治疗

根据不同的辨证分型，将中药泡成药酒，将药酒浸润在纱布上，然后将浸有药酒的纱布放置于患处，用 TDP 治疗仪照射，每隔 5 min 补充喷洒药剂 1 次，每日 1 次，每次 15 ~ 20 min，以起到活血化瘀、舒筋止痛、祛风除湿、补益肝肾、软坚散结、解除肌肉痉挛及紧张、促进炎症和水肿吸收的作用。

7. 拔罐疗法

沿腰背部膀胱经 1、2 线，督脉，下肢三阳经循经拔罐。采用留罐法，沿经络循行排布，留罐 5 ~ 10 min，每周治疗 2 ~ 3 次，每次间隔 2 ~ 3 d，疗程依病情而定。

8. 其他疗法

根据病情选用下列方法治疗：中药熏药治疗、蜡疗、中频脉冲电治疗、刮痧疗法、走罐疗法、烫熨治疗、中医定向透药治疗等。

（二）中药汤剂辨证治疗

1. 血瘀气滞证

治法：行气活血，通络止痛。

方药：身痛逐瘀汤加减。川芎、当归、五灵脂、香附、甘草、羌活、没药、牛膝、秦艽、桃仁、红花、地龙等。

2. 寒湿阻络证

治法：温经散寒，祛湿通络。

方药：独活寄生汤加减。独活、桑寄生、杜仲、牛膝、党参、当归、熟地黄、白芍、川芎、桂心、茯苓、细辛、防风、秦艽等。

3. 湿热阻络证

治法：清热利湿，通络止痛。

方药：四妙散加减。苍术、黄柏、川牛膝、薏苡仁等。

4. 肝肾亏虚证

治法：补益肝肾，通络止痛。

肝肾阳虚证方药：右归丸。肉桂、炮附片、鹿角胶、盐杜仲、菟丝子、熟地黄、山药、山茱萸、枸杞子等。

肝肾阴虚证方药：左归丸。熟地黄、枸杞子、山茱萸、山药、龟胶、菟丝子、鹿角胶、牛膝等。

（三）科室特色治疗

1. 内热针经皮骨骼肌松解术

定点：根据患者症状、体征、影像学检查结果选取相应的针刺部位，用医用皮肤标记笔定点。

消毒：治疗区域常规消毒 2 遍皮肤。

麻醉：①皮丘麻醉。标记点用 0.5% 的利多卡因做皮丘麻醉（可用麻醉枪麻醉，实现麻药无痛注射，减少患者进针痛苦）。②深层麻醉。肩胛骨骨面，膝、肘、腕及踝关节处治疗可做深层麻醉，一般用 0.5% 的利多卡因。

治疗操作：医生常规洗手，戴手套，铺巾，用双手的拇、示、中指执针，采取捻转进针的方法进针，根据针刺部位的不同采取直刺、斜刺或平刺。针刺完成后，每根针连接内热针治疗仪，加热 20 min 后起针，起针后按压针孔 5 min 以上，常规消毒皮肤，一般无需包扎，2 d 内针刺部位应不可浸湿及污染。

2. 芒针引导下的深部神经阻滞疗法

定位：根据影像学检查资料及临床查体确定病变腰椎节段，以医用皮肤标记笔标定治疗区域重要骨性标志及施术部位。

消毒：治疗区域常规消毒皮肤。

治疗操作：根据病情需要选取适宜型号的一次性无菌注射器抽取神经阻滞治疗液（盐酸布比卡因注射液、盐酸利多卡因注射液、维生素 B_{12} 注射液、地塞米松磷酸钠注射液按比例混合），按照定位点垂直进针，到达病变部位后回抽，无血及脑脊液则按每个腰椎节段 2.5 ～ 3.0 mL 的剂量对椎旁神经根行浸润注射。

术后护理：注射针孔以创可贴保护，嘱患者 24 h 内不可浸湿及污染伤口。

3. 小针刀、刃针疗法

定位：根据影像学检查资料及临床查体确定病变腰椎节段，以医用皮肤标记笔标定治疗区域重要骨性标志及施术部位。

消毒：治疗区域常规消毒皮肤。

治疗操作：治疗区域局部浸润麻醉后，以一次性针刀（四号）或刃针快速刺入需要治疗的腰椎节段，对病变节段的粘连组织行切割、松解，操作完成后快速出针并按压针孔止血。

术后护理：注射针孔以创可贴保护，嘱患者 72 h 内不可浸湿及污染伤口。

4. 骶管注射

定位：骶管裂孔两侧隆起的骨性结节为骶角，两侧骶角下方"耳朵"状凹陷为骶管裂孔。

消毒：治疗区域常规消毒皮肤。

治疗操作：标记点可先用 0.5% 的利多卡因做皮丘麻醉。用 10 mL 一次性无菌注射器垂直进入皮肤。当针刺过骶尾韧带阻力消失、有明显落空感时，再将针向尾侧方向倾斜，与皮肤呈 30° ～ 40°，继续进针约 2 cm，回抽无血液或脑脊液，注药无明显阻力时，即可注射进入骶管裂孔。缓慢推药，配方液由利多卡因、曲安奈德、维生素 B_1 和维生素 B_{12}、0.9% 氯化钠注射液按比例配成，共 20 mL，推药完成之后，再缓慢推入 5 ～ 10 mL 0.9% 氯化钠注射液。在推注药液时，患者可出现腰骶部憋胀疼痛、会阴部麻木、下肢发麻、发热或出现放射疼痛感；术后，可出现一过性麻软无力等，这些均为骶管注射的正常反应。

（四）功能锻炼

（1）肌力训练：在腰椎间盘突出症的急性期，多卧床休息，但应积极进行踝泵功能锻炼，以不引起剧烈疼痛为度，此法能有效缓解肌肉神经源性萎缩，为下床行走做好准备。

（2）腰背肌等长收缩训练：患者取仰卧位，上身用力压床，腰部用力，不引起动作变化。保持 $30 \sim 60\,s$ 或者保持至力竭为 1 次，10 次／组，3 组／次，3 次／日。

（3）腹肌等长收缩训练：患者取仰卧位，上身向前、向上抬起用力（腹部肌肉用力，不引起动作变化），下肢稍微屈曲可以更方便腹肌发力。保持 $30 \sim 60\,s$ 或者保持至力竭为 1 次，10 次／组，3 组／次，3 次／日。

（4）飞燕点水：患者取俯卧位，双侧上肢伸直靠体侧，做双侧上肢用力后伸、头背尽力抬起的动作，或上身和上、下肢同时用力抬起，使脊柱处于后伸位，形如飞燕。为了增强骶棘肌力，可在腹部垫枕或在抗阻下进行以上动作的练习，要求身体抬起时吸气并保持数秒，然后呼气放下还原，反复多次。

（5）拱桥练习：患者取仰卧位，双侧屈肘、屈髋、屈膝，以双肘、双足四点支撑身体，做用力挺腹伸腰的动作，使身体呈拱桥状，反复多次，经一段时间练习，力量增强后可做双手放于胸前，以头、双足三点支撑的拱桥锻炼。

（6）膝胸卧式：患者双膝平跪，两手撑床，先做挺腹塌腰，再做收腹拱背、后拉臀部向足的活动。尽量使膝胸相贴，让腰背筋肉充分得到牵张，要求持续数秒或更长时间，反复数次。

（五）辨证施护

1. 急性期的护理
急性期的患者因疼痛较剧烈，常需住院治疗。

（1）告知患者急性期应以卧床休息为主，减轻腰椎负担，避免久坐、弯腰等。

（2）配合医生做好各种治疗，向患者讲解各种治疗的注意事项，如腰椎牵引后患者宜平卧 20 min 再翻身活动；药物宜饭后半小时服用，以减少对胃肠道的刺激。

（3）注意保暖，防止受凉，受凉是腰椎间盘突出症发病的重要诱因，为防止受凉可给予腰部热敷和频谱仪照射。

（4）为患者做好心理护理，介绍相关知识，讲解情绪对疾病的影响，使患者保持愉快的心情，建立战胜腰椎间盘突出症的信心。

2. 缓解期及康复期的护理

（1）指导患者掌握正确的下床方法：患者宜先滚在床的一侧，再抬高床头，然后将腿放于床的一侧，最后用胳膊支撑自己起来，坐在床的一侧，把脚放在地上，再站起。按相反的顺序回到床上。

（2）减轻腰部负荷，避免过度劳累，尽量不要弯腰提重物，如需捡拾地上的物品宜双腿下蹲、腰部挺直，动作要缓。

（3）加强腰背肌功能锻炼，要注意持之以恒。

（4）建立良好的生活方式，生活要有规律，多卧床休息，注意腰部保暖。

（5）患者应树立战胜疾病的决心。腰椎间盘突出症病程长，恢复慢，患者应保持愉快的心情，用积极乐观的人生态度对待疾病。

三、疗效评价

参考视觉模拟评分法（VAS），运用 VAS 尺进行疗效评价，其中 0 为无痛，5 为中度疼痛，10 为剧痛难忍）（如图 3-2-1）。

治疗改善率 = ［（治疗后评分 – 治疗前评分）÷（29- 治疗前评分）］× 100%。

（1）临床控制：改善率≥ 75%；腰腿痛及其他相关症状消失，直腿抬高试验阴性，恢复正常工作。

（2）显效：腰腿痛及相关症状减轻，直腿抬高试验阴性，基本恢复正常工作；改善率≥ 50% 且＜ 75%。

（3）有效：腰腿痛及相关症状减轻，直腿抬高试验可疑阳性，部分恢复工作，但停药后有复发；改善率≥ 25% 且＜ 50%。

（4）无效：腰腿痛及其他相关症状、体征无改善，直腿抬高试验阳性，改善率＜ 25%。

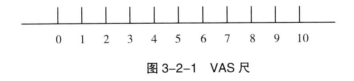

图 3-2-1　VAS 尺

四、难点分析与解决思路

（一）难点分析

针灸治疗腰椎间盘突出症，虽然是目前较好的保守性治疗方法之一，但仍存在以下局限性。

（1）劳累、受凉后易复发。

（2）对巨大中央型腰椎间盘突出症、马尾综合征型腰椎间盘突出症、腰椎间盘突出症合并椎管狭窄、青少年椎间盘突出症等疗效欠佳。

（3）患急性腰椎间盘突出症，疼痛剧烈并持续加重者，需内热针或小针刀治疗，但少数患者对此有恐惧感。

（4）腰椎间盘突出症患者亦存在骨量丢失的问题，导致腰椎夜间疼痛现象明显。且对于糖尿病患者疗效差。

（5）反复多次发作，椎间盘手术治疗后疗效较差。

（二）解决思路

（1）做好宣教。嘱患者加强腰背肌的功能锻炼，减少剧烈运动及其他加重腰部受力的活动等，严格注意休息，腰部注意保暖。

（2）巨大中央型腰椎间盘突出症、马尾综合征型腰椎间盘突出症、腰椎间盘突出症合并椎管狭窄、青少年椎间盘突出症等保守治疗疗效不佳者应建议手术治疗，以免延误病情，加大患者痛苦。

（3）对急性腰椎间盘突出症患者，不宜即刻使用牵引等治疗，以免加重神经根的损伤，可先期配合静脉使用脱水消肿、减轻炎性水肿反应的药物，待症状缓解后再使用牵引、推拿等中医治疗方法。必要时可先行神经阻滞疗法或穴位注射疗法等。对于内热针及小针刀推广问题，只有加强宣传，不断改进技术，减轻治疗疼痛，才能使患者更能接受内热针与小针刀治疗。

（4）应积极完善骨密度检查，以早期发现骨质疏松，及时进行抗骨质疏松治疗。积极控制糖尿病。

（5）加强医生外出进修、培训学习力度，努力提高诊疗水平，同时建议患者到上级医院就诊。

第三章 颈椎病诊疗常规

一、概述

因颈椎间盘退行性变本身及其继发性改变刺激或压迫邻近组织，并引起各种症状和（或）体征的疾病称为颈椎病。

从颈椎病的定义可以看出，本病属于以退行性变为主的疾病，但又与多种因素有密切关系，它起源于颈椎间盘的退变，颈椎间盘的退变本身就可以出现许多症状和体征，加之合并椎管狭窄，早期有可能出现症状，也可能暂时无症状，但遇到诱因后，会出现症状。大多数患者在颈椎原发性退变的基础上会产生一系列继发性改变，这些继发性改变包括器质性改变和动力性异常。器质性改变有髓核突出和脱出、韧带骨膜下水肿、骨赘形成和继发性椎管狭窄等。动力性异常包括颈椎不稳，如椎间松动、错位、曲度增加。这些病理生理和病理解剖的改变，构成了颈椎病的实质。

二、临床表现

（一）颈型颈椎病

（1）症状：患病人群以青壮年居多，颈部有酸、痛、胀等不适感。这种酸胀感产生的部位以颈后部为主。女性患者往往诉肩部也有不适。患者常诉说不知把头颈放在何种位置才能舒适。部分患者有颈部活动受限症状，少数患者可有一过性上肢麻木，但无肌力下降及行走障碍。

（2）体征：患者颈部一般无歪斜，颈椎生理曲度减弱或消失，常用手指捏颈项部。棘突间及棘突旁可有压痛。

（二）神经根型颈椎病

（1）根性痛：根性痛是神经根型颈椎病最常见的症状，疼痛范围与受累椎节的脊神经分布区相一致。与根性痛相伴随的是该神经分布区的其他感觉障碍，其中以麻木、过敏、感觉减弱等多见。

（2）根性肌力障碍：根性肌力障碍早期可出现肌张力增高，但很快即减弱，并出现肌无力和肌萎缩征。在手部以大小鱼际及骨间肌萎缩最为明显。

（3）腱反射异常：腱反射异常早期可出现腱反射活跃，后期腱反射逐渐减弱，严重者腱反射消失。然而单纯根性受压不会出现病理反射，若伴有病理反射则表示脊髓本身可有压痛。

（4）颈部症状：颈痛不适，颈旁可有压痛。压迫头顶时可有疼痛，棘突也可有压痛。

（5）特殊试验：当有颈椎间盘突出时，可出现压颈试验阳性，脊神经牵拉试验阳性。

（三）脊髓型颈椎病

（1）症状：患者发生双侧或单侧下肢发沉、发麻的症状，随之出现行走困难、下肢肌肉发紧、行走慢、不能行走的症状，重者明显步态蹒跚，不能跑。双下肢协调性差，不能跨越障碍物。双足有踩棉花样感觉。自述颈部发硬，颈后伸时易引起四肢麻木。部分患者有括约肌功能障碍、尿潴留症状。除四肢症状外，患者往往有第1胸椎平面以下皮肤感觉减退、胸腹部发紧，即束带感。

（2）体征：脊髓型颈椎病最明显的体征是四肢肌张力升高，严重者稍一活动肢体即可诱发肌肉痉挛，下肢肌肉痉挛症状往往较上肢明显。下肢的症状多发生于双侧，严重程度可有不同。上肢的典型症状为肌无力和肌萎缩，并有神经根型感觉减退。下肢肌萎缩不明显，主要表现为肌痉挛、反射亢进，出现踝阵挛和髌阵挛。皮肤的感觉平面检查常可提示脊髓真正受压的平面。霍夫曼（Hoffman）征阳性。腹壁反射、提睾反射可减弱甚至消失。

（四）椎动脉型颈椎病

（1）眩晕：头颈旋转时引起眩晕发作是本病的最大特点。椎动脉在第1颈椎～第2颈椎处受挤压。如头向右旋时，右侧椎动脉血流量减少，左侧椎动脉血流量增加以代偿供血量。若一侧椎动脉受挤压，血流量已经减少到无代偿能力，当头转向健侧时，可引起脑部供血不足而产生眩晕。一般头部转向健侧，而病变在对侧。

（2）头痛：由于椎基底动脉供血不足，使侧支循环血管扩张引起头痛。头痛部位主要是枕部及顶枕部，以跳痛和胀痛多见，常伴有恶心、呕吐、出汗等自主神经紊乱症状。

（3）猝倒：猝倒是本病的一种特殊症状。发作前并无预兆，多发生于行走或站立时，头颈部过度旋转或伸屈时可诱发，方向活动后症状消失。这种情形多系椎动脉受刺激后血管痉挛、血流量减少所致。

（4）视力障碍：患者有突然弱视或失明症状，持续数分钟后逐渐恢复视力，此系双侧大脑后动脉缺血所致。此外，还可有复视、闪光感、眼冒金星、黑蒙、幻视等症状。

（5）感觉障碍：患者面部感觉异常，口周或舌部发麻，偶有幻听或幻嗅。

（五）交感神经型颈椎病

交感神经兴奋症状如下：

（1）头部症状：头痛或偏头痛、头沉、头昏、枕部痛或颈后痛，但头部活动时这些症状并不加重。

（2）面部症状：眼裂增大、视物模糊、瞳孔散大、眼窝肿痛、眼目干涩、眼冒金星等。

（3）心脏病症状：心跳加快、心律失常、心前区疼痛和血压升高。

（4）周围血管症状：血管痉挛，肢体发凉怕冷，局部温度偏低，或肢体遇冷时有刺痒感，出现红肿、疼痛等加重现象。还可见颈部、面部和肢体麻木症状，但痛觉减退并非按神经节段分布。

（5）出汗障碍：表现为多汗，这种现象可局限于头部、颈部、双手、双足、四肢远端或半侧身体。

交感神经抑制症状：头昏眼花、眼睑下垂、流泪、鼻塞、心动过缓以及血压偏低、肠胃蠕动增加等。

三、诊断要点

（一）西医诊断要点

1. 颈型颈椎病

（1）颈部、肩部及枕部疼痛，头颈部活动因疼痛而受限制。

（2）颈部肌肉紧张，有压痛点，头部活动受限。

（3）X 线片显示颈椎曲度改变，动力摄片可显示椎间关节不稳与松动。由于颈痉挛、头偏歪，侧位 X 线片上椎体后缘出现一部分重影，小关节也呈现部分重影。

2. 神经根型颈椎病

（1）具有典型的根性症状，其范围与受累椎间范围相一致。颈肩部、颈后部酸痛，并沿神经根分布区向下放射到手臂和手指，有时皮肤有过敏现象，抚摸有触电感，神经根支配区域有麻木及明显感觉减退症状。

（2）臂丛神经牵拉试验多为阳性，痛点注射治疗对上肢放射痛无显效。

（3）X 线正位片显示钩椎关节增生。侧位片显示颈椎生理曲度消失或变直，椎间隙变窄，骨赘形成。伸屈动力检查示颈椎不稳。

3. 脊髓型颈椎病

（1）患者自觉颈部无不适，但手动作笨拙，细小动作失灵，协调性差。胸部可有束带感。

（2）步态不稳，易跌倒，不能跨越障碍物。

（3）上下肢肌腱反射亢进，肌张力升高，霍夫曼征阳性，可出现踝阵挛和髌阵挛，重症时巴宾斯基征可能呈阳性。早期感觉障碍较轻，重症时可能出现不规则痛觉减退。感觉丧失或减退区呈片状或条状。

（4）X线检查显示病变椎间盘狭窄，椎体后缘骨质增生。

（5）MRI检查示脊髓受压，压迹呈波浪样，严重者脊髓可变细，或呈念珠状。MRI检查还可显示椎间盘突出，受压节段脊髓可有信号改变。

4. 椎动脉型颈椎病

（1）有颈性眩晕（即椎基底动脉缺血征）和猝倒史，且能排除眼源性及耳源性眩晕。

（2）个别患者出现自主神经症状。

（3）旋颈诱发试验阳性。

（4）X线片显示椎节不稳及钩椎关节增生。

（5）椎动脉造影及椎动脉血流检测可协助定位但不能作为诊断依据。

5. 交感神经型颈椎病

（1）头部症状：头痛或偏头痛、头沉、头昏、枕部痛或颈后痛，但头部活动时这些症状并不加重。

（2）面部症状：眼裂增大、视物模糊、瞳孔散大、眼窝肿痛、眼目干涩、眼冒金星等。

（3）心脏病症状：心跳加快、心律失常、心前区疼痛和血压升高。

（4）周围血管症状：血管痉挛，肢体发凉怕冷，局部温度偏低，或肢体遇冷时有刺痒感，或出现红肿疼痛等加重现象。还可见颈部、面部和肢体麻木症状，但痛觉减退并非按神经节段分布。

（5）出汗障碍：表现为多汗，这种现象可局限于头部、颈部、双手、双足、四肢远端或半侧身体。

（6）交感神经抑制症状：头昏眼花、眼睑下垂、流泪、鼻塞、心动过缓以及血压偏低、肠胃蠕动增加等。

（7）X线检查侧位片示颈椎生理曲度变直或消失，椎间隙变窄，部分患者有骨赘形成，部分患者可有明显的颈椎椎体不稳表现。MRI、CT检查一般有椎间盘变性、突出或硬膜囊受压表现。

（二）中医诊断要点

1. 中医诊断标准

（1）有慢性劳损或外伤史，或有颈椎先天性畸形、颈椎退行性病变。

（2）多发于 40 岁以上中年人，长期低头工作者或习惯于长时间看电视、电脑者，往往呈慢性发病。

（3）颈、肩背疼痛，头痛，头晕，颈部僵硬，上肢麻木。

（4）颈部活动功能受限，病变颈椎棘突、患侧肩胛骨内上角常有压痛，可摸到条索状硬结，可有上肢肌力减弱和肌肉萎缩，臂丛神经牵拉试验阳性，压顶试验阳性。

（5）X 线正位片显示，钩椎关节增生，张口位可有齿状突偏歪；侧位片显示颈椎生理曲度变直，椎间隙变窄，有骨质增生或韧带钙化；斜位片可见椎间孔变小。CT 及 MRI 检查对定性、定位有诊断意义。

2. 辨证分型

（1）风寒湿证：颈、肩、上肢串痛麻木，以痛为主，头有沉重感，颈部僵硬，活动不利，恶寒畏风。舌淡红，苔薄白，脉弦紧。

（2）血瘀气滞证：颈肩部、上肢刺痛，痛处固定，伴有肢体麻木。舌质暗，脉弦。

（3）痰湿阻络证：头晕目眩，头重如裹，四肢麻木，纳呆。舌暗红，苔厚腻，脉弦滑。

（4）肝肾不足证：眩晕头痛，耳鸣耳聋，失眠多梦，肢体麻木，面红目赤。舌红少苔，脉弦细数。

（5）气血亏虚证：头晕目眩，面色苍白，心悸气短，四肢麻木，倦怠乏力。舌淡苔少，脉细弱。

四、鉴别诊断

1. 颈型颈椎病应与落枕及颈背肌筋膜炎相鉴别

（1）落枕：压痛点位于肌肉（如胸锁乳突肌、斜方肌等），压痛较明显，而颈椎病压痛点多位于棘突及关节囊部；落枕在颈背部可触及条索样肌肉隆起，压痛明显，颈椎病只有轻度肌紧张。行颈椎牵引时，落枕者疼痛不减，有的甚至加重，落枕对封闭治疗较敏感。

（2）颈背肌筋膜炎：颈部有广泛性疼痛，但无明显放射痛，无腱反射异常，X 线片多未见异常，且抗炎药物能有效治疗。

2. 神经根型颈椎病应与颈肋综合征、肩关节周围炎、胸廓出口综合征及腕管综合征相鉴别

（1）颈肋综合征：第 7 颈椎横突过长或有颈肋的机械压迫，前斜角肌痉挛压迫臂丛神经和锁骨下动脉而产生神经血管症状。有如下特点：①有血管症状，手指发凉、发紫或苍白，高举患肢时症状减轻；②患肩下沉，患侧桡动脉搏动减弱或消失；③X 线片示第 7 颈椎横突过长或横突外端有游离小肋骨。

（2）肩关节周围炎：多发于 50 岁左右，疼痛多位于肩关节部，上肢放射痛不明显，压痛点多在肱二头肌短头、喙突附着处、肱二头肌长头腱鞘部，且伴明显的肩关节活动障碍，颈部无明显压痛，颈椎 X 线片未见异常。

（3）胸廓出口综合征：胸廓出口综合征系由锁骨与第 1 肋骨间隙狭窄，引起臂丛和锁骨上动脉受压所致，出现第 8 颈神经、第 1 胸神经和血管功能障碍的表现。鉴别要点如下：胸廓出口综合征疼痛多呈针刺样或烧灼样，可出现典型的臂丛神经痛，疼痛多从受压点向患侧颈部、腋下、前臂内侧及手部放射。患侧手高举而不耸肩时，锁骨动脉受压，出现手部皮肤变冷、苍白，甚至出现典型的雷诺现象。

（4）腕管综合征：腕管综合征是指由于正中神经在腕管内受压迫，而导致手指麻木、疼痛和雷诺现象。本病与神经根型颈椎病的鉴别要点如下：本病与掌腕过度背屈有关，如洗衣、揉面，突出症状是手指麻木，一般限于桡侧 3 个手指，几乎所有患者在夜间发作或加剧，影响睡眠，叩击试验（Tinel）征（手指压迫或叩诊锤叩打腕横韧带近侧缘）阳性，腕背屈试验阳性，但颈神经根牵拉试验、压顶试验阴性，颈椎 X 线片无异常。神经根型颈椎病往往出现手指或上臂持续麻木，颈神经根牵拉试验、压顶试验阳性，颈椎 X 线片可见椎体不稳、颈椎生理曲度变化、椎间孔狭窄、钩椎关节增生等改变。

3. 脊髓型颈椎病应与原发性侧索硬化症及颈椎后纵韧带骨化症相鉴别

（1）原发性侧索硬化症：进行性痉挛性截瘫或四肢瘫，无感觉障碍，腰椎穿刺奎氏试验通畅。X 线片可显示椎体前侧有突出物。

（2）颈椎后纵韧带骨化症：后纵韧带骨化使椎管前后径狭窄严重时才会出现脊髓损伤症状，X 线片可明确显示患侧椎体后方有密度增高的条索状或结节状阴影。

4. 椎动脉型颈椎病应与梅尼埃病、脑动脉硬化及眼源性眩晕相鉴别

（1）梅尼埃病：突然发作，有四周景物或自身在摇晃的错觉，易受光线、情绪波动等刺激而使眩晕加重；眩晕发作多有规律，伴有水平眼球震颤，缓解后可毫无症状，神经系统检查无异常发现，前庭功能试验不正常。

（2）脑动脉硬化：有大脑皮质功能减退症状，如头晕、记忆力减退，与颈椎活动无关，多伴有血压及血脂异常。

（3）眼源性眩晕：可有明显屈光不正，眼睛闭上后可缓解。

5. 交感神经型颈椎病应与雷诺病及神经症相鉴别

（1）雷诺病：多发于青年女性，呈阵发性、对称性、间歇性指端发白、发绀等，情绪波动及受寒可诱发，入夏缓解，周围脉搏正常。

（2）神经症：女性多见，症状变化与情绪波动密切相关，主诉多而客观体征少，颈椎 X 线检查多无异常。

五、治疗方案

（一）手术治疗

当颈椎病病情发展到一定程度，必须采用手术治疗才能中止对神经组织的进一步损害。颈椎病的手术经历后路椎板切除间接解压到前路手术直接减压的过程。但后路椎板切除间接减压并不因前路手术的出现而丧失其应用的治疗效果。多数情况下，前路手术更合理，它是手术治疗颈椎病的一大进展，而后路椎板切除间接减压现在降为前路手术的补充治疗手段。不过，当有后纵韧带骨化时，脊髓广泛受压，宜采用椎板切除间接减压手术。

1. 适应证

（1）颈椎病发展至出现明显的脊髓、神经根、椎动脉损害，经非手术治疗无效即应手术治疗。

（2）原有颈椎病的患者，在外伤或其他原因的作用下症状突然加重者。

（3）伴有颈椎间盘突出症经非手术治疗无效者。

（4）颈椎病患者，出现颈椎某一节段明显不稳，颈痛明显，经正规非手术治疗无效，即使无四肢的感觉运动障碍，亦应考虑通过手术治疗以中止可以预见的病情进展。

2. 禁忌证

颈椎病手术不受年龄的限制，但必须考虑患者全身情况。若肝脏、心脏等重要脏器患有严重疾病、不能耐受手术者，应列为手术禁忌证。此外，颈椎病已发展至晚期，或已瘫痪卧床数年，四肢关节僵硬，肌肉有明显萎缩者，手术对改善其生活质量已没有帮助时，也不宜手术。若颈部皮肤有感染、破溃，则需在治愈这些局部疾病后再考虑手术。

（二）非手术治疗

1. 基本原则

（1）非手术治疗应符合颈椎的生理解剖学基础，由于颈椎的解剖结构和生理功能的特殊性，要求在治疗上严格遵循保护颈椎的解剖结构和生理功能这一原则。粗暴操作，操作力度超过颈部骨骼和韧带可耐受的强度，患者可突然出现神经系统症状，甚至完全瘫痪。

（2）医生用非手术疗法进行治疗时应随时观察患者的反应，超过颈椎骨关节生理限度的操作，往往会造成局部创伤性反应。如轻度局部水肿，渗出增加、粘连形成，重者可使韧带撕裂、不稳加重。长期推拿可加速骨赘形成。因此，如推拿后患者感到不适或牵引后颈部疼痛加重，应立即停止这种疗法。

（3）非手术治疗的目的应是纠正颈椎伤病的病理解剖状态，停止或减缓伤病的进展，有利于创伤的恢复及病变的康复，预防疾病的复发。

2. 适应证

（1）轻度颈椎间盘突出症及颈型颈椎病。

（2）早期脊髓型颈椎病。

（3）颈椎病的诊断尚未肯定，而需一边治疗一边观察的患者。

（4）全身情况差，不能耐受手医生。

（5）手术恢复期的患者。

（6）神经根型颈椎病。

3. 理疗疗法

1）针刺法

治法：祛风散寒、舒筋活络，针灸并用，施泻法或补法。

取穴：风池，大杼，肩髎，曲池，外关，后溪，颈夹脊，列缺。

加减：风寒湿证加风门、风府祛风通络；劳损血瘀证加膈俞、合谷、太冲活血化瘀、通络止痛；肝肾不足证加肝俞、肾俞、足三里补益肝肾、生血养筋；气血亏虚证加关元、气海；痰湿阻络证加丰隆、阴陵泉、足三里、脾俞；头晕加百会、三阴交。

操作：直刺或向颈椎斜刺相应部位的夹脊穴，施平补平泻法，常规针刺。

2）电针疗法

以连续波刺激针刺部位 20 ～ 30 min，强度以患者耐受为度。

3）灸法

采用直接灸、艾条灸等以大椎穴及颈夹脊穴为主穴，配合相应病变节段的颈夹脊穴进行治疗。

4）拔罐疗法

沿项背部膀胱经1、2线，督脉及上肢循经拔罐。采用留罐法，沿经络循行排布，留罐 5 ～ 10 min，每周治疗 2 ～ 3 次，疗程依病情而定。

5）颈椎推拿治疗

（1）松解类手法：首先对头颈部使用一指禅推法、点按法、擦法、拿法、揉法、叩击法等，然后以大拇指指端按顺序分别点按风府穴、大椎穴、至阳穴、命门穴，点揉第1胸椎至第12胸椎两侧夹脊穴、膀胱经穴位，再采用间歇拔伸法、牵引揉捻法以及拔伸推按法。

（2）整复类手法：包括旋提手法、定位旋转扳法、旋转法。

6）中药塌渍治疗

根据不同的辨证类型，将中药泡成药酒，将药酒浸润在纱布上，将浸有药酒的纱布放置于患处，用 TDP 治疗仪照射，每隔 5 min 补充喷洒药剂一次，每日一次，每次 15 ～ 20 min。该疗法可起到活血化瘀、舒筋止痛、祛风除湿、补益肝肾、软坚散结、解除肌肉痉挛及紧张、促进炎症水肿吸收的作用。

7）中药熏药治疗

根据不同的辨证类型，将煎煮好的中药汤剂，以热气熏洗患处。每日一次，每次 15 ～ 20 min，以达到温经通络、疏通腠理、脉络调和、祛风除湿、促进血液循环、缓解肌肉紧张等治疗效果。

8）颈椎牵引治疗

限治疗神经根型颈椎病使用。

9）中频脉冲电治疗

将中频脉冲治疗仪电极片放置于疼痛部位，通电治疗，以起到抗炎镇痛消肿、活血通络的作用。

10）其他疗法

中医定向透药疗法、刮痧疗法、走罐疗法、中药热奄包疗法、蜡疗等。

4. 中药汤剂辨证治疗

1）风寒湿证

治法：祛风散寒，祛湿通络。

方药：羌活胜湿汤加减。羌活、独活、藁本、防风、炙甘草、川芎、蔓荆子等。

2）血瘀气滞证

治法：行气活血，通络止痛。

方药：桃红四物汤加减。当归、白芍、熟地黄、川芎、桃仁、红花等。

3）痰湿阻络证

治法：祛湿化痰，通络止痛。

方药：温胆汤加减。法半夏、枳实、茯苓、陈皮、竹茹、白术等。

4）肝肾阴偏虚证

治法：滋补肾阴，濡养筋脉。

方药：左归丸加减。熟地黄、枸杞子、山茱萸、山药、龟甲胶、菟丝子、鹿角胶、牛膝等。

5）肝肾阳偏虚证

治法：补肾壮阳，温煦经脉。

方药：右归丸加减。肉桂、炮附片、鹿角胶、盐杜仲、菟丝子、熟地黄、山药、山茱萸、枸杞子等。

6）气血亏虚证

治法：益气温经，和血通痹。

方药：黄芪桂枝五物汤加减。黄芪、芍药、桂枝、生姜、大枣等。

（三）科室特色治疗

1. 神经阻滞疗法

定位：根据影像学检查资料及临床查体确定病变颈椎节段，用医用皮肤标记笔标定治疗区域重要骨性标志及施术部位。

消毒：治疗区域常规消毒皮肤。

治疗操作：根据病情需要选取适宜型号的一次性无菌注射器抽取神经阻滞治疗液（盐酸利多卡因注射液、曲安奈德按比例混合），在定位点垂直进针，到达病变部位后回抽，无血及脑脊液后，按每个颈椎节段 1.0 ~ 1.5 mL 的剂量对椎旁神经根行浸润注射。

术后护理：注射针孔以创可贴保护，嘱患者 24 h 内不可浸湿及污染伤口。

2. 芒针（内热式）疗法

定点：根据患者症状、体征、影像学检查结果选取相应的针刺部位，用医用皮肤标记笔定点。

消毒：治疗区域常规消毒皮肤 2 遍。

麻醉：①皮丘麻醉。标记点用 0.5% 的利多卡因做皮丘麻醉。可用麻醉枪麻醉，实现麻药无痛注射，减少患者进针痛苦。②深层麻醉。肩胛骨骨面、膝、肘、腕及踝关节处治疗可做深层麻醉，一般用 0.5% 的利多卡因。

治疗操作：医生常规洗手戴手套，铺巾，用双手的拇、示、中指执针，采取捻转进针的方法进针，根据针刺部位的不同采取直刺、斜刺或平刺。针刺完成后，每根针连接内热针治疗仪，加热 20 min 后起针，起针后按压针孔 5 min 以上，常规消毒皮肤，一般无需包扎，2 d 内针刺部位不可被浸湿及污染。

3. 小针刀、刃针疗法

定位：根据影像学检查资料及临床查体确定病变颈椎节段，用医用皮肤标记笔标定治疗区域重要骨性标志及施术部位。

消毒：治疗区域常规消毒皮肤。

治疗操作：治疗区域局部浸润麻醉后，以一次性针刀（四号）或刃针快速刺入需要治疗的颈椎节段，对病变节段的粘连组织行切割、松解，操作完成后快速出针并按压针孔止血。

术后护理：注射针孔以创可贴保护，嘱患者 72 h 内不可浸湿及污染伤口。

4. 放血疗法

取穴：大椎、颈夹脊、阿是穴。

消毒：检查放血部位皮肤，在身下铺一次性中单，叩刺点处皮肤用75%酒精常规消毒3次。

治疗操作：采用一次性梅花针，针尖对准叩刺部位，反复垂直叩刺。见皮肤局部开始渗血后用拔罐法，罐口对准叩刺部位连续拔罐3次。用消毒干棉球擦拭干净局部，再次用75%酒精消毒，告知患者保持局部清洁，3 d内不得用水洗，以防感染。

术后护理：常规消毒皮肤，嘱患者48 h内不可浸湿及污染伤口。

（四）功能锻炼

原则：不得从事颈部的旋转、摇晃运动，以避免对颈椎的稳定性伤害。

（1）抱颈仰头：双手指尖相扣于后颈部，向后做仰头动作，双手对抗颈部力量，对改善生理曲度有帮助。

（2）耸肩扩胸：双手下垂，双肩部先耸起，然后顺势向后做扩胸运动，双手尽量往背心伸展，训练背部肌肉，加强肩胛骨稳定性。

（3）推墙：动作要领是要慢，此为肌力训练，稳定肩胛骨。

（4）双手托天理三焦：拉长各关节周围的肌肉、韧带及关节软组织，并可使三焦通畅，气血调和。

六、护理措施

（一）辨证施护

1.风寒湿证及血瘀气滞证

（1）患者起居应注意保暖，避免空调温度过低，加强局部保暖，避免在阴冷潮湿的环境中运动及生活，运动要适量，避免过度疲劳。

（2）饮食宜偏温性，忌生冷。

2.气血亏虚证

（1）嘱患者卧床休息，不宜劳累，做好保暖工作。起居动作要缓慢，避免头部体位迅速改变，观察并记录眩晕发作时间、程度、性质及血压脉象变化。

（2）加强饮食调护，以健脾胃、补益气血为主，如食用猪肝、瘦肉、当归、阿胶、熟地黄等，但应避免饮食过量，忌食生冷食物。

3.痰湿阻络证

（1）保持乐观情绪，注意寒温调适，以避免过度的精神刺激和冷热刺激。培养规律的日常生活习惯，防止起居劳累。

（2）节制饮食，宜食用健脾清热利湿之品，如山药莲子粥、荷叶粥、冬瓜、玉米等，以升清降浊。多食瓜果蔬菜，保持大便通畅。忌食肥甘厚腻、生冷荤腥等刺激之品。

4. 肝肾亏虚证

（1）居住环境应安静，避免噪声。按时睡觉，入睡困难者可睡前用热水泡脚及饮热牛奶1杯，也可按摩双足涌泉穴 3 ～ 5 min。

（2）饮食宜富有营养，食用滋补肝肾食品，如甲鱼、猪肾、核桃肉、莲子、芝麻、木耳等。忌辛辣、煎炸食品。

（二）并发症护理

（1）肌肉萎缩：进行颈肌的收缩锻炼，逐渐增加颈部活动量及范围。

（2）神经根粘连：帮助患者做上肢抬高训练。

（3）神经阻滞和小针刀治疗后注意观察局部有无肿胀等不良反应。

（三）健康指导

（1）本病易复发，注意防风寒、防潮湿，避免居住在暑湿之地。注意纠正日常生活、工作、休息时头颈的不良姿势。

（2）选择正确的睡眠体位和适当的枕头，睡眠时以颈胸腰部保持自然曲度、髋膝部略屈曲为佳。宜选择中间低、两边高、透气性好的枕头，长度超过肩宽 10 ～ 16 cm，高度以头颈部压下后一拳头高为宜。

（3）行走或劳动时注意避免颈部受伤。

（4）加强功能锻炼长期。伏案工作者应定期望向远处，缓解颈部肌肉的慢性劳损，在工作之余，应坚持颈部功能锻炼，使肌肉有力保持颈椎的稳定性。

（5）观察病情变化，及时随诊。

七、疗效评价

（1）治愈：原有各型病症消失或基本消失，肌力正常，颈、肢体功能恢复正常，能参加正常劳动和工作。

（2）好转：原有各型症状减轻，颈、肩背疼痛减轻，颈、肢体功能改善。

（3）无效：经治疗一个月以上，症状、体征无明显好转，未能恢复工作。

第四章　面瘫诊疗常规

一、概述

面瘫是以面部表情肌群运动功能障碍为主要特征的一种常见病，一般症状是口眼歪斜。中医观点：面瘫主要是指面部肌肉瘫痪，多由风邪入中面部，痰浊阻滞经络所致，是一种常见病、多发病。西医观点：面瘫是由感染性、特发性、肿瘤性、神经源性等多种原因造成的面部神经痉挛麻痹，导致面部肌肉完全瘫痪，有前额皱纹消失、眼裂扩大、鼻唇沟平坦、口角下垂、露齿时口角向健侧偏歪等症状。

二、诊断

（一）中医诊断标准

（1）起病突然，发病季节以春秋季为多，患者常有受寒史或有一侧面颊、耳内、耳后完骨处疼痛或发热。

（2）一侧面部板滞、麻木、流泪，额纹消失，鼻唇沟变浅，眼不能闭合，口角向健侧牵拉。

（3）一侧不能做闭眼、鼓腮、露齿等动作。

（4）肌电图可表现为异常。

（二）西医诊断标准

（1）病史：起病急，常有受凉史、吹风史，或有病毒感染史。

（2）表现：一侧面部表情肌突然瘫痪，病侧额纹消失，眼裂不能闭合，鼻唇沟变浅，口角下垂，鼓腮，吹口哨时漏气，食物易滞留于病侧齿颊间，可伴病侧舌前 2/3 味觉丧失，听觉过敏，多泪等。

（3）脑 CT、MRI 检查正常。

（三）疾病分期

（1）急性期：发病 15 d 以内。

（2）恢复期：发病 16 d 至 6 个月（发病半月至面肌连带运动出现）。

（3）联动期和痉挛期：发病 6 个月以上（面肌连带运动出现以后）。

（四）辨证分型

（1）风寒袭络证：突然口眼歪斜，眼睑闭合不全，兼见面部有受寒史。舌淡苔薄白，脉浮紧。

（2）风热袭络证：突然口眼歪斜，眼睑闭合不全，继发于感冒发热或咽部有感染史。舌红苔黄腻，脉浮数。

（3）风痰阻络证：突然口眼歪斜，眼睑闭合不全或面部抽搐，颜面麻木作胀，伴头重、胸闷或呕吐痰涎。舌胖大，苔白腻，脉弦滑。

（4）气虚血瘀证：口眼歪斜，眼睑闭合不全，日久不愈，面肌时有抽搐。舌淡紫，苔薄白，脉细涩或细弱。

三、鉴别诊断

（一）中医鉴别诊断

1. 中风

可有口舌歪斜，同时伴突然昏仆，半身不遂，言语謇涩，偏身麻木。

2. 口僻

可有口眼歪斜，多伴有耳后疼痛。

（二）西医鉴别诊断

1. 周围性面瘫与中枢性面瘫的鉴别

周围性面瘫与中枢性面瘫的鉴别对于瘫痪明显者来说一目了然，对症状极轻者鉴别困难。可以依靠以下几方面进行鉴别。

（1）表情运动，周围性面瘫患者瘫痪更加明显，而中枢性面瘫患者哭笑时并不表现瘫痪。

（2）掌颏反射，患周围性面瘫时掌颏反射无或减弱，患中枢性面瘫时掌颏反射有或亢进，但依靠此法鉴别不太可靠。

（3）将所有体征联系起来判定，最为可靠。

2. 亨特综合征

亨特（Ramsay Hunt）综合征是由水痘－带状疱疹病毒引起的多发性神经病变，表现为突发性周围性面瘫，患耳疼痛，鼓膜、外耳道、耳廓有疱疹；可能有听力下降、听觉过敏、耳鸣、眩晕等。其他全身表现有发热、口唇疱疹、淋巴结肿大、霍纳（Horner）综合征、颈部皮肤感觉迟钝等。其中"面瘫、耳痛、疱疹"被视为亨特综合征的三联征。与贝尔面瘫比较，亨特综合征面瘫严重、预后较差。值得注意的是，当疱疹出现较面瘫晚时亨特综合征容易与贝尔面瘫混淆。

四、治疗方案

（一）中医治疗

1. 针灸治疗

采用循经与面部局部三线法取穴。

治法：祛风通络，疏调经筋。

主穴：以局部穴和手足阳明经穴为主。取阳白、颧髎、颊车、地仓、翳风、合谷、下关。

配穴：风寒袭络证配风池、列缺；风热袭络证配外关、曲池；气血不足配足三里、气海。人中沟歪斜配水沟；鼻唇沟浅配迎香；颏唇沟歪斜配承浆；舌麻、味觉减退配廉泉；目合困难配攒竹、昆仑；流泪配承泣；听觉过敏配听宫、中渚。

治疗时间：病程小于 7 d，以远端取穴为主；病程大于 7 d，以局部取穴为主。

2. 电针治疗

一般选取阳白－太阳、下关－巨髎、颊车－地仓三对穴位给予电极片。阴极在外周，阳极在中心部。波形为连续波，频率为 1 ～ 2 Hz，输出强度以面部肌肉轻微收缩为度。电针治疗时间约 30 min。

3. 灸法

灸法适用于风寒袭络证、风痰阻络证、气虚血瘀证，选取太阳、下关、翳风、承浆、阳白、鱼腰、承泣、四白、地仓、颊车、印堂、巨髎等面部穴位，采用温和灸、回旋灸、雀啄灸、温针灸或者热敏灸等方法。每次施灸约 20 min。

4. 拔罐疗法

面部拔罐：选取患侧阳白、下关、巨髎、地仓、颊车等穴位。采用闪罐法，于每个穴位区域将火罐交替吸附及拔下，不断反复，持续 5 min 左右，以患侧面部穴位处皮肤潮红为度。每日闪罐 1 次，每周治疗 3 ～ 5 次，疗程依病情而定。

躯干部拔罐：选取背部膀胱经 1、2 线，督脉循经拔罐。采用留罐法，沿经络循行排布，留罐 5 ～ 10 min，每周治疗 2 ～ 3 次，每次治疗间隔 2 ～ 3 d，疗程依病情而定。

5. 中药熏药治疗

根据不同的辨证类型，将煎煮好的中药汤剂先以热气熏蒸患处，待水温适度时再用药水浸洗患处。每日 1 次，每次 15 ～ 20 min。

6. 中药汤剂辨证治疗

1）风寒袭络证

治法：祛风散寒，温经通络。

方药：麻黄附子细辛汤加减。

2）风热袭络证

治法：疏风清热，活血通络。

方药：大秦艽汤加减。

3）风痰阻络证

治法：祛风化痰，通络止痉。

方药：牵正散加减。

4）气虚血瘀证

治法：益气活血，通络止痉。

方药：补阳还五汤加减。

7. 放血疗法

选穴：翳风、风池、完骨等。

选用一次性梅花针，刺激量为中等量（以皮肤稍渗血为度），叩刺完毕后，于叩刺点拔罐放血，叩刺 2 ～ 3 次，拔罐放血 2 ～ 3 次，每周治疗 1 次，疗程依病情而定。

（二）西医治疗

进行静脉滴注阿昔洛韦以抗病毒，肌内注射维生素 B_1、维生素 B_{12} 以营养神经等对症治疗。

五、辨证施护

注意面部保暖，避风寒，出门佩戴口罩，调畅情志，合理饮食，以清淡饮食为主，忌甜腻煎炸之品及生冷瓜果。伴发热者，应观察体温变化，可热服中药汤剂或热粥、热饮，服后加盖衣被，使汗出热退，汗多者切忌汗出当风。

六、疗效评价

（1）疾病病情评价：根据 Portmann 简易评分法进行评价，并结合临床症状制订康复计划进行评定。

（2）中医症状疗效标准：采用面瘫自身健侧对照评分法。

七、难点分析与解决思路

（一）难点分析

诸多临床研究及数据证实，传统针灸治疗在面瘫治疗中存在得天独厚的优势，临床疗效确凿，具有见效快、治疗周期短、后遗症少、治疗费用低廉等诸多优势，但由于存在医生技术水平及诊疗水平参差不齐等客观问题，在临床使用中仍存在一定困难，主要问题如下。

（1）各种因素造成的面瘫治疗周期过长，显效慢。

（2）部分面瘫患者，特别是进入面瘫后遗症期的患者由于病位较深，或者前期治疗不当，导致病情恢复较慢，病程延长，遗留闭目不全、面部感觉减退、面肌痉挛等后遗症状，经多种治疗效果不佳。

（3）对合并基础疾病（例如：糖尿病等）者疗效较差。同时多数患者伴随失眠、焦虑，影响疾病康复。

（二）解决思路

（1）加强业务学习，夯实专业基础，提高诊疗水平，尤其是提高门诊医生诊疗水平，对于疑难病例，及时组织科内、院内会诊，制订完善的治疗方案，尽最大努力减少漏诊率、误诊率，争抢最佳治疗时间。

（2）早期针灸治疗应给予针刺强刺激，对于眼睑闭合不全的患者采用"滞提"的方法，首先针刺四白穴，然后向一个方向捻针至滞针后，提拉该针针柄，反复提拉8～10次，1 d 操作 2 次。10 d 为 1 疗程，可连续操作 2 个疗程。

（3）教授患者面瘫康复训练操，以促进面部肌肉功能恢复。

抬眉训练：有节律地用力将双眉抬起。

闭眼训练：有节律地用力挤眼，使上下眼睑闭合，反复开闭眼睑。

鼓腮训练：闭住双唇，有节律地鼓起双腮，使之不漏气。

呲嘴训练：用力吸吮双颊，使嘴噘起呈"O"形，两颊内陷。

示齿训练：用力做双颊露齿，尤其是患侧露齿动作。

浴面运动：搓热双手，双掌进行面颊部、眼部、额部按摩。

以上动作成套进行，每遍每个训练动作完成50次，每日2～3遍。

（4）积极控制基础疾病。

（5）加强宣传，增加患者对疾病的认识。

第五章 骨性膝关节炎诊疗常规

一、概述

骨性膝关节炎包括退行性骨关节病、创伤性骨关节病等病，是一种以关节软骨退行性改变为核心，累及骨质并包括滑膜及关节其他结构的全方位、多层次、不同程度的慢性炎症，可导致膝关节疼痛、变形和功能受限，严重影响患者的生活质量和运动能力。

二、诊断

（一）中医诊断标准

（1）初起时多见膝关节隐隐作痛，屈伸、转侧不利，轻微活动稍微缓解，随气候变化加重，反复缠绵不愈。

（2）起病隐匿，发病缓慢，多见于中老年患者。

（3）局部关节可轻度肿胀，活动时关节常有"咔嗒"声或摩擦音。严重者可见肌肉萎缩、关节畸形等。

（4）X线检查提示骨质疏松、关节面不规则、关节间隙狭窄、软骨下骨硬化等。

（5）查红细胞沉降率（ESR）（即"血沉"）、抗链球菌溶血素O（ASO）、类风湿因子（RF）等，与风湿痹、尪痹相鉴别。

（二）西医诊断标准

1. 症状

骨性膝关节炎的主要症状是疼痛和关节活动功能障碍。

（1）疼痛：①始动痛，即关节处于静止体位较长时间后，刚一开始变化体位时产生疼痛，活动后减轻，负重活动后又加重。②负重痛，上下楼梯及上下坡时产生疼痛，坐位或蹲位站起时痛，提重物时痛。③主动活动痛，主动活动时肌肉收缩加重了关节负担，导致主动活动疼痛重于被动活动。④休息痛，因长时间静止，关节静脉血液回流不畅，髓腔及关节内压力增高，静止不动或夜间睡觉时产生疼痛，常需经常变化体位才得以缓解。

疼痛与气温、气压、环境、情绪有关，秋冬季加重，天气变换时加重，故有"老寒腿""气象台"之称。

（2）关节活动功能障碍包括：关节僵硬、不稳、活动范围减少，步行能力减弱等。

2. 体征

（1）可由滑膜肥厚、脂肪垫增大、骨赘增生引起关节肿胀。

（2）股四头肌可因废用而导致萎缩。

（3）关节间隙、髌骨边缘及韧带附着处有压痛。

（4）关节运动受限及关节活动度异常。

（5）屈伸关节出现摩擦感。

（6）晚期患者可见关节畸形。

3. 影像学检查

（1）X线检查显示关节间隙逐渐变窄，间隙狭窄可呈不均匀改变。负重软骨下可见骨质囊性变。关节边缘及软组织止点可有骨赘形成。或见关节内游离体、骨质疏松、骨端肥大、软组织肿胀阴影等。

（2）MRI检查能敏锐地发现膝关节软骨及软组织改变。

4. 其他

（1）近一个月内经常反复膝关节疼痛。

（2）关节液（检查至少2次）清亮、黏稠，白细胞 $< 2 \times 10^9$/L。

（3）中老年者（≥ 40 岁）。

（4）晨僵 ≤ 30 min。

（三）辨证分型

"本虚标实"是本病的辨证特点。缓解期多见肝肾不足，或夹有脉络瘀阻；急性期多见湿热下注或风寒湿痹，其中因风寒湿邪偏重不同，本型又分为行痹、着痹、痛痹3型。

（1）肝肾亏虚证：常见于老年人，膝部酸痛、肿胀反复发作，膝无力，关节变形，或有膝内外翻，伴有耳鸣、腰酸。舌质淡，苔白，脉细或弱。

（2）瘀血闭阻证：膝关节刺痛，痛处固定，局部有僵硬感，或麻木不仁。舌质紫暗，苔白而干涩。

（3）风湿热痹证：膝痛、红肿、觉热感，得冷则舒，得温痛剧，痛不可近，关节不能活动，小便黄赤。舌红苔黄腻，脉滑数。

（4）风寒湿痹证：膝部肿胀、酸重沉着，疼痛缠绵，活动不便，阴雨寒湿天气症状加重。舌质淡红，苔白腻，脉濡缓。

三、鉴别诊断

1. 类风湿性关节炎

类风湿性关节炎可于任何年龄发病，女性多于男性。受累关节疼痛剧烈，伴游走性，多有肌萎缩，晨僵至少 1 h，好发于四肢小关节。活动期血沉增快，类风湿因子多为阳性，抗环瓜氨酸肽（CCP）抗体阳性，X 线片可见骨质疏松及不同程度骨质破坏。滑液呈黄色或绿色混浊，黏度低，白细胞计数可轻度增高。

2. 痛风性关节炎

痛风性关节炎表现为单关节突发性关节炎，局部出现红肿热痛，伴有血尿酸水平的增高。

3. 膝关节结核病

膝关节结核病患者常有消瘦、面色苍白、盗汗和低热症状，白细胞计数稍高；连续 X 线片常可显示进行性骨质破坏；结核菌素试验呈强阳性；关节液检查或取得病变滑膜组织做活检可确诊。

4. 感染性关节炎

本病以受累关节出现红肿热痛为主要表现，常常以有外伤或者免疫力低下表现者多见，伴有全身发热、白细胞计数升高等表现。

四、治疗

（一）基本治疗

1. 针刺疗法

治法：疏经通络、解痉止痛，针灸并用，用泻法或补法。

取穴：血海、梁丘、膝阳关、内膝眼、犊鼻、阳陵泉、足三里、阿是穴。

操作：对相应部位的夹脊穴进行直刺或向关节腔斜刺，施平补平泻法，使针感向关节腔传导，其他穴位按常规针刺。

2. 电针疗法

以连续波刺激 20 ～ 30 min，强度以局部肌肉微见跳动为度。

3. 中医定向透药疗法

漏电流为 0.01 ～ 0.05 mA/cm，每次 15 ～ 20 min，每日 1 次，把自制药物及电极放在关节间隙导入。

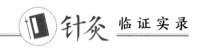

4. 中药贴敷法

用自制中药或三黄水等进行局部贴敷，每次 1～2 h，每日 1～2 次，为缓解关节肿胀、疼痛的首选方法。

5. 中药熏洗法

针对关节冷痛，辨证属风寒痹阻者，可选用祛风寒湿、活血祛瘀、软坚散结汤药熏洗患处。每日 1～2 次。

6. 中药外敷法

虚寒者可选生草乌、生川乌、黄芪、杜仲、仙茅、金毛狗脊、锁阳、川芎、当归、白芷、苍术、防己、牛膝、甘松、五加皮、木香、松香、细辛、肉桂、艾叶等药。将药物研成粉末，用蜂蜜调制后外敷。本法需辨证施治，针对局部关节情况选择组方。

7. 灸法

对关节畏寒喜暖、寒湿较重、肝肾亏虚明显者可以灸足三里、气海、关元等穴；对关节肿胀明显者，可灸三阴交、阴陵泉等穴。

8. 中频电疗法

中频电疗法适用于因关节疼痛较久导致肌肉萎缩者，可以防止肌肉萎缩，缓解疼痛。

9. 内热针疗法

定点：根据患者症状、体征、影像学检查结果选取相应的针刺部位，以医用皮肤标记笔定点。

消毒：常规消毒 2 遍皮肤。

麻醉：①皮丘麻醉，标记点用 0.5% 的利多卡因做皮丘麻醉。可用麻醉枪麻醉，实现麻药无痛注射，减少患者进针痛苦；②深层麻醉，肩胛骨骨面、膝、肘、腕及踝关节处治疗可做深层麻醉，一般用 0.5% 的利多卡因。

治疗操作：医生常规洗手、戴手套、铺巾，用双手的拇、示、中指执针，采取捻转进针的方法进针，根据针刺部位的不同分别采取直刺、斜刺或平刺。针刺完成后，每根针连接内热针治疗仪，加热 20 min 后起针，起针后按压针孔 5 min 以上，常规消毒皮肤，一般无需包扎，2 d 内不可浸湿及污染局部。

10. 推拿手法治疗

宜以舒筋活络、通调气血、通络止痛为目的。按摩时，可用舒活灵或活络酒涂擦后进行。

（1）患者取伸膝放松位，医生用揉、捏、推压、搓等手法做大小腿肌肉和膝关节大面积按摩 10 min，提拿腘窝两旁肌腱及跟腱数次。

（2）经穴按摩，选取伏兔、梁丘、血海、膝阳关、曲泉、鹤顶、阳陵泉、足三里、委中、太冲等穴，施以中或重强度刺激。

（二）中药汤剂辨证治疗

1. 肝肾亏虚证

治法：补气血，益肝肾，温经通络。

方药：右归饮加减或牛杞地黄丸，可用淫羊藿、骨碎补、白术、白芍、当归、红花、鸡血藤、川牛膝、威灵仙、川乌等。

2. 瘀血闭阻证

治法：活血化瘀，舒筋止痛。

方药：身痛逐瘀汤加减，可用桃仁、红花、当归、五灵脂、地龙、川芎、没药、香附、羌活、秦艽、牛膝、甘草等。

3. 风湿热痹证

治法：清热利湿，化瘀止痛。

方药：四妙散加减。可用大黄、石膏、防己、薏苡仁、三棱、莪术、丁香、薄荷或祛风活络丸等。

4. 风寒湿痹证

治法：祛风胜湿，温经通络。

方药：独活寄生汤加减。行痹者，可加防风、威灵仙；痛痹者可加制川乌、肉桂；着痹者可加防己、川草薢、秦艽。正虚不甚者，可减狗脊、仙茅、淫羊藿。伴有气血不足者可以随症加减。

（三）西医治疗

（1）为了控制骨性膝关节炎的发生、发展或延缓其病理过程，可服用关节软骨保护性药物，如氨基葡萄糖、硫酸软骨素等。

（2）为止痛，轻度骨性膝关节炎患者可用对乙酰氨基酚、美洛昔康等；中重度骨性膝关节炎患者可考虑使用选择性环氧化酶（COX）-2 抑制剂，如昔布类，或选择非甾体抗炎药（NSAIDs）。还可选择如曲马多、阿片类制剂等。

（3）此外，近年来开始提出在骨性膝关节炎患者中推广改善骨关节炎疾病的药物（DMOADs），包括双醋瑞因［白细胞介素（IL-1）受体抑制剂］等。

（4）局部治疗可选用非甾体抗炎药乳剂、膏剂、贴剂等。

（5）关节腔内治疗：①关节内黏弹性补充疗法。行膝关节穿刺后，先抽完积液，再注入透明质酸钠 2 mL，用弹力绷带加压包扎，5～7 d 治疗 1 次，5 次为 1 个疗程。②关节腔冲洗。对关节肿胀明显、病程较久者可以选用此法，选择髌骨内外上角下 1 cm 为穿刺点，局麻后进针，冲洗液用生理盐水或其他药物，一次冲洗 500 mL 左右，严格无菌操作。

（四）功能锻炼

（1）肌力训练：在骨性膝关节炎的急性发作期，关节有红肿热痛时应尽量避免站立、行走及反复下蹲，多卧床休息，可以做股四头肌锻炼（等长收缩锻炼或被动活动等）。骨性膝关节炎的急性发作期过后，鼓励患者逐步做膝关节的主动训练，应注意循序渐进，开始先练习平地行走，逐步过渡到上下楼梯，最后还可以做游泳锻炼、等速肌力训练等。功能锻炼以关节不感到疲劳和持续性疼痛为度。

（2）关节活动度训练：包括仰卧位闭链屈膝锻炼、持续被动运动（CPM）、站桩等练习方法。

（五）护理措施

1. 一般护理

病房环境宜舒适、整齐、安静、空气清新，温、湿度适宜，阳光充足，禁止吸烟，每天定时开窗通风。洗脸、洗手宜用温水，晚上洗脚时用热水浸泡脚踝以上关节，时间为 15 min 左右，可促进下肢血液流畅。对于行动不便者要给予帮助。

2. 给药护理

（1）口服中药以补气血，益肝肾，温经通络，清热利湿，化瘀止痛。饭后 30 min 服用，中药汤剂温服。

（2）口服西药以控制骨性膝关节炎的发生、发展或延缓其病理过程，服用关节软骨保护性药物，如氨基葡萄糖、硫酸软骨素等。饭前 30 min 口服。

（3）中药粉外敷以活血化瘀、消肿止痛、软坚散结，外敷药物如白术、白芍、当归、红花、川牛膝、威灵仙、川乌等。外敷时间不超过 12 h，过敏停用。

（4）行膝关节穿刺，先抽完积液，再注入透明质酸钠 2 mL，用弹力绷带加压包扎。穿刺后观察膝关节有无疼痛、肿胀等不良反应。

3. 饮食护理

（1）进食高钙食品，以满足中老年人骨质代谢的正常需要。故宜多食牛奶、蛋类、豆制品、蔬菜和水果，必要时要补充钙剂。

（2）超体重者宜控制饮食，增加活动，减轻体重，以利于减轻关节负担。

（3）蛋白质的摄入要有限度，摄入过多的蛋白质会促使钙从体内排出。

（4）要增加多种维生素的摄入，如维生素 A、维生素 B_1、维生素 B_6、维生素 B_{12}、维生素 C 和维生素 D 等。

4. 健康教育

教育患者认识本病，了解防治方法，按要求进行治疗与锻炼，掌握自我护理的方法，保持情绪愉快。

五、难点分析与解决思路

（1）本病的排除诊断较为重要，当高龄患者行常规治疗疗效较差时尤其需要警惕，需与结核病、肿瘤进行鉴别。

（2）中医手法治疗对本病关节活动度的改变有重要意义，需仔细体会。

（3）本病关于肌力的训练尤其重要，治疗中尤其要强调保持关节伸直位的重要性。

（4）对膝关节严重变形，结构已破坏，关节间隙重度狭窄，经非手术治疗无效的患者，建议行手术治疗。

（5）糖尿病、中老年、骨质疏松患者，以及疗效差的患者应积极完善骨密度检查，以早期发现骨质疏松，及时进行抗骨质疏松治疗。积极控制糖尿病，疗效不佳者，及时到上级医院就诊。

六、疗效评价

（一）中医疗效判定标准

（1）临床痊愈：临床症状、体征消失或基本消失，中医证候积分减少≥95%。

（2）显效：临床症状、体征明显改善，70%≤中医证候积分减少<95%。

（3）有效：临床症状、体征基本改善，30%≤中医证候积分减少<70%。

（4）无效：临床症状、体征无明显改善，中医证候积分减少<30%。

计算公式：中医证候积分=（治疗前积分－治疗后积分）/治疗前积分×100%。

（二）西医疗效判定标准

西部安大略省和麦克马斯特大学OA指数（WOMAC）量表是目前国际上较通用的评价OA药物疗效的方法，中华医学会风湿病学学会也推荐OA药物疗效评价采用WOMAC评价标准。WOMAC骨关节指标分为3部分：①疼痛（平地行走，上下楼梯，晚上睡觉时，坐或卧位，站立时）；②僵硬（早晨刚醒来时，白天坐、卧或休息后）；③功能困难（下楼梯，上楼梯，由座位站起，站立，向前弯腰，平地行走，进出汽车或上下公交车，购物，穿、脱短袜或长袜，起床，卧床，出入浴盆，坐着，坐上或离开便盆，做沉重家务活，从事轻家务）。其具体评定判读标准见表3-5-1。

表 3-5-1　WOMAC 骨关节炎指数评分表

症状		没有困难（0分）	轻微困难（1分）	中等困难（2分）	非常困难（3分）	极端困难（4分）	计分/分
疼痛	平地行走						
	上下楼梯						
	晚上睡觉时						
	坐或卧位						
	站立时						
僵硬	早晨刚醒来时						
	白天坐、卧或休息之后						
功能困难	下楼梯						
	上楼梯						
	由座位站起						
	站立						
	向前弯腰						
	平地行走						
	进出汽车或者上下公交车						
	购物						
	穿、脱短袜或长袜						
	起床						
	卧床						
	出入浴盆						
	坐着						
	坐上或离开便盆						
	做沉重家务						
	做轻家务						

注：临床缓解——WOMAC < 22 分；轻度活动——22 分 ≤ WOMAC < 44 分；中度活动——44 分 ≤ WOMAC < 66 分；重度活动——WOMAC > 66 分。

第六章　肩关节周围炎诊疗方案

一、诊断

（一）中医诊断标准

（1）发病年龄为50岁左右，女性发病率高于男性，右肩多于左肩，多见于体力劳动者，多为慢性发病。

（2）肩周疼痛，以夜间为甚，常因天气变化及劳累而诱发，肩关节活动功能障碍。

（3）肩部肌肉萎缩，肩前、后、外侧均有压痛，出现典型的"扛肩"现象。

（4）X线检查多为阴性，病程久者可见骨质疏松。

（二）西医诊断标准

（1）症状与体征：该病呈慢性发病，多数无外伤史，少数仅有轻微外伤。主要症状是逐渐加重的肩部疼痛及肩关节活动障碍。①疼痛位于肩前外侧，有时可放射至肘、手及肩胛区，但无感觉障碍。夜间疼痛加重，影响睡眠，不敢取患侧卧位。持续疼痛可引起肌肉痉挛和肌肉萎缩。肩前、后方，肩峰下，三角肌止点处有压痛，而肱二头肌长头腱压痛最明显，当上臂外展、外旋、后伸时疼痛加剧。②早期肩关节活动仅对内、外旋有轻度影响，检查时应固定肩胛骨，比较两侧。晚期上臂处于内旋位，各个方向活动均受限，但以外展、内外旋受限明显，前后方向的活动一般是存在的。此时肩部肌肉明显萎缩，有时因并发血管痉挛而发生上肢血液循环障碍，出现前臂及手部肿胀、发凉及手指活动疼痛等症状。

（2）X线检查：可无明显异常。肩关节造影则有肩关节囊收缩、关节囊下部皱褶消失，肩关节周围炎后期可出现严重的骨质疏松改变，特别是肱骨近端，重者有类似"溶骨性"破坏的表现，但通过病史及局部查体很容易与骨肿瘤鉴别开来。

（三）疾病分期

参照国家中医药管理局发布的《22个专业95个病种中医诊疗方案》。

（1）粘连前期：主要表现为肩周部疼痛，夜间加重，甚至影响睡眠，肩关节功能活动正常或轻度受限。

（2）粘连期：肩痛减轻，但有疼痛酸重不适感，肩关节功能活动受限严重，各方向的活动范围明显缩小，甚至影响日常生活。

（3）恢复期：疼痛改善，肩关节功能活动改善。

（四）证候诊断

（1）风寒湿证：肩部窜痛，遇风寒痛增，得温痛缓，畏风恶寒，或肩部有沉重感。舌淡，苔薄白或腻，脉弦滑或弦紧。

（2）瘀滞证：肩部肿胀，疼痛拒按，以夜间为甚。舌暗或有瘀斑，苔白或薄黄，脉弦或细涩。

（3）气血虚证：肩部酸痛，劳累后疼痛加重，伴头晕目眩，气短懒言，心悸失眠，四肢乏力。舌淡，少苔或舌苔白，脉细弱或沉。

二、治疗方法

（一）基本疗法

主穴：肩前、肩髎、肩髃、臑俞、外关、合谷。

配穴：若风寒重可加用风门、风池穴；若湿重，可加用曲池、阴陵泉穴；若有瘀滞可加用肩贞、阳陵泉、条口穴；若气血虚可加足三里、气海、血海穴。

1. 温针灸

在肩前、肩髎、肩髃、臑俞等局部穴位针刺得气后，选用2～3个穴位实施温针灸，连续施灸2～3壮（每壮3g艾绒）；合谷、外关采用毫针刺激，用泻法，留针30～45 min。

2. 电针刺激

针刺得气于后肩前、肩髎（或肩髃、臑俞）两组穴位交替使用电针刺激，合谷、外关分别接电针，刺激参数为疏密波（2 Hz/100 Hz）、强度为（5±2）mA（合谷、外关刺激强度可适当降低），留针30 min。

3. 拔罐

针灸后可在压痛点或局部穴位加拔火罐1～3只，留罐10～15 min。若瘀滞严重可刺络拔罐：采用皮肤针叩刺或粗针点刺压痛点，使少量出血，再加拔罐1～2只，留罐 10 ～ 15 min。

4. 穴位注射

选取以上穴位 1 ～ 3 个，用香丹注射液，每穴注射 1 mL，每周注射 1 次，4 次为一个疗程。

5. 特定电磁波谱辐射器照射

肩部局部或针刺部位用 TDP 治疗仪照射，每次 30 min。

6. 针刀疗法

采用肩关节 "C" 型松解术：肩关节消毒，选取喙突、肱骨小结节、肱骨大结节、结节间沟，局麻后使用 4 号针刀纵疏横切松解粘连。

7. 内热针疗法

分次选取肩前、肩后区域，在局部麻醉下予以内热针密集针刺松解局部肌肉，改善血液循环，消除无菌性炎症。

8. 其他基本疗法

除上述疗法外，还可采用火针疗法等。

（二）推拿治疗

（1）患者取坐位，医生站在患者后面。

（2）揉按肩背肌肉，拿斜方肌，可放松该部肌肉，解除肌肉（包括血管）痉挛，散寒止痛。

（3）点按肩背部有关穴位，可选天宗、秉风、肩井、肩中俞、肩外俞等，以疏通经络，行气活血。

（4）肩周揉按，点按阿是穴，旨在解除该部肌肉痉挛，松弛肌肉，恢复肌肉弹性，松解粘连，有止痛解痉、活血化瘀的作用。

（5）局部筋结的分筋、弹筋，可解除肌肉痉挛，进一步松解粘连，有散结止痛、振奋阳气的作用。

（6）点按肩部相关穴位，如肩髎、肩髃、肩臑等穴，有通经止痛作用。

（7）摇、拔、牵、抖肩关节，即被动地、强制性地帮助患者恢复肩关节功能，可松解粘连，恢复肩关节功能。操作时应注意循序渐进，用力恰到好处，掌握正确的操作方法，禁用暴力。

（8）揉按点压上肢有关穴位及经络。穴位可选曲池、手三里、少海、内关、外关、合谷等穴，以达通经活络、行气止痛的目的。

（9）放松，即于最后用力拍打、抖按、擦挤肌肉，再次放松肩背部肌肉。

（三）中药汤剂辨证治疗

1. 风寒湿证

治法：祛风散寒，利湿通络。

方药：乌头汤加减。可用麻黄、制川乌、白芍、黄芪、甘草、防风、羌活、桂枝。

2. 瘀滞证

治法：活血通络，舒筋通络。

方药：桃红四物汤加减。可用桃仁、红花、熟地黄、当归、白芍、川芎、羌活、桂枝。

3. 气血虚证

治法：补气养血，通络止痛。

方药：黄芪桂枝五物汤加减。可用黄芪、生姜、桂枝、当归、川芎、白芍、白术、细辛、秦艽、防风、炙甘草。

（四）中药熏药治疗

将红花、络石藤、透骨草、鸡血藤、威灵仙、桂枝、木瓜、苍术、川芎、牛膝放于熏蒸仪容器内，加水适量蒸煮，患者取平卧位，暴露肩背部进行熏蒸，时间为每次30 min，每日 1 次，7 d 为一个疗程。

（五）口服西药治疗

口服非甾体抗炎药。

（六）关节扩张法

关节扩张法又称水成形技术，主要针对关节腔容量的减小。具体操作方法为向关节内注射 40 ~ 50 mL 镇痛液（如利多卡因、曲安奈德、布比卡因等）。

（七）其他治疗

采用电脑中频治疗、激光治疗、微波治疗、超短波治疗、直流电中药离子导入等方法。

三、疗效评价

（一）评价标准

（1）临床痊愈：肩部疼痛消失，肩关节功能恢复正常。

（2）显效：肩部疼痛缓解明显，肩关节功能改善明显。

（3）有效：肩部疼痛基本缓解，肩关节功能部分改善。

（4）无效：症状无改变。

（二）评价方法

肩部疼痛和功能障碍为肩关节周围炎的两大主症，故本方案以肩部疼痛变化和肩关节活动范围变化为疗效评定的依据。

1.肩部疼痛变化

采用 VAS 或 VAT 法评价患者的疼痛变化，进行积分计算。

2.肩关节活动范围变化

采用《颈肩痛》（周秉文主编）推荐的肩部活动功能评定指标，使用卷尺和旋转测量角度盘（尺）测量肩关节内旋和外旋的角度，进行摸背试验和摸耳试验，进行评分（表 3-6-1）。将以上 4 项指标的评分相加，进行肩关节功能分级（表 3-6-2）。

内旋：肩外展 90°，达不到 90° 者采用最大外展角度。肘屈 90°，前臂旋后。将角度盘缠于前臂背部正中，将前臂被动转向身体中部，记录内旋角度。

外旋：准备同内旋，将前臂旋向头部，记录肩外旋的度数。

摸背试验：患者正坐于凳上，反手用拇指端背面触及背中线，尽量向上移动，用卷尺测量指端至第七颈椎棘突之距离，以厘米计。

摸耳试验：患者正坐，头保持正直，举手屈肘，经头顶摸对侧耳，记录中指尖端触及处。

表 3-6-1 肩关节活动评分表

分数/分	内旋/度	外旋/度	反手摸背/cm	左手摸耳
0	0	0	57	左头外侧
10	10	10	52	左耳
20	20	20	47	左耳上方
30	30	30	42	左顶部
40	40	40	37	头顶中部
50	50	50	32	右顶部
60	60	60	27	右耳上方
70	70	70	22	右耳上1/3

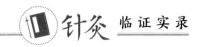

续表

分数/分	内旋/度	外旋/度	反手摸背/cm	左手摸耳
80	80	80	27	右耳中1/3
90	90	90	12	右耳下1/3

注：右手摸耳之结果将左右换即可。

表 3-6-2 肩关节功能分级表

功能级别	功能情况	4项指标总分/分
0	极度受限	0～60
1	严重受限	61～120
2	显著受限	121～180
3	中度受限	181～240
4	轻度受限	241～300
5	正常	301～360

四、中医治疗难点及解决思路和措施

肩关节周围炎是肩关节及其周围软组织退行性改变所引起的肌肉、肌腱、滑囊、关节囊等肩关节周围软组织的广泛慢性炎症反应，其主要特点为肩部疼痛和肩关节活动受限，属中医学"肩凝症"范畴。其病机多因年老气血不足，肝肾亏虚，筋骨失养，外感风、寒、湿邪，阻滞经络，气血闭阻，不通则痛，进而出现活动不利，而活动不利又进一步加剧了气血闭阻，以致经脉筋肉失于濡养，气血凝滞、阳气不布、脉络不通发为本病。

根据肩关节周围炎疼痛及压痛常出现的部位和经络循行分布特点，本病属于手三阳及手太阴肺经病变。病程日久，病情缠绵，依据中医"久痛入络"的理论，病变又与手三阳络脉及手太阴络脉密切相关。元代窦汉卿《标幽赋》说："住痛移疼，取相交相贯之径。"又说："经络滞，而求原别交会之道。"以通调手三阳及手太阴肺经经脉为主，结合十五络脉分布特点，以温经散寒除湿、通络止痛、益气养血、活血化瘀为基本法则综合规范治疗，是本病治疗取效的关键。

（一）治疗难点

（1）粘连前期：患者肩周部疼痛明显，夜间加重，甚至影响睡眠，应尽快改善症状、减轻患者痛苦、减轻或避免肩关节功能活动受限是治疗的重点、难点。

（2）粘连期：患者肩关节功能活动受限严重，各方向的活动范围明显缩小，甚至影响日常生活。在缓解肩关节疼痛的同时改善肩关节的活动范围，提高患者的生活质量也是治疗的难点。

（二）解决思路和措施

1. 粘连前期

加强中医调护教育，要求患者注意肩关节局部的保暖、避免过劳，并使用中药"通络热奄包"热敷局部肩关节。

粘连前期加强温针、拔罐的使用，推拿手法宜轻。

2. 粘连期

粘连期推拿多采用局部筋结的分筋、弹筋及摇、拔、牵、抖肩关节等手法。要求患者自主进行运动锻炼，具体如下。

（1）爬墙练习，患者面对墙壁，两足分开与肩同宽，上肢前伸，手指做爬墙运动，由低逐渐增高，使肩臂肌肉有牵拉感（如图 3-6-1），重复 10 次，坚持练习。

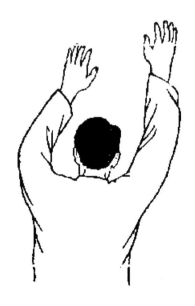

图 3-6-1　爬墙练习

（2）后伸压肩练习，患者背对固定物体，双手扶固定物体（如图 3-6-2），反复下蹲，重复 10 次，练习肩关节后伸功能。

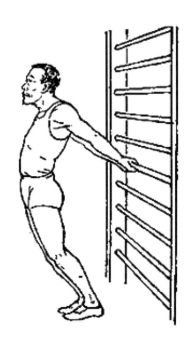

图 3-6-2 后伸压肩练习

（3）站立画圈练习，患者站立、双臂伸直，避免弯曲，最大限度缓慢地由下向上按顺时针画圈（注：双臂伸直，否则无效），然后逆时针画圈（如图 3-6-3），重复 10 次，反复进行。

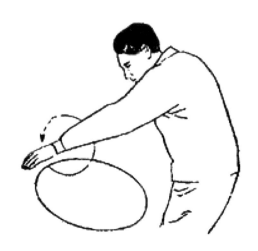

图 3-6-3 站立画圈练习

（4）向上举直练习，患者双手扶持固定物体（如床沿、桌边）做下蹲，用体重牵拉患肢向上举直（如图 3-6-4）。

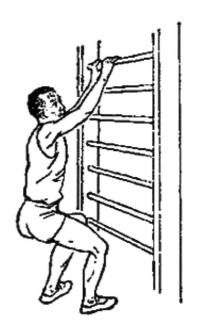

图 3-6-4　向上举直练习

（5）颈后交叉练习，患者双手在颈后部交叉，肩关节尽量内收及外展（如图 3-6-5），反复数次。

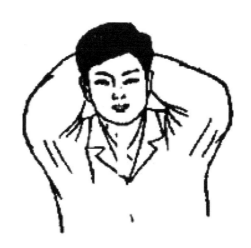

图 3-6-5　颈后交叉练习

运动锻炼时注意：①必须持之以恒、循序渐进才能收效。②根据个人体质强弱、年龄差异、病情轻重等不同情况，选择不同运动方式。③时间、次数及运动量应因人而异。运动量由小到大，逐步增加，不能操之过急。④锻炼时间应根据个人情况而定，以晨起和睡前为佳。⑤用力要柔软缓和，切忌用力过猛。动静适度，要尽量使全身肌肉、关节都得到锻炼。⑥合并有高血压、心脏病的患者，用力不可猛，需小心行事。

第七章　带状疱疹中医诊疗方案

一、诊断

（一）中医诊断标准

（1）皮损多为绿豆大小的水疱，簇集成群，疱壁较紧张，基底色红，常单侧分布，排列成带状。严重者，皮损可表现为出血性，或可见坏疽性损害。皮损发于头面部者，病情往往较重。

（2）皮疹出现前，常先有皮肤刺痛或灼热感，可伴有周身轻度不适、发热。

（3）自觉疼痛明显，可有难以忍受的剧痛或皮疹消退后遗疼痛。

（二）西医诊断标准

（1）好发于中老年人。

（2）发病前常有引起机体抵抗力下降的因素，如患有慢性消耗性疾病、肿瘤、感冒等，或长期服用类固醇皮质激素及免疫抑制剂，或劳累等。

（3）皮疹好发于肋间神经及三叉神经分布区域，但可发生于身体的任何部位。

（4）皮疹特点：典型者为红斑基础上有簇集性水疱，绿豆大小，疱壁较厚，疱液清澈，多数簇集水疱常沿神经走向呈带状排列，水疱之间皮肤状况正常。皮疹发生于身体的一侧，一般不超过身体正中线。不典型者可仅为红斑或丘疹，重者可出现血疱或坏死性损害。

（5）自觉症状：有明显的神经痛，可在皮疹出现前或伴随皮疹发生，年龄越大疼痛越明显，部分老年患者皮疹消退后可留下顽固性神经痛，称带状疱疹后神经痛。

（6）带状疱疹发生于三叉神经眼支的患者常水肿显著，并多伴有疱疹性结膜炎、角膜炎等。

（7）带状疱疹发生于耳的患者常伴有面瘫、耳鸣、耳聋等，称亨特综合征。

（8）带状疱疹伴发全身水痘样疹者称泛发性带状疱疹。

（三）辨证分型

（1）肝经郁热证：皮损鲜红，疱壁紧张，灼热刺痛，口苦咽干，烦躁易怒，大便干或小便黄。舌质红，舌苔薄黄或黄厚，脉弦滑数。

（2）脾虚湿蕴证：皮损颜色较淡，疱壁松弛，口不渴，食少腹胀，大便时溏。舌质淡，舌苔白或白腻，脉沉缓或滑。

（3）气滞血瘀证：常见于本病的恢复期及后遗神经痛期；皮疹消退后局部疼痛不止。倦怠乏力，大便秘结。舌质暗，苔白，脉弦细。

二、治疗方案

（一）基本治疗

1. 针灸治疗

选穴：根据皮损情况，辨证选取合谷、曲池、阳陵泉、肝俞、支沟、太冲、侠溪、天枢、阴陵泉、足三里、三阴交、膻中、血海等。

操作：皮损区围刺。使用毫针针刺，用泻法，留针 20 ～ 30 min，每日 1 次，10 次一个疗程。

2. 电针法

选择上述穴位，针刺得气后，选取 2 ～ 3 组主穴，连接电针仪，选用连续波治疗 30 min，频率为 1 ～ 2 Hz。

3. 灸法

直接灸、艾条灸等以肾俞、命门、腰阳关等穴位为主穴，配合相应病变节段的腰夹脊穴。每日一次，每次 30 min。

4. 拔罐疗法

沿腰背部膀胱经 1、2 线，督脉，下肢三阳经循经拔罐。采用留罐法，沿经络循行排布，留罐 5 ～ 10 min，每周治疗 2 ～ 3 次，隔 2 ～ 3 d 治疗一次，疗程依病情而定。

5. 中药塌渍疗法

患者带状疱疹结痂脱落后，根据不同的辨证类型，将中药泡成药酒，将药酒浸润在纱布上，将浸润药酒的纱布放置于患处，用 TDP 治疗仪照射，每隔 5 min，补充喷洒药剂一次，每日一次，每次 15 ～ 20 min。本法可起到活血化瘀、舒筋止痛、祛风除湿、补益肝肾、软坚散结、解除肌肉痉挛及紧张、促进炎症、水肿吸收的作用。

6. 中药熏药治疗

患者带状疱疹结痂脱落后，根据不同的辨证类型，将煎煮好的中药汤剂，以热气熏蒸患处。每日一次，每次 15 ～ 20 min，以达到温经通络、疏通腠理、脉络调和、祛风除湿、促进血液循环、缓解肌肉紧张等作用。

（二）中药汤剂辨证治疗

1. 肝经郁热证

治法：清利湿热，解毒止痛。

方药：龙胆泻肝汤加减。龙胆草、栀子、黄芩、大青叶、连翘、生甘草、泽泻、延胡索、车前子等。或具有同类功效的中成药。

饮食疗法：宜进食西瓜、藕、苹果、柚子等清热的食品。

2. 脾虚湿蕴证

治法：健脾利湿，佐以解毒。

方药：除湿胃苓汤加减。白术、厚朴、陈皮、茯苓、板蓝根、延胡索、车前子、泽泻、生甘草等。或具有同类功效的中成药。

饮食疗法：宜进食山药、薏米、扁豆等健脾利湿的食品。

3. 气滞血瘀证

治法：活血化瘀，行气止痛，消解余毒。

方药：活血散瘀汤加减。鸡血藤、鬼箭羽、红花、桃仁、延胡索、川楝子、木香、陈皮、全丝瓜、金银花等。或具有同类功效的中成药。

饮食疗法：宜进食山楂、桃仁、白萝卜等行气活血的食品。

（三）科室特色疗法

1. 放血疗法

操作：根据患者体质、病情及年龄，将皮损局部皮肤用 75％ 酒精常规消毒 3 次后，采用一次性梅花针进行叩刺，见皮肤局部开始渗血后，用玻璃罐对准叩刺部位，采用闪罐法，连续拔罐三次，出血量须适当，成人每次出血总量不宜超过 10 mL，用消毒干棉球擦拭干净治疗局部，再次 75％ 酒精消毒局部，告知患者保持局部清洁，3 d 内不得用水洗，以防感染。若患者疼痛减轻不明显，可隔日重复操作，最多不超过 3 次。

2. 神经阻滞疗法

定位：根据患者皮损部位及临床查体确定受损神经节段，用医用皮肤标记笔标定治疗区域重要骨性标志及神经阻滞点。

消毒：治疗区域常规消毒皮肤。

治疗：根据病情需要选取适宜型号的一次性无菌注射器，换用一次性牙科注射针头，抽取神经阻滞治疗液（盐酸利多卡因注射液、曲安奈德注射液、生理盐水按比例混合），在定位点垂直进针，到达病变部位后回抽，无血及脑脊液后，按每个节段

2.5 ～ 3.0 mL 剂量对相应受损节段神经行浸润注射。

术后护理：注射针孔以创可贴保护，嘱患者 24 h 内不可浸湿及污染伤口。

（四）西药治疗

重症或皮疹累及头面者，可根据《中国临床皮肤病学》（2017 年），选择应用抗病毒药（阿昔洛韦）、止痛药，使用维生素 B_1、维生素 B_{12} 肌内注射以营养神经及应用糖皮质激素类药物进行抗炎治疗。

（五）护理措施

1. 一般护理

发于头面部的带状疱疹，注意眼部有无病变；注意有无高热、剧烈头痛、呕吐、面瘫等症状。

2. 情志护理

向患者讲明情志因素对疾病的影响，做好疏导工作，使其保持良好的心态。给患者讲解疾病的相关知识及治疗成功的经验，使患者树立信心，更好地配合治疗。

三、疗效评价

（一）疗效评价标准

（1）临床痊愈：皮损全部消退，临床症状消失，中医证候积分减少 ≥ 95%。

（2）显效：皮损大部分消退，临床症状明显减轻，70% ≤ 中医证候积分减少 < 95%。

（3）有效：皮损部分消退，临床症状有所改善，50% ≤ 中医证候积分减少 < 70%。

（4）无效：皮损消退不明显，临床症状未减轻或反见恶化，中医证候积分减少 < 50%。

（二）评价方法

根据皮损严重程度及 VAS，对患者不同部位皮损症状严重程度、所占面积的大小、疼痛程度进行综合评分。

四、难点分析与解决思路

（一）难点分析

（1）针灸治疗重症或皮疹累及头面者临床疗效差。

（2）中西医疗法均不能有效缓解带状疱疹后神经痛。

（二）解决思路

（1）积极完善患者的头颅 CT、颞骨 CT 等检查。

（2）及时请五官科会诊，防止病情恶化。

（3）合理使用糖皮质激素类药物进行抗炎治疗。

（4）加强医生外出学习，寻找新的治疗方法。

第八章　痛风诊疗常规

一、诊断

（一）中医诊断标准

（1）多以单个趾、指关节卒然红肿疼痛，逐渐疼痛剧如虎咬，昼轻夜甚，反复发作为发病特点。可伴发热，头痛等症。

（2）多见于中年、老年男子，可有痛风家族史。常因劳累，暴饮暴食，吃高嘌呤食品，饮酒及外感风寒等诱发。

（3）初起可单关节发病，以第一跖趾关节多见。继则足踝、跟、手指和其他小关节出现红肿热痛，甚则关节腔可有渗液。反复发作后，可伴有关节四周、耳廓、耳轮及趾、指骨间出现"块瘰"（痛风石）。

（4）血尿酸、尿尿酸增高。发作期白细胞总数可增高。

（5）必要时做肾 B 超探测、尿常规、肾功能等检查，以了解痛风后肾病变情况。X 线检查可示：软骨缘邻近关节的骨质有不整洁的穿凿样圆形缺损。

（二）西医诊断标准

（1）关节液中有特异的尿酸盐结晶体。

（2）用化学方法（murexide 试验）或偏振光显微镜观察证实痛风石中含有尿酸盐结晶。

（3）具备下列 12 条中 6 条者：①1 次以上的急性关节炎发作。②炎症表现在 1 日内达到高峰。③单关节炎发作。④观察到关节发红。⑤第一跖趾关节疼痛或肿胀。⑥单侧发作累及第一跖趾关节。⑦单侧发作累及跗骨关节。⑧可疑的痛风石。⑨高尿酸血症。⑩关节内非对称性肿胀（X 线片）。⑪不伴骨质侵蚀的骨皮质下囊肿（X 线片）。⑫关节炎症发作期间关节液微生物培养阴性。

上述（1）（2）（3）项中，具备任何一项即可诊断。

（三）证候诊断

（1）湿热蕴结证：局部关节红肿热痛，发病急骤，病及一个或多个关节，多兼有发热、恶风、口渴、烦闷不安或头痛汗出，小便短黄。舌红苔黄或黄腻，脉弦滑数。

（2）脾虚湿阻证：无症状，或仅有轻微的关节症状，或有高尿酸血症，或见身困乏急，头昏头晕，腰膝酸痛，纳食减少，脘腹胀闷。舌质淡胖或舌尖红，苔白或黄厚腻，脉细或弦滑等。

（3）寒湿痹阻证：关节疼痛，肿胀不甚，局部不热，痛有定处，屈伸不利，或见皮下结节或痛风石，肌肤麻木不仁。舌苔薄白或白腻，脉弦或濡缓。

（4）痰瘀痹阻证：关节疼痛反复发作，日久不愈，时轻时重，或呈刺痛，固定不移，关节肿大，甚至强直畸形，屈伸不利，或见皮下结节，或皮色紫暗。脉弦或沉涩。

（5）肝肾阴虚证：病久屡发，关节痛如被杖，局部关节变形，昼轻夜重，肌肤麻木不仁，步履艰难，筋脉拘急，屈伸不利，头晕耳鸣，颧红口干。舌红少苔，脉弦细或细数。

二、治疗方法

（一）基础治疗

（1）急性发作期要卧床休息，抬高患肢，注意保护受累关节。
（2）低嘌呤饮食，禁酒限烟。
（3）静脉滴注氯诺昔康以消炎镇痛，辨证选择静脉滴注舒血宁注射液、灯盏花素注射液、丹参注射液、血塞通注射液等以活血化瘀、通络止痛。
（4）饮足够的水，每日 2 000 mL 以上。

（二）针灸治疗

治则：泄化浊瘀、清热利湿、化痰通络、补益肝肾。
主穴：阿是穴、足三里、阴陵泉、筑宾、支沟、内庭、陷谷、三阴交。
配穴：肘关节肿痛者加曲池、合谷；腕关节肿痛者加合谷、阳池、外关；膝关节肿痛者加血海、内膝眼、阳陵泉；踝关节肿痛者加昆仑、解溪；第一跖趾关节肿痛者加太冲。

操作：常规消毒受累关节局部皮肤后，用长度适宜的毫针对局部病变处（阿是穴）行围刺法，其余主穴和配穴常规消毒后取长度适宜的毫针直刺，采用小幅度的捻转提插泻法，留针 30 min，并隔 10 min 加强手法 1 次，每日 1 次，1 周为 1 个疗程，可酌情应用 1～2 个疗程。

（三）中药汤剂辨证治疗

1. 湿热痹阻证

治法：清热利湿，通络止痛。

推荐方药：四妙散加减。常用药物为炒苍术，川黄柏，川牛膝，薏苡仁，茵陈，虎杖，土茯苓，萆薢，秦皮，金钱草，车前草。

中成药：湿热痹片、痛风定胶囊、通滞苏润江胶囊等。

2. 脾虚湿阻证

治法：健脾利湿，益气通络。

推荐方药：四君子汤加减。常用药物为党参，苍术，茯苓，砂仁，半夏，陈皮，薏苡仁，土茯苓，萆薢，车前草，金钱草，甘草。

中成药：补中益气丸、香砂六君丸等。

3. 痰瘀痹阻证

治法：活血化瘀，化痰散结。

推荐方药：二陈汤合桂枝茯苓丸加减。常用药物为陈皮，法半夏，茯苓，甘草，桂枝，牡丹皮，桃仁，炒白芥子，土茯苓，萆薢，车前草，金钱草。

中成药：三七片、血塞通胶囊等。

4. 肝肾阴虚证

治法：补益肝肾、疏经通络。

推荐方药：知柏地黄丸加减。常用药物为知母，黄柏，熟地黄，山茱萸，山药，茯苓，泽泻，牡丹皮，补骨脂，骨碎补，土茯苓，粉萆薢，白芍。

中成药：知柏地黄丸、益肾蠲痹丸等。

（四）外治法

1. 中药外敷

选用消炎镇痛膏外敷，每隔 6～12 h 换药 1 次。

2. 中药熏药或熏洗

辨证选用中药熏药或熏洗治法，对湿热痹阻证，酌情选用清热利湿、通络止痛药物；对脾虚湿阻证，酌情选用健脾利湿、益气通络药物；对痰瘀痹阻证，酌情选用活血化瘀、化痰散结药物。

（五）刺络放血法

三棱针刺络放血：有活血祛瘀、通络止痛的功效，多在痛风急性发作时采用。取阿是穴，放血 1 ～ 2 mL，每周 2 ～ 3 次。

（六）其他疗法

中频脉冲电治疗：中药离子导入，每日 1 次。热证者不宜使用此法。

三、护理

1. 饮食护理

保持理想体重，适当限制脂肪摄入，限制食盐摄入，禁酒限烟，低嘌呤饮食，通过健康教育使患者了解常见食物的酸碱性及嘌呤含量，使之能够合理地安排日常饮食。

2. 饮水护理

要求患者多饮水，以增加尿量，促进尿酸排泄。适当饮水还可降低血液黏稠度。

（1）饮水习惯：坚持每日饮一定量的水，不可平时不饮，临时暴饮。

（2）饮水时间：不宜饭前半小时内和饱餐后立即饮大量的水，饮水最佳时间是两餐之间及晚间和清晨。

（3）饮水与口渴：痛风患者应采取主动饮水的积极态度，不能等有口渴感时才饮水，因为口渴明显时体内已处于缺水状态，这时才饮水对促进尿酸排泄效果较差。

（4）饮茶：痛风患者可用饮茶代替喝白开水，但茶含有鞣酸，易和食物中的铁相结合，形成不溶性沉淀物，影响铁的吸收。另外，茶中鞣酸还可与某些蛋白质相结合，形成难以吸收的鞣酸蛋白，所以餐后立即饮茶会影响营养物质的吸收，易造成缺铁性贫血等，较好的方法是餐后 1 h 开始饮茶，且以淡茶为宜。

3. 辨证施护

对湿热痹阻证痛风患者，应力戒烟酒，避免进食辛辣刺激食物，局部配合如意金黄散、芙黄膏等外敷；对寒湿痹阻证患者，在季节变化时应注意调节饮食起居，避免风寒湿邪外侵，发作时可局部热敷或使用中药熏蒸；急性发作期，患者须严格卧床休息，并适当抬高患肢，以利血液回流，避免受累关节负重。直至疼痛缓解 72 h 后开始适当轻微活动，促进新陈代谢和改善血液循环；间歇期，患者应注意鞋子的选择，尽量穿柔软舒适的鞋子，避免足部磨损造成感染。冬天避免受凉，室温保持在 20 ～ 22℃，年老体弱者应注意保暖。

4. 心理护理

由于痛风反复发作，常导致患者情绪焦虑不安，医护人员要及时对患者进行心理安慰，解释病情，帮助其了解痛风的病因及防治对策，增加配合治疗的决心。

5. 健康教育

（1）节制饮食，控制高嘌呤食物摄入。多饮水，避免暴饮暴食。戒酒限烟、不宜喝大量浓茶或咖啡。

（2）积极减肥，减轻体重。避免饥饿疗法，保持适当的运动量。

（3）生活有规律，按时起居。注意劳逸结合，避免过度劳累、紧张与激动，保持心情舒畅，情绪平和。注意保暖和避寒，鞋袜保持宽松。

（4）在医生指导下坚持服药，以控制痛风急性及反复发作，维持血尿酸在正常范围。不宜使用抑制尿酸排出的药物，如氢氯噻嗪、呋塞米。

（5）定期检测血尿酸值，1～3个月检测1次，以便调整用药和防治心、肾尿酸性结石。

（6）继发性痛风的预防主要是积极治疗多发性骨髓瘤、慢性肾病等原发病。

四、难点分析与解决思路

（一）治疗难点与解决思路一

治疗难点：痛风是一种复发性的代谢性疾病，患者病情往往反复发作，迁延难愈。由于发病时还常伴代谢综合征的一系列表现，如高血压、高脂血症、高血糖等，临床症候多变，临床治疗较复杂。

解决思路：痛风治疗若辨证得当，恰当选药，临床可收到满意的疗效。在药物治疗痛风的基础上，还应该重视调养，以预防发作，控制其复发。痛风患者常伴有高血压、冠心病、糖尿病、高脂血症、肥胖症等疾病。因此，在治疗痛风的同时，还应积极预防及治疗相关疾病，以防止痛风和相关疾病相互影响，加重病情，形成恶性循环。

（二）治疗难点与解决思路二

治疗难点：急性期控制病情后，患者关节基本不痛，症状消失，从而进入间歇期。此期患者常自以为疾病已痊愈，遂停止治疗。而后或劳累，或饮食不节，或遇寒湿等外邪，导致痛风再次发作。

解决思路：虽然关节疼痛已消除，但是体内仍有余邪，故间歇期也应治疗。此期应缓则治其本，以防止痛风再发作，降低血尿酸，健脾除湿，活血通络，常用药物有党参、白术、薏苡仁、黄柏、茯苓、熟大黄、川牛膝、王不留行、两头尖、红花、水蛭、白芥子、土鳖虫、土茯苓、苍术等。

（三）治疗难点与解决思路三

治疗难点：痛风早期控制不理想，病情进入慢性迁延期，反复发作，症状时轻时重，日久不愈。

解决思路：此期应健脾益肾，涤痰化瘀，常用药物有独活、桑寄生、秦艽、党参、茯苓、桃仁、红花、川芎、淫羊藿、牛膝、陈皮、土茯苓、泽泻等。

五、疗效评价

（一）评价方法

使用中医证候积分分级量化指标进行评价。

（1）疼痛：0分表示无疼痛；1～3分表示轻度疼痛，但仍可从事正常活动；4～6分表示中度疼痛，虽影响工作，但能生活自理；7～9分表示比较严重的疼痛，生活不能自理；10分表示剧烈疼痛，无法忍受。

（2）关节肿胀：0分表示关节无肿胀或肿胀消失；1分表示关节肿胀、皮色红；2分表示关节明显肿胀、皮色发红；3分表示关节高度肿胀、皮色暗红。

（3）活动受限：0分表示关节活动正常；1分表示关节活动受限；2分表示关节活动明显受限；3分表示关节活动严重受限。

（二）疗效评价

（1）临床痊愈：关节疼痛、红肿等症状消失，关节活动正常，中医证候积分减少≥95%。

（2）显效：关节疼痛、红肿等症状消失，关节活动不受限，70%≤中医证候积分减少<95%。

（3）有效：关节疼痛、红肿等症状基本消失，关节活动轻度受限，30%≤中医证候积分减少<70%。

（4）无效：关节疼痛、红肿等症状与关节活动无明显改善，中医证积分减少<30%。

注：计算公式（以尼莫地平法进行计算）为中医证候积分=（治疗前积分－治疗后积分）/治疗前积分×100%。

第九章 膝关节髌下脂肪垫炎诊疗常规

一、概述

本病是一种常见的慢性退行性骨关节病，也是一种无菌性炎症，主要表现为膝盖髌骨下痛，与走路多、负重、体质下降、近期体重明显增加有关，疼痛特点为突然站起或起床着地时疼痛明显，活动后明显减轻。疼痛减轻原因是活动使血流增快，炎性物质被部分带走。休息时炎性物质又在产生及积存在膝部，故再次着地还会疼痛。

二、临床表现

（1）急性或慢性患者均有膝关节外伤史，常见于足球和跳远运动员的膝关节突然扭转损伤。

（2）髌韧带周围肿痛，下蹲痛，上下阶梯痛，重者下蹲困难。

三、体征与检查

（1）患者前侧肌肉可有萎缩，压痛点在髌骨下缘、髌腱及两侧。

（2）部分 X 线片提示膝关节有轻度退行性变。

（3）MRI 检查是诊断此病的有效手段，以膝关节矢状面 T_1 加权图像显示髌下脂肪垫组织最佳。

（4）关节镜检查可观察髌下脂肪垫形态、损伤情况及在活动膝关节时是否突入关节腔。

（5）实验室检查：血、尿常规均正常，血沉正常，抗链球菌溶血素 O 及类风湿因子阴性，关节液为非炎性。

四、鉴别诊断

膝关节半月板损伤：有外伤史，伤后关节疼痛、肿胀，有弹响和交锁现象，膝内外间隙压痛。慢性期股四头肌萎缩，以股四头肌内侧尤明显。麦氏征和髌骨研磨试验阳性。

髌骨软化症：膝关节活动量越大，疼痛越明显，且有过伸痛，行走无力。膝前侧、下端、内侧、外侧及腘窝均有压痛，按压髌骨时伸膝，可有摩擦及疼痛感，髌骨研磨试验阳性。

膝关节侧副韧带损伤：在韧带损伤部位有固定压痛，常在韧带的上下附着点或中部。膝关节呈半屈曲位，关节活动受限。侧方挤压试验阳性。

五、治疗方法

（一）中医辨证治疗

1. 气滞血瘀证

证候：膝痛日久，反复发作，绵绵难愈，或痛而剧烈，或麻而不仁，或不痛而麻，或伴手足无力，肢体偏痉。舌质淡暗，或有瘀斑，苔白腻，脉细滑或涩。

治法：活血化瘀，祛痰通络。

代表方剂：身痛逐瘀汤加减。

常用药物：桃仁、红花、当归、五灵脂、地龙、川芎、香附、羌活、秦艽、牛膝、蜈蚣、全蝎等。

针灸治疗：针刺外膝眼、阳陵泉、阴陵泉等。每日一次，每次 20 min，5 d 一个疗程。

2. 寒湿痹阻证

证候：膝部肿胀，膝关节内有积液，膝部酸痛沉着，活动不便，疼痛缠绵，阴雨天气加重。舌质淡红，苔薄白腻，脉濡缓。

治法：祛风胜湿，温经通络。

代表方剂：独活寄生汤。

常用药物：祛风胜湿用独活、防己、羌活、防风、威灵仙、秦艽；温经通络用当归、熟地黄、桂枝、细辛、制川乌等。

基本处方：桑寄生 30 g，独活 12 g，牛膝 12 g，熟地黄 24 g，白芍 15 g，桂枝 12 g，乌梢蛇 30 g，两面针 10 g，熟附子 15 g 先煎，狗脊 20 g，仙茅 18 g，淫羊藿 15 g，细辛 3 g。

加减：风邪偏胜，膝痛游走不定者，加防风 10 g，威灵仙 10 g；寒邪偏胜膝痛较剧，得热痛减者，加制川乌 10 g，肉桂 0.5 g；湿邪偏胜，膝痛沉着，肿胀为主者加防己 10，川草薢 18 g，秦艽 10 g。

针灸治疗：针刺鹤顶、梁丘等。每天一次，每次 20 min，5 d 为一个疗程。

3. 肝肾亏虚证

证候：膝部酸痛反复发作，无力，关节变形，伴有耳鸣，潮热，入夜蒸蒸而热，腰酸，盗汗，夜来多梦。舌色干红，苔少或薄，脉细数。

治法：滋阴清热，补益肝肾。

代表方：清骨散、知柏地黄丸。

常用药物：滋阴清热用知母、生地黄、鳖甲、麦冬、地骨皮、银柴胡等，补益肝肾用鹿角霜、熟地黄、锁阳、牛膝、巴戟天、山茱萸、桑寄生、枸杞子等。

基本处方：鳖甲 30 g 先煎，地骨皮 15 g，青蒿 6 g，知母 10 g，麦冬 10 g，鹿角霜 12 g，熟地黄 12 g，当归 15 g，杜仲 15 g，牛膝 15 g，桑寄生 15 g。

加减：纳呆便溏则加茯苓 30 g，白扁豆 10 g，山药 15 g 以健脾利湿。

针灸治疗：针刺肝俞、肾俞、足三里等。每天一次，每次 20 min，5 d 为一个疗程。

4. 湿热蕴结证

证候：膝痛，红肿，觉热感，得冷则舒，得温则痛，痛不可近，关节活动不能，小便黄赤。舌红，苔黄腻，脉滑数。

治法：清热利湿，通经止痛。

代表方：四妙散。

常用药物：黄柏、苍术、薏苡仁、知母、草薢、茵陈。

基本处方：黄柏 10 g，苍术 10 g，薏苡仁 30 g，知母 12 g，牛膝 20 g，海桐皮 20 g，茵陈 20 g，草薢 30 g，蚕沙 15 g，防风 18 g。

加减：肢肿明显加汉防己 10 g，木瓜 10 g；食欲不振去知母，加白扁豆 20 g，谷芽 10 g，茯苓 15 g。

针灸治疗：针刺足三里、太冲、外膝眼等。每天一次，每次 20 min，5 d 为一个疗程。

5. 脾肾阳虚证

证候：膝关节肿痛，遇寒则发，劳累加剧，形体浮胖，面色苍白，喜暖怕冷，四肢乏力，小便清长，食少便溏。舌色淡，苔白润，脉沉细弱。

治法：补脾益肾，温经壮阳。

代表方：右归丸加减。

常用药物：补脾益肾用党参、白术、山药、黄芪、熟地黄、杜仲；温经壮阳用熟附子、桂枝、细辛、制川乌、鹿角霜、淫羊藿等。

基本处方：熟地黄 24 g，鹿角霜 15 g，党参 18 g，黄芪 24 g，白芍 12 g，杜仲 18 g，淫羊藿 15 g，砂仁 10 g，当归 15 g，白术 18 g，熟附子 15 g。

加减：纳呆便溏去熟地黄、白芍，加茯苓 18 g，陈皮 10 g 以健脾利湿；痛剧加土鳖虫 12 g，全蝎 9 g，乌梢蛇 15 g 以通络止痛。

针灸治疗：针刺足三里、太溪等。每日一次，每次 20 min，5 d 一疗程。

（二）中医其他治疗

1. 中药外治法

中药外治法包括中药熏洗、熏蒸法或药膏敷治法。应用中药外治关节局部病变的相应部位，简便易行，无明显副作用，对减轻或缓解疼痛及改善关节的活动功能有良好的效果。其作用机制可能有以下 3 个方面。

（1）通过温热的作用改善局部血液循环，减少炎性物质在局部的堆积，从中医角度看，"通则不痛"，符合中医治疗痹证的原则。

（2）通过对局部皮肤进行刺激，改善局部血液循环，起到舒筋活络的作用。

（3）通过对局部末梢神经进行暂时的麻痹，起到止痛的效果。

2. 灸法

取穴：足三里、内膝眼、阴陵泉、阿是穴等。

操作：在患膝找准上述诸穴，将燃着的艾条对准穴位，距离为 2 ～ 5 cm，进行回旋灸或雀啄灸，以患者能忍受、局部皮肤潮红为度，每次 15 ～ 20 min，每日 1 次。

3. 手法治疗

（1）轻度捏拿法：嘱患者取仰卧位，患肢取中立位，如果膝关节不能完全伸直，应在膝关节窝处垫实，以固定膝关节的位置，避免对膝关节造成医源性损伤。医生站于患侧施术。捏拿于膝部从上至下，手法宜轻宜柔，频率不宜快，对髌骨上下缘、内外侧缘做顺理肌筋手法，以宣通气血、舒筋活络、缓解痉挛。

（2）抱膝按揉法：患者取仰卧位，患肢屈曲约 100°，医生迎患腿侧坐，双手掌部在患肢两侧相对环抱揉按，力量适中，由轻到重，速度不应快，以患者感觉舒服为度。经约 1 min 揉按后，医生立于患侧帮助患者进行膝关节伸屈活动，不可过于勉强，应逐步加大伸屈幅度。经数次伸屈活动后，医生扶按患者髌骨，沿髌股关节面做上下、左右慢慢按压、推拉、研磨等手法。然后使患者尽量放松患肢，使患肢尽量伸直，如有伸直不完全者，医生双手掌扶于膝关节，徐徐加压使其伸直，然后再帮助患者练习屈曲活动。患肢伸直和屈曲的程度因人而异，应逐渐加大幅度。本法对髌股关节起到舒筋活血、剥离粘连、消炎止痛、恢复关节功能等作用。

（3）运膝法：患者取仰卧位，医生站于患侧，嘱患者屈髋、屈膝各 90°，医生一手扶住患者膝关节固定患肢位置，另一手握住小腿下端，沿顺时针方向画圆。画圆的幅度均由小到大，速度稍慢，力度和缓轻柔。然后再做逆时针旋转，要领同前。此手法旨在使小腿带动膝关节活动，有促进关节血液循环、缓解膝关节筋肌痉挛、松解膝关节周围粘连、恢复膝关节功能等作用。

（4）牵拉关节松动法。

（5）推拿。

（三）功能锻炼

（1）股四头肌舒缩锻炼法：膝关节疼痛较重或有关节积液时，多主张限制患肢活动或不负重活动，在疼痛能耐受的情况下，尽早行股四头肌舒缩锻炼。

（2）膝关节伸屈活动法：患者坐在床边，将膝关节置于床旁，然后尽量伸直膝关节，保持伸直位，有酸胀感时缓促屈曲膝关节，反复进行锻炼。

（3）直腿抬高锻炼法：患者取仰卧位，先屈膝关节并将股部抬起，然后伸直膝关节并保持，有酸胀感时屈曲膝关节，反复进行锻炼。按上述方法每日锻炼3～5次，循序渐进，直到能正常行走为止。

（四）西医治疗

（1）急性期：局部脂肪垫内注射泼尼松类药物，消肿止痛作用明显。

（2）慢性期：可施行髌下脂肪垫松解术。

第十章 腰背肌筋膜炎诊疗常规

一、概述

腰背肌筋膜炎是一种因寒冷、潮湿、慢性劳损使腰背部肌筋膜及肌组织发生水肿、渗出及纤维性变等一系列临床症状的疾病。

二、发病机理

潮湿、寒冷的气候环境，是最多见的原因，湿冷可使腰背部肌肉血管收缩，导致局部缺血，发生水肿从而引起局部纤维浆液渗出，最终形成纤维织炎。慢性劳损为另一重要发病因素，腰背部肌肉、筋膜受损后发生纤维化改变，使软组织处于高张力状态，从而出现微小的撕裂性损伤，最后又使纤维样组织增多、收缩，挤压局部的毛细血管和末梢神经，从而出现疼痛。其他如经常一个姿势坐着、缺少相应的活动、久坐在电脑前及病毒感染、风湿症的肌肉变态反应等都是诱因。

中医认为腰背肌筋膜炎从病理而言，属于慢性伤筋范围，以局部经络阻滞、气血运行不畅为主，《灵枢·本脏》曰："血和则经脉流行，营复阴阳，筋骨劲强，关节清利矣。"《素问·五藏生成》云："足受血而能步，掌受血而能握，指受血而能摄。"故在治疗上以舒筋活血、化瘀止痛为主。

三、临床症状

主要表现为腰背部弥漫性钝痛，尤以两侧腰肌及髂嵴上方更为明显。还有局部疼痛，发凉，皮肤麻木，肌肉痉挛和运动障碍等症状。疼痛特点是：晨起重，日间轻，傍晚复重，长时间不活动或活动过度均可诱发疼痛，病程长，且常因劳累及气候变化而发作。查体时患部有明显的局限性压痛点，触摸此点可引起疼痛。有时可触到肌筋膜内有结节状物，此结节称为筋膜脂肪疝。

四、诊断方法

（1）患者主要表现为腰背部弥漫性钝痛，尤以两侧腰肌及髂嵴上方更为明显。腰部疼痛，发凉，皮肤麻木，肌肉痉挛和运动障碍。

（2）晨起重，日间轻，傍晚复重，长时间不活动或过度活动均可诱发疼痛，病程长，且常因劳累及气候性变化而发作。

（3）查体时患部有明显的局限性压痛点，触摸此点可引起疼痛。

（4）用普鲁卡因进行痛点注射后疼痛消失。

（5）X 线检查无异常。实验室检查抗链球菌溶血素 O 或血沉正常或稍高。

（6）MRI 检查示腰背部皮下可见条片状长 T_1、长 T_2 信号，边界较清，提示局部有渗出的液体。

五、治疗方法

1. 针刺法

采用平刺滞针弹拨法。

操作：患者取俯卧位，皮肤常规消毒后，根据肌筋膜的长度，选择 0.35 mm ×（40 ～ 60）mm 的毫针，右手持针与皮肤呈 15° 平刺进针后，将针身放平沿肌束长轴缓慢地通过其痛点、结节或条索，将针向顺时针方向捻转 3 ～ 5 周，滞针后用左手弹拨肌束 5 ～ 8 次，再向逆时针方向捻转 3 ～ 5 周后出针，不留针。同时嘱患者双手抱头做屈颈、抬肩、弯腰活动，使该肌束全伸 3 ～ 5 次，每日治疗 1 次，10 次为 1 个疗程，共治疗 2 个疗程。

2. 一般治疗

解除病因，注意保暖，局部热敷，防止受凉。急性期注意休息。

3. 药物治疗

使用消炎镇痛药（应严格控制使用皮质激素类药物）、维生素及中药等进行治疗。

4. 针刀治疗

有明确的肌结节及末梢神经卡压征者，是施行针刀疗法的最佳适应证。经针刀局部松解术后，治疗效果明显。

5. 中药治疗

中药治疗最好选取外用膏药。筋膜膏作为传统黑膏药，药力浑厚，可迅速消除酸肿疼痛。将筋膜膏贴敷于患处，修复筋膜病灶组织，使肌肉和筋膜组织彻底闭合，自外向内根除病灶。

6. 雷火灸

每日 1 次，10 次 1 个疗程。

7. 其他疗法

其他疗法还包括封闭疗法、针刺疗法、按摩治疗等。生活中当以保护预防为主，治疗要选择有效的方法，防止复发。有效的治疗方法结合按摩能够使患者快速地回到正常生活中。

第十一章　刃针结合补肾填精中药治疗骨质疏松性椎体压缩性骨折

一、概念

骨质疏松性骨折为低能量或非暴力骨折，指在日常生活中未受到明显外力或受到"通常不会引起骨折的外力"而发生的骨折，也称为脆性骨折，而骨质疏松性椎体压缩性骨折（OVCF）最为常见，其表现为腰背部疼痛、功能活动受限及远期的脊柱后凸畸形。

二、流行病学

（一）背景

随着人口老龄化的发展，骨质疏松症成为我国面临的重要公共健康问题，在我国，老年性（＞60岁）骨质疏松症的发病率，男性为60.72%，女性为90.84%。每年大约有700 000例与骨质疏松症相关的椎体骨折。由骨质疏松症引起的骨折好发于髋骨及脊柱的胸腰段，而对老年患者尤其是绝经后妇女来说，又以脊柱压缩性骨折多见。

（二）发病机制

正常人椎体主要由骨小梁构成，骨小梁纵横交错形成椎体初级结构。当外力作用于脊柱时，产生的收缩力通过椎间盘传递到椎体终板，由骨小梁中心向四周扩散，在椎体内部形成应力，当应力超过骨小梁能承受的强度，骨小梁的结构就会被破坏，失去稳定性，局部裂隙进一步发展就会发生椎体骨折。此外，骨小梁的强度和其组织形态结构有关，包括骨小梁的排列方向、连接方式、粗细、数量及骨小梁的间隙。随着人体衰老和骨质疏松症的发生，骨小梁的表面密度逐步下降，骨小梁的形态结构也受到影响。

（三）临床表现

1. 腰背部疼痛

（1）脊柱后凸畸形，矢状面失平衡会导致腰背部疼痛。

（2）腰背部有慢性疼痛及身高下降，背部肌肉有痉挛和抽搐。

2. 其他表现

其他表现包括肺活量减少，呼吸功能障碍，腹部受压致食欲减退，腰椎前凸增大致椎管狭窄、腰椎滑脱等；健康状况恶化，有失眠症状和抑郁症等。

三、诊断

（1）体格检查：仔细观察患者，评估其全身情况及舒适度、矢状面平衡情况、体形、有无呼吸困难及肥胖等。

（2）实验室检查：骨形成的标记物包括骨特异性碱性磷酸酶（成骨细胞酶）和骨钙素（骨基质蛋白）；骨降解的标记物包括胶原脱水产物（交联端肽和吡啶诺林）；骨折类型罕见或有肿瘤或感染史，应检查血沉、C反应蛋白（CRP）等。

（3）影像学检查：包括 X 线检查、CT 检查、MRI 检查。

四、治疗

（1）保守治疗：卧床休息、药物镇痛、支具外固定等。

（2）手术治疗：①开放性手术。②微创手术：包括经皮椎体成形术（PVP）、经皮椎体后凸成形术（PKP）、骨填充网袋术（BFMCs）。

五、目前治疗存在的问题

1. 保守治疗存在的问题

其在改善患者病情、减轻患者疼痛方面有一定的效果，但不理想，且保守治疗时间较长，患者依从性差。

2. 手术治疗存在的问题

（1）开放手术创伤大、失血多、失败率较高，部分患者对手术有心理上的抵触，对术中麻醉耐受力低，增加了围手术期的风险。

（2）PVP 缺点是骨水泥渗漏率高，只能在一定程度上恢复压缩椎体高度。

（3）PKP 手术时间长、操作复杂、费用高，且在 PKP 手术中，不恰当的球囊扩张会导致医源性椎体骨折，个别患者会存在骨水泥过敏反应，造成严重的不良后果。

（4）BFMCs 花费较 PKP 更高，临床推广存在局限性。

六、刃针结合补肾填精中药治疗骨质疏松性椎体压缩性骨折的研究

1. 中医病因病机

OVCF 属于中医学"骨痹""骨枯""骨萎"等范畴，病位在骨，与肾、肝、脾三脏功能失调密切相关。本病以肾虚为本。《中西汇通医经精义》载："骨内有髓，骨者髓所生……肾藏精，精生髓，髓生骨，故骨者，肾之所合也。"骨骼的生长、发育与肾气密切相关。肾脏精气充足，则骨骼健壮；若肾脏精气虚衰，则骨髓失养，致骨骼松脆，出现腰膝酸软、疼痛及骨折等症状。

2. 纳入标准

（1）契合前述概念中骨质疏松性椎体压缩性骨折标准者。

（2）椎体压缩程度小于 1/3。

（3）年龄在 50 ～ 80 岁，能接受刃针和针刺治疗者。

（4）经 CT 或 MRI 检查且确诊 OVCF 者。

（5）受损的椎体完整，无椎管占位和神经症状。

（7）骨折时间 < 7 d。

3. 排除标准

（1）有外伤性骨折及肿瘤，年龄小于 50 岁或大于 80 岁者。

（2）有由外伤性骨折及肿瘤、结核等引起的其他病理性骨折者。

（4）近期采用 PVP 或 PKP 手医生。

（5）局部皮肤有过敏性或感染性疾病者，瘢痕体质者。

（6）月经期、妊娠或哺乳期妇女或贫血衰弱患者。

（7）陈旧性骨折者（骨折时间 ≥ 7 d）。

4. 刃针疗法介绍

刃针疗法的理论源于古九针，是按《黄帝内经》中"一经上实下虚而不通者，此必有横络盛加于大经之上，令之不通，视而泻之，此所谓解结也"的理念而创立的一种新型"解结"术，刃针（图 3-11-1）实质为毫针与小针刀两者的结合，具有针型少、针感强、痛感轻等优点。

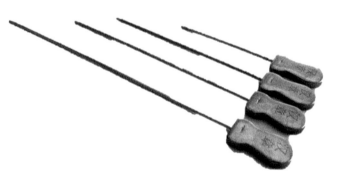

图 3-11-1　刃针示意图

刃针微创治疗术，是原中国中医科学院著名骨伤科专家、东方传统医学门诊部（原首都知名中医专家特诊部）田纪钧教授在古九针疗法的基础上，结合现代解剖学、生物力学、软组织外科学、脊柱病因治疗学等学科，并汲取了针刀各流派的治疗优点，融合 50 余年的临床实践经验而创立的疗效显著的独特治疗方法。其倡导刃针微创治疗术，形成了以"中医与西医结合、传统与现代结合，强调诊断与治疗思路，不断探求更新"的学术风格。

刃针的整体形态与传统的毫针一样，只是针的粗细、长短以及端部的刃有所不同。它既能发挥毫针的作用又能发挥手术刀的作用。目前刃针常用针型端部均是扁平刃，针体最大直径 0.7 mm，最小 0.35 mm；针体最长 9 cm，最短 1 cm。临床常用 0.5 mm×40.0 mm，0.6 mm×50.0 mm，0.6 mm×75.0 mm，比毫针粗，但刃针针体较现有各种针刀的针体直径都小，更适用于微创操作，且能与较粗针刀产生同样的信息调节、解除过大应力及产生热效应作用。疼痛轻、针感强。

刃针针体细、针刃并非特别锋利，所以损伤神经、静脉、动脉的可能性小；即使误伤也不易造成严重后果。因刃针针体比小针刀小，对组织损伤小，可将损伤降到最低而易为患者接受；有安全保障为前提，医生可以充分进行治疗而更易取得理想疗效。患者对刃针疗法的"恐惧"远远小于其他针刀疗法，另外刃针疗法还有可多点治疗、适应证广的优点，被许多患者列为首选治疗方法。

5. 四步进针法

（1）定点：根据患者主诉、体征，认真检查确定病变部位后，参考局部解剖关系，确定进针点，用标记笔标记。

（2）定向：要求刃针刀口线与病变部位的肌肉、韧带、神经、血管的走行方向一致。

（3）加压分离：为避开神经、血管，进针时以左手拇指下压皮肤使之凹陷，横向拨动，再下压使神经血管分离在手指两侧。

（4）刺入：将刃针针刃贴于左手拇指甲壁，稍用力下压即可。

6. 注意事项

（1）在刃针治疗过程中，为达到最佳治疗效果，常需医生和患者相互配合。医生感觉刃针下有较正常的软组织硬、厚，难以穿过时，患者有较强的酸、麻、沉、胀、重、微痛感，或有向周围及沿神经路线放散感（不是强烈放射和电击感）。进针逐层深入，会有"落空感"，即在穿过一层软组织时阻力突然减小感，医生需细心体会针下异常和正常感觉，频频询问患者，才能准确判断，使操作得心应手。

（2）无论使用哪一种针法，穿过病变软组织层即可，不可刺入过深以免伤及深层组织。一般进针以 3～5 处为宜，勿过多。操作过程中，针体 1/2 以上位于体表外方时可摆动，以免断针。进针时选择安全部位，注意避开神经、动脉、静脉等重要部位。

（3）切割方法。①纵向切割：与针刀方向一致，在皮下软组织间断切割开数个口，达到锐性松解痉挛或减压的目的。②横向切割：与针刀方向垂直，穿过病变软组织层即可，达到松解痉挛或减压的目的。

7. 作用机理

1）解除过大应力作用

（1）牵拉应力：通过切断少量过于紧张的肌腱纤维或切开过于紧张的肌膜或腱膜，松解肌腱与骨组织之间或肌纤维之间的异常附着，分离病变腱纤维对局部血管或神经束的卡压，解除过大的牵拉应力，恢复正常的力平衡状态。

（2）挤压应力：通过切割松解关节周围损伤痉挛的肌肉等软组织，切割损伤肌肉的纤维性结节，切割松解紧张筋膜的神经出口，切割松解组织骨纤维管过于紧张的纤维，解除过大的挤压应力，恢复正常的力平衡状态。

（3）内应力：通过切割无菌性炎症软组织，切割高压筋膜间室的筋膜，切割高压关节腔的关节囊，减压消除过大的内应力，恢复正常的力平衡状态和改善局部微循环，治疗疾病，消除疼痛症状。

（4）张力：张力压迫神经有牵拉力和挤压力两种形式，通过切刺限制深筋膜、纤维结缔组织等释放过高的张力；或通过局部流体静压的调整等作用，缓解对神经的压迫，恢复动态平衡，疼痛随之而解。

2）信息调节作用

筋膜是一种多孔介质空间结构通道，通过对其切割，消除过高的内应力，从而影响其中通过的各种信息传递系统及其联网效应（即经络系统），产生经穴刺激作用，使此生命信息通道的信息传递功能恢复正常，物质和能量得以输送和利用，使病变软组织重构和调整，消除疼痛和肌痉挛，有利于修复损害。

3）松解作用

松解病变软组织对脊神经后支及分支的压迫或刺激，可以消除疼痛和肌痉挛，有利于修复损害。

8. 治疗方法

刃针治疗：选取病变椎体上一正常椎体棘突至最下一病变椎体的下一正常椎体旁开 2.5 ～ 4.0 cm 处的夹脊穴或阿是穴，用碘伏消毒，直刺进针，刀口线与脊柱方向一致，缓慢进针，针尖至横突骨面为度，反应提插三次，然后调整刀口方向，做十字切割一次，患者有酸麻胀感后出针。然后马上在进针处拔罐，留罐 8 min。用消毒干棉签擦拭血迹后再用碘伏消毒。3 d 一次，3 次一个疗程。

补肾填精中药处方（内服）：熟地黄 15 g、山茱萸 15 g、白芍 10 g、杜仲 15 g、怀牛膝 15 g、枸杞子 15 g、补骨脂 15 g、骨碎补 20 g、续断 20 g、土鳖虫 10 g、红花 15 g、肉苁蓉 15 g、菟丝子 15 g、当归 20 g、三七 10 g、黄芪 30 g、川芎 15 g、狗脊 20 g、炙甘草 10 g。煎药 30 min，2 d 1 剂，每次 150 mL，1 d 3 次。

补肾填精中药处方（外用）：骨碎补 30 g、自然铜 30 g、土鳖虫 30 g、当归 30 g、延胡索 30 g、红花 30 g、川芎 30 g、制天南星 10 g、 防风 20 g、生大黄 30 g、丁香 30 g、乳香 30 g、 雄黄 5 g、冰片 5 g、三七 30 g。将上述诸药打成粉，每次取 30 ～ 50 g 用温开水调成糊状敷患处并固定，刃针治疗后第二天开始敷，6 h 后取下。1 d 1 次。

第十二章　内热针疗法

一、什么叫内热针疗法

内热针疗法是将特制针具依据治疗需要刺于人体腧穴和肌肉处，并视患者病情加热针具至不同温度的一种医疗技术，内热针的发热材料在针体内部，使针尖到针体均能恒温发热（如图3-12-1），而且针体的发热温度可控制在38～60℃。一般治疗调节在42℃左右，持续加温20 min。

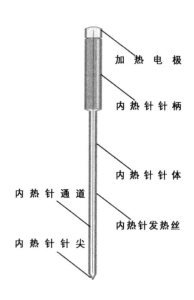

图 3-12-1　内热针详细结构图

加 热 电 极

内 热 针 针 柄

内 热 针 针 体

内 热 针 通 道

内 热 针 发 热 丝

内 热 针 针 尖

二、内热针疗法作用原理

（1）松解并修复痉挛、变性的肌肉组织。

（2）促进局部血液循环。

（3）减轻肌筋膜的张力和无菌性炎症。

（4）促进肌细胞的再生和再血管化。

（5）改善肌筋膜痉挛、变性、缺血的情况。

三、内热针疗法适用范围

内热针具有温经散寒、活血通络的作用。适用于下列各类疾病及症状。

（1）软组织源性的各部位慢性疼痛。

（2）软组织损伤导致血管神经受累的感觉异常及肌力下降。

（3）软组织源性的脏器功能障碍等病症。

（4）骨质增生症与骨关节疾病。

（5）各种神经卡压综合征。

（6）严重椎管外软组织损害。

四、内热针疗法的禁忌证

（1）有糖尿病但血糖未控制者。

（2）严重的心脑血管疾病。

（3）出血性疾病，如血友病等。

（4）针刺局部皮肤有明显感染者。

（5）身体极度虚弱者。

（6）处于妊娠期者。

五、内热针疗法的具体操作

（一）麻醉

（1）皮丘麻醉：初学者应在每个标记点做皮丘麻醉。

（2）深层麻醉：肩胛骨背面及膝、肘、腕、踝关节可做深层麻醉。麻醉药品一般选用2%盐酸利多卡因加生理盐水配制成浓度为0.5%的溶液进行麻醉。

（3）麻醉枪：麻醉剂助推器简称麻醉枪，可以实现麻药无痛注射，减少进针痛值。

（二）基本步骤

1. 术前准备

（1）询问患者的身体情况，了解病史，如患者有无发热或病毒感染。

（2）有心脑血管疾病的患者，针刺前应按时口服相关药物。

（3）嘱患者及时进餐，避免空腹进针，造成晕针。

（4）嘱患者及时解好大小便。

（5）妥善安排好患者的体位。

2. 术中过程

（1）定点：一般用龙胆紫定点，也可用手术专用记号笔定点。定点准确是针刺成功的重要前提，定点准确，针刺入皮肤后能容易找到骨面，顺利进行针刺的各种操作，迅速消除肌肉骨膜附着处的无菌性炎症。

（2）术前皮肤消毒：一般用常规消毒。

（三）注意事项

（1）针刺操作：医生用双手的拇、示、中指执针，如不好掌握，可用双手的拇、示、指执针，避免错误地用力导致针身的弯曲。根据针刺部位的不同采取直刺、斜刺或平刺。钻刺只在变性特别严重的筋膜使用，其他部位不用钻刺方法。

（2）布完针后，连接加热线时，一只手固定内热针，一只手安装连接线，避免安装连接线时针尖移动，刺入危险部位。

（3）起针和术后消毒，待加热完毕后，医生手持灭菌小纱布块压住进针处皮肤，另一手持针柄将针沿针身方向快速拔出，然后用灭菌小纱布块按紧针孔，避免出血与血肿。

（4）起针后针眼处疼痛，一般 2 d 后可自行消失。嘱患者多运动，如每天 2～4 km 的走路或慢跑。

（5）内热针疗法在同一部位治疗时间应隔 5～7 d，如下次的治疗点应在两个进针点之间取点。不同部位针刺，如身体条件允许，可连续进行针刺，一天中可以刺 2～3 个部位。

六、内热针疗法的并发症及处理

（1）针尖锐利，进针时易刺破血管造成血肿，此时可将针尖磨钝一些，虽然进针难度增加，但血肿出现的概率会明显下降。

（2）针刺前询问患者病史及是否服用影响凝血的相关药物，如服用抗凝血药物，针刺前应做出凝血时间检查，凝血时间明显延长的，不能做针刺治疗。

（3）血管变异或针刺到滋养动脉造成血肿。处理方法：一般小血肿多可在 3 d 内自行吸收，无须特殊处理。血肿较大的会出现明显的局部痛和相关症状，可在 24 h 内冷敷，加压止血。24 h 后热敷，给活血、抗炎、脱水药物，一周左右可自行吸收而症状消除。另外拔针后常规减少血肿的办法为起针后按压针刺部位 5～10 min，可明显减少血肿情况。

七、针刺技巧

1. 阔筋膜张肌髂胫束针刺技巧

（1）评估：确定压痛点。

（2）体位：仰卧位。

（3）骨性标志：股骨大转子、胫骨外上髁。

（4）定点：股骨大转子至大转子之间定 2～3 排针，针尖都向股骨体方向，针距为 2 cm。

（5）针法：向股骨体方向斜刺。

（6）目标软组织：阔筋膜张肌髂胫束、部分股内侧肌。

（7）注意事项：针刺起针后局部加压，防止出现血肿。

髂胫束疼痛区定点及针刺见图 3-12-2 和图 3-12-3。

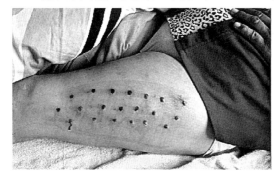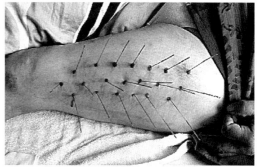

图 3-12-2 阔筋膜张肌髂胫束疼痛区定点　　图 3-12-3 阔筋膜张肌髂胫束疼痛区针刺

2. 坐骨结节针刺技巧

（1）评估：鉴别压痛点在椎管内还是椎管外。

（2）体位：仰卧位，大腿屈膝屈髋，大腿下垫枕。

（3）骨性标志：耻骨结节。

（4）定点：以坐骨结节压痛点为中心定点，务必摸骨头定位。

（5）针法：围绕坐骨结节围刺，针距为 2 cm，针务必刺到骨头上，切勿落空。

（6）目标软组织：股二头肌长头、半腱肌、半膜肌、股方肌、骶结节韧带、大收肌。

（7）注意事项：先排除继发引起的腰痛，针刺后局部按压。

坐骨结节疼痛区、坐骨结节针刺前定点、坐骨结节针刺分别见图 3-12-4、图 3-12-5、图 3-12-6。

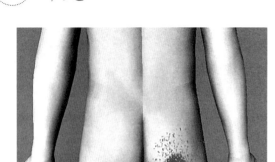

图 3-12-4　坐骨结节疼痛区

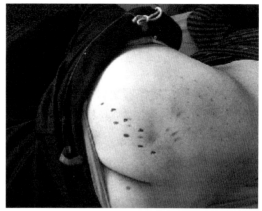

图 3-12-5　坐骨结节针刺定点

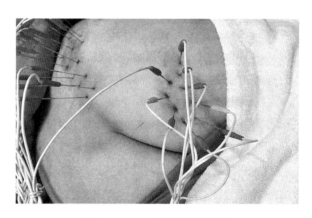

图 3-12-6　坐骨结节针刺

3. 内收肌针刺技巧

（1）评估：鉴别压痛点在椎管内还是椎管外。

（2）体位：侧卧位。

（3）骨性标志：耻骨结节、耻骨上支、耻骨下支。

（4）定点：第 1 针在耻骨结节、第 2 针在耻骨上支、第 3 针在耻骨下支。第 4 针在三点中间。

（5）针法：第 1 针针刺耻骨结节然后斜刺耻骨下支方向，第 2 针耻骨上支向第 1 针斜刺避开股动脉，第 3 针在耻骨下支沿着骨膜滑刺，第 4 针在三针的中间向第 3 针斜刺，针尖切勿落空。

（6）目标软组织：耻骨肌、短收肌、长收肌、股薄肌、大收肌。

（7）注意事项：摸清骨性标志，针尖不要落空；针刺后局部按压。

内收肌疼痛区、内收肌针刺定点、内收肌针刺分别见图 3-12-7、图 3-12-8、图 3-12-9。

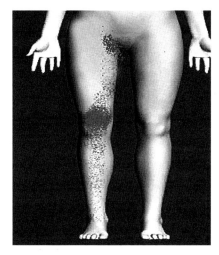

图 3-12-7 内收肌疼痛区

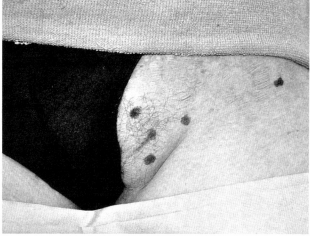

图 3-12-8 内收肌针刺定点

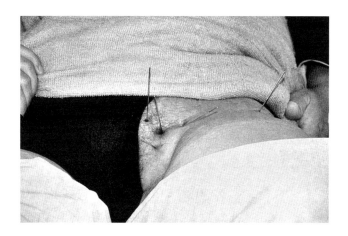

图 3-12-9 内收肌针刺

4.耻骨联合上缘（耻骨嵴和耻骨梳）针刺技巧

（1）评估：确定压痛点。

（2）体位：仰卧位。

（3）骨性标志：耻骨上支、耻骨结节、耻骨嵴和耻骨梳。

（4）定点：沿耻骨上支上缘布一排针（6～8针）；上排针在第1排针上2～3 cm（6～8针）布2排针。

（5）针法：第1排针尖到达耻骨上支骨面后，提插至沿耻骨上支上缘。第2排针向第1排针斜刺，针尖向耻骨上支内侧缘。

（6）目标软组织：腹直肌、腹外侧肌、腹内侧肌、腹横肌。

（7）注意事项：定位时避开股动脉，针尖抵达骨面后掌握好进针深度，避免伤到脏器，针刺后加压防止出血。

耻骨和耻骨梳疼痛区、耻骨联合上缘（耻骨嵴和耻骨梳）定点、耻骨联合上缘针刺分别见图 3-12-10 、图 3-12-11、图 3-12-12。

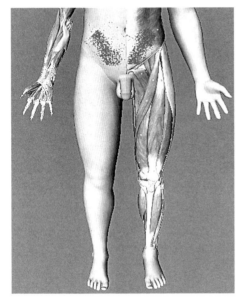

图 3-12-10　耻骨和耻骨梳疼痛区

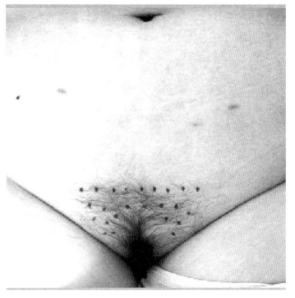

图 3-12-11　耻骨联合上缘（耻骨嵴和耻骨梳）定点

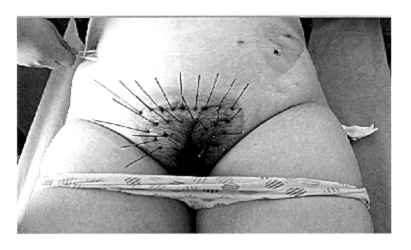

图 3-12-12　耻骨联合上缘针刺

5. 髌下脂肪垫针刺技巧

（1）评估：确定压痛点 。

（2）体位：仰卧位，膝下垫枕 。

（3）骨性标志：髌骨尖和胫骨内外侧髁 。

（4）定点：沿髌骨下缘弧形定一排针，向下 2 cm 定第二排针，针距 1～2 cm 。

（5）针法：第 1 排为直刺，第二排针刺皮肤后向髌骨下缘斜刺 。

（6）目标软组织：髌下脂肪垫、髌韧带、支持带。

（7）注意事项：此处可做浸润麻醉，一般双侧不同时打，针刺后被动屈伸。

髌下脂肪垫针刺见图 3-12-13。

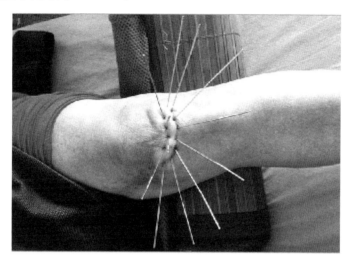

图 3-12-13　髌下脂肪垫针刺

6. 腘绳肌针刺技巧

（1）评估：压痛点检查。

（2）体位：俯卧位。

（3）骨性标志：股骨与胫骨外侧髁、内侧髁。

（4）定点：摸清股骨与胫骨内外髁，以痛点定点，针距为 2 cm。

（5）针法：针尖向股骨内外髁及胫骨内外髁斜刺。

（6）目标软组织：半腱肌、半膜肌、股二头肌长短头、腘肌、腓肠肌。

（7）注意事项：摸清骨性标志，针尖不要落空；针刺后局部按压。

腘绳肌针刺定点、腘绳肌针刺分别见图 3-12-14、图 3-12-15。

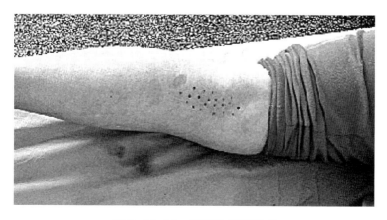

图 3-12-14　腘绳肌针刺定点

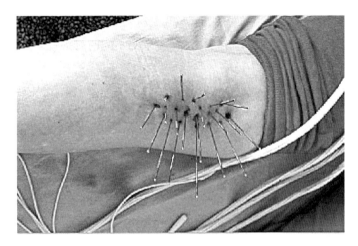

图 3-12-15　腘绳肌针刺

7. 股二头肌长短肌下段针刺技巧

（1）评估：确定压痛点。

（2）体位：俯卧位。

（3）骨性标志：股骨与胫骨外侧髁、腓骨小头。

（4）定点：摸清股骨与胫骨外髁腓骨小头，以痛点定点。

（5）针法：针尖向股骨及胫骨外髁、腓骨小头斜刺，针距为 2 cm。

（6）目标软组织：股二头肌长短头、腘肌、腓肠肌。

（7）注意事项：避开股动脉，针尖向外斜刺，针刺后局部按压防止出血。

股二头肌长短肌下段定点、股二头肌长短肌下段针刺分别见图 3-12-16、图 3-12-17。

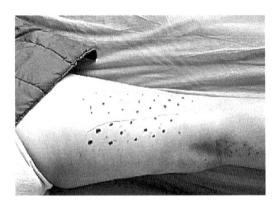

图 3-12-16　股二头肌长短肌下段定点

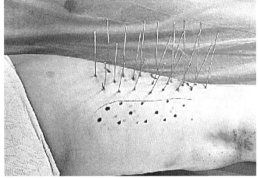

图 3-12-17　股二头肌长短肌下段针刺

8. 外踝、跟腱前及跗骨窦针刺技巧

（1）评估：确定压痛点。

（2）体位：侧卧位。

（3）骨性标志：跗骨窦窝。

（4）定点：围绕跗骨窦窝定 1 圈针，针距 1 ～ 2 cm。

（5）针法：直刺针尖可达骨面 。

（6）目标软组织：趾长伸肌、趾短伸肌、踇短伸肌、第三腓骨肌。

（7）注意事项：避开大静脉血管，针刺后加压包扎，防止烫伤。

外踝、跟腱前及跗骨窦软组织损害区，外踝、跟腱前及跗骨窦针刺定点，外踝、跟腱前及跗骨窦针刺分别见图 3-12-18、图 3-12-19、图 3-12-20。

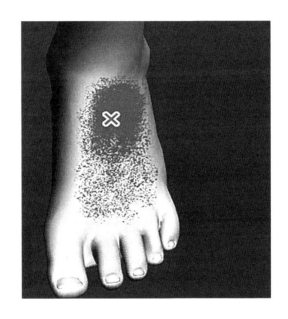

图 3-12-18 外踝、跟腱前及跗骨窦软组织损害区

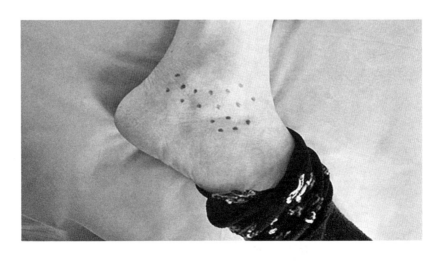

图 3-12-19 外踝、跟腱前及跗骨窦针刺定点

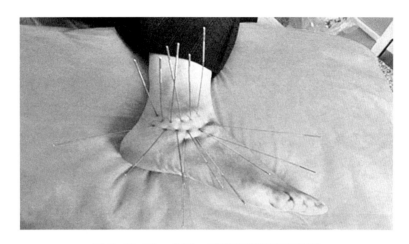

图 3-12-20　外踝、跟腱前及跗骨窦针刺

9. 外踝、跟腱前针刺技巧

（1）评估：确定压痛点。

（2）体位：俯卧位。

（3）骨性标志：跟骨、外踝、内踝。

（4）定点：内外踝后、跟腱前定 6～8 个点。

（5）针法：向跟骨斜刺或外踝后方腓骨斜刺，内侧向内踝后胫骨方向斜刺，针距 1～2 cm；针尖切勿落空。

（6）目标软组织：腓骨长短肌、跗骨窦脂肪垫、比目鱼肌、趾长屈肌、踇长屈肌、胫骨后肌。

（7）注意事项：摸清骨性标志，针尖不要落空；针刺后局部按压。

外踝、跟腱前软组织疼痛区、针刺定点、针刺见图 3-12-21 至图 3-12-23。

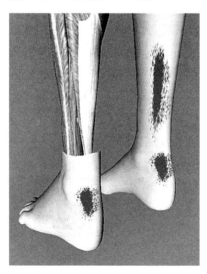

图 3-12-21　外踝、跟腱前软组织疼痛区

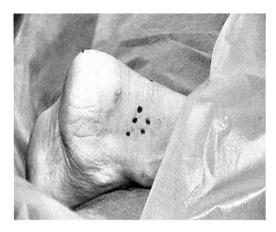
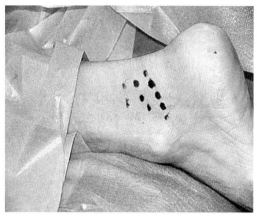

图 3-12-22　外踝、跟腱前针刺定点

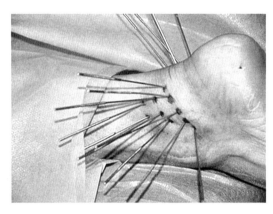
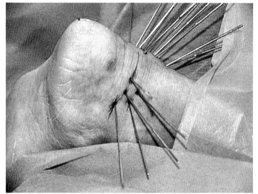

图 3-12-23　外踝、跟腱前针刺

10. 小腿后侧屈肌针刺技巧

（1）评估：确定压痛点。

（2）体位：俯卧位。

（3）骨性标志：胫骨、腓骨。

（4）定点：小腿后侧以痛点定 2 排针，针距为 2 cm。

（5）针法：内排针针尖向胫骨外侧斜刺，外排针向腓骨内侧斜刺。

（6）目标软组织：腓肌、比目鱼肌、腓骨长短肌、趾长屈肌、踇长屈肌、胫骨后肌。

（7）注意事项：避开胫后动脉、腓动脉，针刺后局部按压 5 min，下床步行 5 ～ 10 min。

小腿后侧屈肌针刺见图 3-12-24。

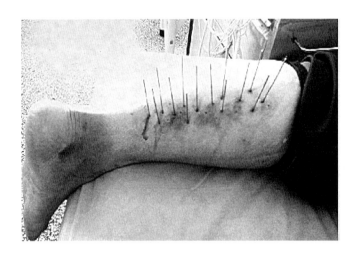

图 3-12-24　小腿后侧屈肌针刺

第十三章 内热针联合普通针刺治疗神经根型颈椎病急性水肿期的临床研究

颈椎病是由于颈椎间盘退变引起颈椎骨关节、软骨及其周围韧带、肌肉、筋膜等损伤及其继发性改变，如关节增生、椎间隙变窄等刺激或压迫了神经根、脊髓、椎动脉、交感神经以及周围组织而引起一系列复杂综合征的疾病。随着人们生活方式、工作方式及娱乐方式的改变，颈椎病的发病率逐年增加，且呈低龄化趋势。有关研究表明，我国颈椎病的总发病率为 3.8% ～ 17.6%。神经根型颈椎病（CSR）是颈椎病中常见的一种，其发病率占颈椎病发病率的 50% ～ 70%，其常规治疗主要以消除神经水肿、活血化瘀的静脉输液、口服止痛药、针刺、推拿、牵引、物理因子治疗等为主。研究认为，非手术疗法为神经根型颈椎病的主要治疗方法，且能取得较好的治疗效果。传统非手术疗法，由于没有根本松解导致颈椎骨性结构变化的颈周软组织，使得对神经根型颈椎病的疗效近、远治疗效果欠佳，尤其对神经根型颈椎病急性水肿期的治疗效果欠佳。随着近年来软组织外科学的发展，以及内热针技术的兴起、普及和深入，该病的治疗效果有了明显的提高。我科于 2016 年 7 月开展内热针技术，其对软组织损伤引起的疼痛疗效显著，我们采用内热针联合普通针刺疗法治疗神经根型颈椎病，尤其是在神经根型颈椎病急性水肿期的临床治疗中取得了良好的效果，现分享如下。

一、临床资料

1. 一般资料

研究对象选择：选取 2016 年 7 月至 2018 年 8 月在针灸科住院的神经根型颈椎病急性水肿期患者 74 例。按照随机数字表，用信封的形式将患者分为试验组、对照组，其中试验组 37 例，对照组 37 例，试验组予以内热针联合普通针刺治疗，对照组予以普通针刺治疗。试验组 1 例因惧怕内热针治疗而脱落，对照组 2 例因疼痛加重而脱落。实际研究病例试验组 36 例，对照组 35 例。试验组患者年龄为 19 ～ 55 岁，平均

（41.28±8.63）岁，病程平均（3.91±1.92）年，男与女的比例为22：14；对照组患者年龄为18～55岁，平均（40.94±9.04）岁，病程平均（3.77±1.82）年，男与女的比例为20：15，两组性别、年龄、病程比较差异均无统计学意义（$P > 0.05$），有可比性。

2. 纳入标准

（1）具有神经根型典型临床表现：颈部疼痛，上肢剧烈胀痛、麻木，上肢自然下垂时疼痛更加明显，上举呈抱头状觉缓解；晚上疼痛剧烈，严重影响睡眠。

（2）具有颈椎退变的一般临床表现：颈痛、颈僵硬、颈椎活动受限、颈肌痉挛或压痛、臂丛神经牵拉试验阳性。

（3）X线片显示钩椎关节增生，侧位片示颈椎生理曲度变直或消失，椎间隙变窄，骨赘形成，斜位片示相应椎间孔狭窄，伸曲动力位片示颈椎不稳；CT及MRI检查显示有椎间盘突出、椎管、神经根管狭窄受压情况。

（4）排除颈肋综合征、颈背肌筋膜炎、肩关节周围炎、胸廓出口综合征等。

（5）凡符合神经根型颈椎病诊断标准者且年龄在18～55岁能按计划坚持治疗者。

3. 排除标准

（1）骨骼系统结核病或患有恶性肿瘤者。

（2）有精神性疾病，或有严重神经症者。

（3）合并有心脑血管、肝、肾和造血系统等严重危及生命的原发性疾病者。

（4）出血性疾病，如血友病。

（5）针刺局部皮肤有明显感染者。

（6）有医疗纠纷尚未解决的颈椎病患者。

（7）妊娠或哺乳期患者。

（8）年龄不足18岁或超过55岁者。

二、治疗方法

1. 试验组

定点：①颈部治疗定点。患者取俯卧位，胸下垫枕。棘突两侧各定两排，区域在C2～T4。内排距离棘突1.5～2 cm，约定在各邻近椎板骨面上，纵向针距为2 cm，并用龙胆紫分别作记号。再在内排两个进针点之间定出外排进针点群，外排与内排横向距离为1.5～2 cm，约定在小关节处，纵向针距为2 cm，用龙胆紫分别作记号。②后肩部定点。用记号笔标出肩胛骨的轮廓，在肩胛骨冈上窝、冈下窝区域内每隔2 cm均匀布点，上下两排针距也为2 cm，用龙胆紫分别作记号。

消毒：施术部位常规用碘伏消毒 2 遍。

麻醉：①皮丘麻醉。在标记点用已消毒的装有 2% 的利多卡因麻醉枪做皮丘麻醉，实现麻药无痛注射，减少进针痛苦。②深层麻醉。颈部、肩胛骨骨面处治疗需做深层麻醉，用 0.5% 的利多卡因做退出式麻醉。

治疗操作：①颈部治疗。医生常规洗手，戴手套，铺巾；患者取俯卧位，胸下垫枕。医生站在患者的头端，第一排针向下斜刺，因为项段椎板是叠瓦状，这样能确保针不会刺入椎管。第二排针向椎板方向 45° 斜刺，并提插，最大限度地松解椎旁软组织。②后肩部治疗。医生常规洗手，戴手套，铺巾；患者俯卧，患肩下垫枕。冈上窝针法：从标记点部位向肩胛冈、肩缝方向（外下方）稍斜刺进针（约 15°），经皮肤、皮下、斜方肌、冈上肌达肩胛骨冈上窝骨面。冈下窝针法：从标记点部位向肩胛冈、肩缝方向（外上方）稍斜刺进针（约 15°），经皮肤、皮下、斜方肌、冈下肌达肩胛骨冈下窝骨面。所有针都不要离开骨面，进针方向为斜刺，尽量避免直刺，以防针尖刺破冈下窝肩胛骨薄弱骨面。

针刺完成后，每根针连接内热针治疗仪输出线，加热 20 min 后起针，按压针孔 5 min 以上，常规消毒皮肤，一般无须包扎，2 d 内不可浸湿及污染局部。

同一部位每周用内热针治疗 1 次，不同部位可第二天继续用内热针治疗，同一部位一般只需治疗 1 次，症状严重者行第 2 次治疗。内热针治疗当日不做针刺治疗，以卧床休息为主，次日均采用普通针刺治疗，针刺选穴、方法同对照组。

2. 对照组

以双侧夹脊穴为主，伴头颈部、肩背部疼痛者，加用患侧风池、大椎、肩井穴；伴上肢麻木、疼痛者，加患侧外关、手三里、合谷穴。患者取俯卧位，常规消毒后运用 5 cm 一次性毫针进针 0.5 ~ 0.8 寸，针刺得气后留针 30 min，用平补平泻法。每天治疗 1 次，10 d 为 1 个疗程。

三、疗效观察

1. 视觉模拟评分法

利用 VAS，将疼痛分为 0 ~ 10 分，按照不同疼痛程度（无痛 0 分；轻度偏轻 1 分，轻度偏重 2 分；中度偏轻 3 分，中度偏重 4 分；重度偏轻 5 分，重度偏重 6 分；剧烈疼痛偏轻 7 分，剧烈疼痛偏重 8 分；无法忍受偏轻 9 分，无法忍受偏重 10 分）记录不同分值。比较治疗前后分值差异。

2. 证候

参照《中药新药临床研究指导原则》中有关 "颈椎病症状分级量化表" 内容，分表对眩晕、头痛、肢体麻木、肢体瘫痪、心悸、失眠、耳鸣、畏寒肢冷、口干、便秘等症状按照无、轻、中、重等程度分别记为 0 分、1 分、2 分、3 分等。

3. Northwick Park 颈痛量表

每一题各项按从上到下得分依次为 0 分、1 分、2 分、3 分、4 分。如果受试者不曾有驾驶的经历，则第 9 题不必回答，即使回答了亦不纳入计分中。如果 9 题全部回答，则 Northwick Park 颈痛量表（NPQ）百分比为：9 题总得分 /36×100%。如果仅回答 8 题，则 NPQ 百分比为：8 题总得分 /36×100%。

4. 疾病疗效判定标准

参照《中药新药临床研究指导原则》及国家中医药管理局颁布的《中医病证诊断疗效标准》进行神经根型颈椎病临床疗效判定。①痊愈：疼痛、麻木或眩晕等症状消失、中医证候积分减少 ≥95%，X 线检查显示正常。②显效：疼痛、麻木或眩晕等症状、70%≤中医证候积分减少 <95%，X 线显示明显好转。③有效：疼痛、麻木或眩晕等症状、30%≤中医证候积分减少 <70%，X 线显示有好转。④无效：疼痛、麻木或眩晕等症状、中医证候积分减少不足 30%，X 线显示无改变。

5. 数据分析

采用 SPSS 24.0 系统对试验获取的数据进行分析，其中计数资料用 χ^2 检验表示，计量资料采用"均数 ± 标准差"（$\overline{X} \pm S$）表示，$P < 0.05$ 代表比较差异具有统计学意义。

6. 结果

（1）VAS：治疗前，对两组患者的 VAS 评分进行比较，$P > 0.05$，具有可比性；两组治疗 1 d、治疗 10 d、治疗 3 个月与组间、组内比较，$P < 0.05$，比较差异具有统计学意义（见表 3-13-1）。

表 3-13-1　两组患者治疗前后 VAS 评分比较

分组	治疗前/分	治疗1 d/分	治疗10 d/分	治疗3个月/分
治疗组	5.53±1.36[*]	2.14±1.13[△&]	1.58±0.91[△&]	0.94±0.79[△&]
对照组	5.60±1.24	4.83±1.20[△]	3.00±1.08[△]	2.20±0.99[△]

注：* 表示 $P > 0.05$；△ 表示组内比较，$P < 0.05$；& 表示组间比较，$P < 0.05$。

（2）中医证候积分：两组患者治疗前中医证候积分比较，$P > 0.05$，具有可比性；两组治疗 1 d、治疗 10 d、治疗 3 个月，分别在组间、组内比较，$P < 0.05$，比较差异具有统计学意义（见表 3-13-2）。

表 3-13-2　两组患者治疗前后中医症候积分比较

分组	治疗前/分	治疗1 d/分	治疗10 d/分	治疗3个月/分
治疗组	$11.72 \pm 2.16^{**}$	$10.08 \pm 2.01^{\triangle\triangle\&\&}$	$5.64 \pm 1.69^{\triangle\triangle\&\&}$	$2.28 \pm 1.21^{\triangle\triangle\&\&}$
对照组	11.74 ± 2.13	$10.69 \pm 2.21^{\triangle\triangle}$	$6.66 \pm 2.48^{\triangle\triangle}$	$2.77 \pm 1.24^{\triangle\triangle}$

注：** 表示 $P > 0.05$；△△ 表示组内比较，$P < 0.05$；&& 表示组间比较，$P < 0.05$。

（3）NPQ：两组患者治疗前中医证候积分比较，$P > 0.05$，具有可比性；两组治疗 1 d、治疗 10 d、治疗 3 个月，组间、组内比较，$P < 0.05$，比较差异具有统计学意义（见表 3-13-3）。

表 3-13-3　两组患者治疗前后 NPQ 评分比较

分组	治疗前 / 分	治疗1 d/ 分	治疗10 d/ 分	治疗3个月 / 分
治疗组	$25.78 \pm 4.70^{***}$	$20.72 \pm 4.96^{\triangle\triangle\triangle\&\&\&}$	$16.08 \pm 3.64^{\triangle\triangle\triangle\&\&\&}$	$10.78 \pm 2.49^{\triangle\triangle\triangle\&\&\&}$
对照组	25.71 ± 4.94	$23.03 \pm 4.86^{\triangle\triangle\triangle}$	$19.20 \pm 4.46^{\triangle\triangle\triangle}$	$14.89 \pm 3.22^{\triangle\triangle\triangle}$

注：*** 表示 $P > 0.05$；△△△ 表示组内比较，$P < 0.05$；&&& 表示组间比较，$P < 0.05$。

（4）总有效率：见表 3-13-4。

表 3-13-4　两组患者总有效率比较

项目	试验组	对照组
总有效率	94.44%	71.43%

其中试验组 36 例病例中，9 人痊愈，12 人显效，13 人有效，2 人无效；对照组 35 例病例中，3 人痊愈，6 人显效，16 人有效，10 人无效。说明内热针配合普通针刺疗法在治疗神经根型颈椎病方面，优势明显高于单纯针刺治疗组。

四、讨论

中医将神经根型颈椎病称为项痹，该病主要是由于风、寒、湿等邪气闭阻项部经络，影响气血运行，导致颈项部强硬疼痛，上肢疼痛、重着、麻木等症状的一种疾病。软组织外科学理论认为：因损伤、劳损、退行性改变等多种因素引起颈、肩部力学平衡失调，使代谢物淤积而刺激有关的软组织，引起炎症反应，进而影响颈椎部的血液循环、神经的营养代谢，造成神经根水肿、颈椎部关节的动态平衡失调，而产生颈部及上肢的剧烈疼痛等临床表现。从中医角度看，内热针是在"九针"的基础上结合现代技术发展而成，取《黄帝内经》"劳者温之""结者散之"之义，用针砭之利，调理人体经络气血，疏通脉络，松解肌肉粘连，以调整人体阴阳的动态平衡。

内热针的发热材料在针体内部，使针尖到针体均能恒温发热，而且针体的发热温度可控制在 38 ～ 60℃。一般治疗调节在 42℃左右，持续加温 20 min。内热针针尖可达 C7 颈椎横突后结节或颈椎小关节囊，可深至神经根出口处，其松解的机械刺激和深部的温热作用可缓解颈部肌肉的紧张状态，消除神经根的炎性水肿，改善脊髓、神经根、颈部周围组织的营养和血液供应，增强血液流动，使局部肌肉得到充足营养，刺激局部小血管扩张、血液向松解部位灌渗，使血液和淋巴循环加速，促进炎症物质的吸收，从而恢复病变部位的功能。

内热针是中医针刺的创新，是普通针刺疗法和灸法的现代化结合，在治疗神经根型颈椎病方面，疗效肯定。

第十四章　中医微创针刀疗法结合手法治疗椎动脉型颈椎病

一、概念

颈椎病是临床上的一种常见病、多发病，随着科学技术的发展，对颈椎病的研究更加深入、细致，我国人民平均寿命的延长使颈椎病成为严重影响人们工作和生活的疾病。有关统计资料表明：颈椎病的发生率已高于下腰痛而成为骨科门诊的首发病，甚至有人调查发现在50岁左右的人群中，颈椎病的发病率为25%，60岁左右的人群发病率几乎达到50%，70岁左右的人群颈椎病的发病率几乎达到了100%。可见，随着年龄的增加其发病率不断提高。目前临床对颈椎病的认识已大大前进了一步，过去对颈椎病的认识仅限于颈、肩、背、手的疼痛、麻木症状，而对影响椎动脉、交感神经、脊髓而产生的症状，都归为其他疾病，使诊断与治疗陷入了误区，即使现在对颈椎病的认识越来越全面，诊断越来越准确，但在治疗方面颈椎病依然是一个非常棘手的问题，大量的颈椎病患者处于痛苦不堪的境地，四处求医终无疗效或疗效不显著，大量的手术治疗也不能彻底地解决患者的痛苦，我们认为问题的关键在于对软组织的慢性损伤重视不够。

椎动脉型颈椎病（CSA），是颈椎病的一种类型，以眩晕为突出表现，有统计表明颈椎病中椎动脉型颈椎病的发病率占40%～50%，且近年来有逐渐上升趋势，而发病的年龄呈下降趋势。目前，椎动脉型颈椎病的治疗，主要以静脉输液、口服药、针刺、推拿、牵引、物理因子治疗为主，但由于导致颈椎骨性结构变化的颈周软组织没有得到根本松解，椎动脉型颈椎病的长远疗效欠佳。随着近年来软组织外科学的发展，以及针刀医学的不断普及和深入，针灸科采用中医微创针刀松解法配合整脊推拿法治疗椎动脉型颈椎病在临床治疗中取得了良好的近期和远期疗效。

二、纳入、排除标准

研究对象选择：2014年9月至2016年8月在针灸科住院的椎动脉型颈椎病患者。

1. 纳入标准

（1）具有椎动脉型颈椎病典型临床表现：眩晕、头痛、视听障碍甚至猝倒症状，旋颈时可诱发。

（2）具有颈椎退变的一般临床表现：颈痛、颈僵硬、颈椎活动受限、颈肌痉挛或有压痛、压头试验为阳性。

（3）X线片显示钩椎关节增生，脑血流图检查有椎基底动脉供血不足。

（4）能排除眼源性或耳源性眩晕，脑内病变如单纯精神性神经症或颅内肿瘤除外。

（5）年龄在18～65岁；能按计划坚持治疗者。

2. 排除标准

单纯精神性神经症与颅内肿瘤；外眼源性、耳源性眩晕；合并有心脑血管、肝、肾和造血系统等严重危及生命的原发性疾病以及精神病患者；妊娠或哺乳期患者；年龄不足18岁或超过65岁者；有炎症者等。

三、治疗方法

1. 针刀微创操作

首先考虑对压痛点及变性软组织进行针刀微创松解。重点松解椎枕肌在枕骨上、下项线间的附着点及寰枕后膜。患者取俯卧位，医生立于患者头前床边，查明压痛、钝厚感、硬结与条索所在部位并做标记，助手用碘伏常规消毒全颈部，医生铺洞巾，戴无菌手套，选用汉章I型4号针刀，医生左手拇指按压标记处定点、定向、加压分离，右手持针刀刺入，刀口线与主要的血管、神经平行，快速透皮、缓慢推进至疼痛粘连部位，刀下有紧绷感时，行切割、横行剥离、纵行疏通操作。患者通常有酸胀感，刀下有松动感时出针刀。

针刀治疗每周1次，治疗当日不做针灸治疗，以卧床休息为主，次日均采用针灸治疗。

2. 手法治疗

针刀松解结束后，嘱患者将下巴和床头边缘平齐，床头边缘垫一薄枕，医生左手托住患者下颌，手背压在薄枕上，右手放于患者后枕部，同时让一助用双前臂压住患者背部，双手挽住患者双肩固定患者身体，医生用右手下压患者后枕使患者以下颌为轴主动低头，助手形成对患者后颈部肌肉的对抗牵引，保持 1 ～ 2 min 后，右手突然加大用力弹压后枕部 1 ～ 2 次。术后 3 d 可行常规推拿手法治疗，主要手法包括一指禅推法、拿捏法、㨰法、点拨法、拔伸法、拍击法等。治疗部位以患者头项部、两肩胛内上角、肩胛冈上下、斜方肌、头夹肌、肩胛提肌及项韧带为重点。治疗时患者取坐位，医生站在患者背侧，用较轻手法拿揉患者的斜方肌及胸锁骨乳突肌，采用拨法轻拨肩部肌肉，点按风池、风府、百会、四神聪、太阳穴，再㨰揉整个颈部及肩部，促使痉挛肌肉放松。待肌肉松解后医生用肘部托住患者下颌，将一手示指及拇指置于患者风池穴处并固定其头部，向上轻轻拔伸 4 ～ 6 次，同时也可用扳法整复错位关节，促使椎体恢复正常排列；最后采用揉法、㨰法放松整个颈部及肩部 3 ～ 5 min，上述治疗应在针刀术后 3 d 每天 1 次，4 次为 1 个疗程，1 个疗程后观察疗效。

四、疗效评估

1.评估方法

采用魏毅等制定的椎动脉型颈椎病功能评分量表进行评估。量表共 11 个问题，最低 11 分，最高 33 分，得分越高，眩晕越重。

2.疗效判定标准

（1）治愈：阳性体征转阴，临床症状消失，能正常参加日常工作。

（2）显效：阳性体征基本消失，临床症状基本消失，对日常工作影响不大。

（3）好转：阳性体征减弱或者消失，临床症状基本消失，但只能从事比较轻的日常工作。

（4）无效：阳性体征无变化，临床症状改善不明显或者自觉症状无改善，日常生活受影响。

3.结果

治疗结束后，试验组总有效率为 96.0%，说明微创针刀结合手法治疗椎动脉型颈椎病的临床疗效显著，值得临床推广（见表 3-14-1，表 3-14-2）。

表 3-14-1　治疗前后椎动脉型颈椎病功能评分比较

组别	例数/例	治疗前/分	治疗后/分	差值/分
试验组	50	27.36 ± 2.72	15.24 ± 3.01	−12.12 ± 0.35

表 3-14-2 临床疗效表

组别	例数/例	治愈/例	显著/例	好转/例	无效/例	总有效率
试验组	50	13	24	11	2	96.0%

五、讨论

现代社会中，随着生活节奏的不断加快，工作压力的不断增大，电脑处理信息化和电子游戏机使用频率的增高，椎动脉型颈椎病在临床的发病率也在不断地增长。有专家预测，在未来 50 年内，该病将在整个脊柱患者的临床与实验研究方面取代以体力劳动为主要诱因的腰腿痛，而上升成为骨科临床的重要疾病之一。中医学认为其病因病机多为年老气血不足、肝肾亏虚，复感风寒湿邪，阻滞经络，或姿势不正而致气血痹阻，不通则痛。

针刀医学关于慢性软组织损伤的理论认为，人到中年因内分泌失调，引起肩部的代谢障碍，使代谢物瘀积而刺激有关的软组织，引起炎症反应，进而影响颈椎部的血液循环，造成颈椎部关节的动态平衡失调，而产生上述的临床表现。人体有强大的自我修复能力，每个人对于损伤的反应程度不同，修复损伤的程度及快慢也不同。病情较轻的患者经自身修复加之锻炼，症状可自行消失；有的患者病情较重，加之自身修复能力差，颈椎部关节周围的粘连、瘢痕较重，就需要外力来松解粘连。针刀具有松解粘连、疏通经络、解除痉挛等作用，用刀切割解除粘连及瘢痕的机械压迫，刺激局部小血管扩张、血液向松解部位灌渗，使血液和淋巴循环加速，促进炎症物质的吸收，从而恢复了病变部位的功能。针刀医学关于颈椎病的病因学及软组织动态平衡学说的建立，为通过导致椎动脉型颈椎病发病因素——颈椎周围组织的治疗提供了理论依据，通过针刀闭合性松解枕、肩背软组织的粘连可有效改善或消除腱筋膜组织的拘挛和异常高张力状态，促进无菌性炎症的消退，恢复局部组织的正常功能状态，促使颈椎生物力学平衡得以重新建立。

推拿手法治疗是在针刀对局部组织有效松解的基础上，通过手法解除颈肌痉挛使其松弛从而达到恢复颈椎正常序列和相互关系，整复纠结和恢复寰枢关节与椎体间关节错位和颈椎节段的不稳，可减少或解除局部的组织对椎动脉及交感神经的刺激，改善椎 – 基底动脉血供，从而达到有效缓解和治疗椎动脉型颈椎病的目的。

第十五章　　肩关节功能障碍与针刀治疗

一、概述

（1）肩关节功能障碍是一种以肩部持续疼痛及活动受限为主症的常见关节疾病。

（2）人类进化的两个重要产物是：大脑的智能性和上肢的灵活性。这就导致了肩关节的活动最多，最不稳定，也最易受到损伤。

（3）肩关节疾病涉及面广泛，涉及骨、肌肉、肌腱、韧带、神经、滑囊、关节、筋膜、力学平衡、颈胸腰椎等。

（4）因为肩关节周围的结构复杂，病因多种多样，病理变化轻重不一，造成了多数医生对此病的认识不足和治疗不够完善。因此明确对该病的认识，分清肩关节功能障碍的类型，掌握肩关节周围肌群的解剖、功能及肌群之间的互相关系对治疗取得良好疗效至关重要。

二、肩关节功能障碍的定义

（1）传统的认识：肩关节周围存在三个以上的痛点，统称为肩关节周围炎。

（2）现在的认识：肩关节是个复合体，由4个关节组成（图3-15-1），分别是胸锁关节、肩锁关节、盂肱关节、肩胛胸壁关节（没有关节的关节）。

（3）肩关节功能障碍是因肩关节囊及关节周围软组织损伤、退行性病变而引起的一种慢性无菌性炎症。以肩关节局部疼痛、关节运动功能障碍和肌肉萎缩为主要临床表现。

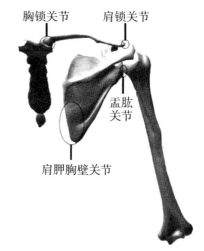

图3-15-1　肩关节的关节组成

三、肩关节功能障碍的分类

根据病因的不同，可将肩关节功能障碍分为 8 种类型。

1. 颈肩型

颈肩型也叫颈肩综合征，又可分为颈椎管内型和颈椎管外型两种病变。

颈椎管内型：若患者自述颈部、肩关节周围及肩背部疼痛、麻木且夜间疼痛加重，有时伴有手指的无力麻木等，则有可能是颈椎管内的病变，一般多为 C5/6 椎间盘急性突出。临床进行神经根挤压试验结合颈椎 MRI 检查即可确诊。

颈椎管外型：若患者的疼痛、麻木等不适没有严重到晚上痛醒，且神经根挤压试验没有呈阳性，颈椎牵拉试验呈阳性，多为颈部软组织的损伤，一般以前、中斜角肌损伤多见。

2. 内分泌型

内分泌型又称退行性型。形成原因主要有两个。

（1）肩关节的稳定主要靠周围的肌肉、肌腱和韧带的协调来维持，它们之间的滑液靠的是众多的滑液囊的参与。当这些软组织损伤时，便易产生粘连、瘢痕和挛缩，从而使肩关节的活动受限。

（2）人体到了 50 岁左右时，体内激素会发生很大的变化，女性更年期时性激素减少 80%，肾上腺皮质酮减少 10%。性激素对运动系统有着重要的调节作用，因而对内分泌型肩关节功能障碍的发病有一定的影响。更年期内分泌的变化又会导致钙离子丢失所引起的肌群及关节内润滑液的减少，钙离子的丢失还会引起慢性肌痉挛。

3. 创伤型

创伤型包括急性损伤及后遗症。

4. 慢性损伤型

慢性损伤型又称"肩部撞击综合征"。多是由于肩关节处受到外力的伤害而引起软组织的损伤（排除外伤引起的肩关节骨折）。以肩峰下撞击综合征最常见。病损组织以冈上肌腱、肱二头肌长头肌腱、肩关节囊上部与肩峰下滑囊为主。损伤的软组织主要看外力来自的方向。

5. 上交叉型

现代人因为生活方式的改变，尤其是手机、电脑等电子产品的应用，长期保持低头伏案姿势，在导致颈椎疾病的同时，造成胸大肌萎缩、胸小肌代偿，依据上交叉损伤原理使肩胛骨旋内、前移，肩关节间隙变小等，从而出现肩关节功能障碍等。

6. 躯体化障碍型

近年来随着社会的发展，躯体化障碍人群呈增多趋势。研究表明，疼痛科躯体化障碍的患者达 50%。躯体化障碍会加重疼痛敏感，当出现肩关节不适时患者就会出现强烈的自我保护，这样反而会加重肩关节功能障碍，久而久之形成肩关节周围炎，这样的临床患者不在少数。

7. 代谢性型

多年临床研究发现，导致肩关节功能障碍的代谢性疾病中以糖尿病最多见。

8. 其他型

手术后遗症，癌转移等。一般以肺癌转移多见。

四、肩关节功能障碍的评估

1. 体态评估

（1）是否有圆肩、含胸、驼背、头前倾、富贵包等上交叉综合征现象。

（2）是否有翼状肩、高低肩、溜肩等肩的姿势改变。

（3）两侧肩胛骨内侧缘与脊柱中线的距离是否一致，正常距离一般是三横指。

（4）手肘是否等高，肱骨是否旋转。

（5）是否有肌肉萎缩等。

2. 功能评估

（1）是否有颈部、颈肩部、肩背部及上肢干肌肉的酸痛、僵硬、麻木等。

（2）肩关节前屈、后伸、外展、内收、内旋、外旋是否能达到功能位。

（3）活动肩关节时是否有弹响声、摩擦声，并要辨别声音的方位等。

（4）是否有胸闷、心慌、呼吸不畅等。

3. 六个动作评估

六个动作主要包括前屈、后伸、外展、内收、外旋、内旋。

（1）前屈：运动范围大，可达 180°。三角肌的前部和喙肱肌是肩关节的主要屈肌。

（2）后伸：运动范围小，有 45°～50°；三角肌后部是主要后伸肌。

（3）外展：直臂上举运动范围大，有 180°。

（4）内收：即与外展相反的运动，一般不会出现问题。

（5）外旋：冈下肌、小圆肌为主要外旋肌，三角肌后部纤维辅助。

（6）内旋：内旋肌主要包括肩胛下肌、背阔肌、胸大肌、大圆肌、三角肌前束。

五、针刀治疗

1. 治疗原则

针刀治疗 + 拉伸 + 激活。

2. 定位

针刀的进针点包括神经卡压点和神经末梢支配的皮肤和肌肉，对肌肉起止点深层治疗结束后，针刀退到皮下，再在浅筋膜进行平刺。

3. 操作要点

（1）颈椎管内型：以钩椎关节治疗（千万不要用麻药），C5/6 关节囊针刀斜刺为重点。

（2）颈椎管外型：以针刀松解前、中斜角肌为重点。

（3）上交叉型：以针刀松解颈肩部固定肌群、胸部肌群为重点。

（4）内分泌型：以肩关节周围软组织松解为主，重点松解喙突、喙肱韧带、冈上肌止点、小圆肌的起止点。

（5）钩椎关节药物配比：曲安奈德注射液 20 ～ 40 mg、地塞米松注射液 5 mg 两支、维生素 B_{12} 注射液 0.5 mg 两支、0.9% 氯化钠注射液，共 10 mL。千万不用麻药。

（6）严重肩关节功能障碍者，重点要进行肩关节前腔治疗，极其严重者可采用拨针进行剥离。

（7）骨针刀减压：对顽固性上肢麻木，排除颈椎管内型的，可进行骨针刀减压，一般操作部位是肩胛冈外 1/3、肩峰最高点、肱骨大结节、喙突，操作中注意动态激活，操作后一定要进行梅花针拔罐排瘀血。

六、康复

颈胸同步激活法：①下颌内收；②中等力量对抗；③肩胛骨内靠；④持续 10 s 以上；⑤做 3 次以上。

注意：肩关节周围炎治疗难度大，恢复较慢，治疗间隔时间要长，一般 1 ～ 2 周治疗一次，一定要提前与患者及其家属沟通好，使其了解患病原因，教会患者正确的自我康复锻炼方法很重要，坚持自我康复锻炼能提高治疗效果。

第十六章　针药结合治疗胸腰椎骨质疏松性压缩性骨折后腹胀、便秘64例

一、概念

胸腰椎骨质疏松性压缩性骨折后腹胀、便秘是临床常见并发症。针灸科自 2020 年 12 月至 2022 年 10 月运用针药结合治疗胸腰椎骨质疏松性压缩性骨折后腹胀、便秘 64 例，现报道如下。

二、临床资料

1. 一般资料

本研究选取的 64 例患者中，男性 21 例、女性 43 例；年龄最小 55 岁，最大 80 岁；轻度骨折 41 例，中度骨折 23 例；病程最短 1 d，最长 1 个月。

2. 诊断标准

中医病证及证候诊断标准均依据国家中医药管理局颁发的相关诊断标准拟定。

3. 纳入标准

（1）患者发病前无腹胀、便秘。

（2）符合胸腰椎骨质疏松性压缩性骨折的诊断，骨折后并发腹胀、便秘。

（3）年龄在 55 ～ 80 岁。

（4）患者知情，并自愿签署本研究知情同意书。

4. 排除标准

（1）患者虽并发腹胀、便秘，但不符合胸腰椎骨质疏松性压缩性骨折的诊断。

（2）胸腰椎骨癌骨质破坏性骨折并发腹胀、便秘。

（3）发病前有腹胀、便秘病史者。

（4）年龄小于 55 岁或大于 80 岁者。

（5）合并有严重的肝肾功能及心脑血管、造血系统等原发性疾病者。

三、治疗方法

取穴：天枢（双侧）、足三里（双侧）。

操作：选用直径为 0.25 mm×50 mm 的一次性毫针，以上穴位常规消毒后，直刺，采用平补手法，得气后留针，间隔 10 min 捻转 1 次，30 min 后出针。1 d 1 次，共治疗 3 次。

内服活血承气汤（自拟）。组成：桃仁 10 g、红花 10 g、生大黄 10 g（后下）、当归 20 g、赤芍 20 g、芒硝 10 g（冲）、厚朴 30 g、枳实 30 g、炙甘草 10 g、香附 20 g、黄芪 30 g。煎药 600 mL，内服，第 1 次口服 600 mL，以后每次口服 200 mL，1 d 3 次，饭前服用，共服 3 d。

四、疗效标准与结果

1. 疗效标准

（1）治愈：临床症状、体征消失。

（2）显效：临床症状、体征明显好转，偶尔轻度腹胀、大便略干燥，解便不爽。

（3）有效：症状、体征较前好转。

（4）无效：症状、体征无改善。

2. 结果

治愈 42 例，占 65.6%；显效 16 例，占 25%；有效 3 例，占 4.7%；无效 3 例，占 4.7%；总有效率 95.3%。

五、典型病例

刘某，男，62 岁。因侧身取物致腰痛、腰部活动严重受限，DR 片提示 T12、L1 压缩性骨折，约 20%，遂收入住院治疗。患者入院 2 天未解大便、小便短赤。肛门偶尔矢气。检查：患者神清，取仰卧位，翻身困难，强迫体位，胸腰段轻度后凸，并有压叩痛，双下肢感觉运动功能正常，腱反射存在，全腹呈均匀性膨隆，腹软，满腹压痛，无反跳痛，叩之如鼓，肠鸣音减弱；舌厚黄腻，脉弦数。诊断：T12、L1 骨折合并麻痹性肠梗阻。急煎活血承气汤 1 剂，冷却后少量频服（1 h 服完 600 mL）。4 h 后腹中雷鸣，肛门频频排气，并泄下稀溏夹杂羊屎状粪便约 750 mL，腹胀痛明显减轻，患者顿感轻松。后每次服 200 mL，1 d 3 次，连服 3 d，患者大便正常。

六、讨论

胸腰椎骨质疏松性压缩性骨折使局部软组织受到牵拉，局部血肿使周围神经受到震动刺激，导致副交感神经受到抑制，使肠蠕动减慢，产生不同程度的腹胀、便秘。骨折周围出血，形成腹膜后血肿，直接或间接的损伤压迫了位于胸腰段脊柱前外侧交感神经节，使其节后纤维调节副交感神经对胃肠壁肌运动的功能紊乱，造成胃肠道收缩、蠕动、推动减弱，即消化道动力降低，造成胃肠道内容物潴留、积液、积气、腹胀、腹痛。同时腹腔神经丛功能紊乱，消化腺的分泌也减少，不利于消化、吸收、排泄。组成下腹腔神经丛的交感神经受损还干扰了盆神经中副交感神经功能，造成直肠松弛，肛门括约肌收缩，加重便秘，发病后卧床，胃肠道蠕动减弱，病后情绪焦虑等也是致病原因。中医认为，跌仆坠堕，骨断筋伤，督脉受损，气机不畅，气机升降失调致腑气不通，浊气不降，上则饮之即吐，下则不得前后，故腹中胀满，胸胁满闷，呃逆作呕，腹痛拒按，小便短赤，大便秘结。《素问·缪刺论》云："人有所坠堕，恶血留内，腹内胀满，不得前后，先饮利药。"天枢通腑气，调脏腑气机，促肠道蠕动；足三里补脾胃之气，调肠胃功能。笔者自拟活血承气汤通瘀泻下以调整肠胃功能，增强肠胃蠕动，促进消化道废物及毒素排出，还能增加毛细血管的通透性，改善微循环，并有解痉、止痛、消炎及理伤作用。方中生大黄泻热通便，荡涤肠胃，芒硝助生大黄泻热通便及软坚润燥，二药相须为用，具有峻下解热之功；厚朴、枳实行气解散、消胀除满，助芒硝、生大黄推荡积泄，加速热结之排泄；桃仁、当归、赤芍活血化瘀、润肠通便，香附疏肝解郁以克土壅，疏理滞气，推除滞气；甘草调和诸药，和中解毒。此方乃峻下之品，易耗损胃气，不可久用，以腹胀减、大便通而停药。现代药理研究证实：生大黄含蒽醌衍生物及鞣质，具较强抗菌通便作用；芒硝含有硫酸钠，在肠道中不易被吸收，在肠内形成高渗盐溶液，使肠道保持大量水分，引起机械系刺激，促进肠蠕动而致泻。胸腰段压缩性骨折是一种严重损伤，早期应用活血承气汤，不仅可以治疗腹胀、便秘，缓解患者痛苦，而且可以缩短病程、促进骨折痊愈。二法合用，共奏治疗之效。

第十七章　炎性软组织卡压所致的颈肩臂痛诊断与治疗

一、疾病特点

（1）患病年龄范围大。

（2）累及颈神经根多。

（3）女性多见。

（4）患者主诉多。

（5）病史常有上肢麻痛在先，而乏力在后。

（6）患者睡觉时患肢不知如何放置。

二、查体注意事项

（1）注意对比上肢。

（2）注意观察皮肤感觉、肌力（颈部、头皮、面部、前臂内侧）。

（3）了解压痛点及放射部位。

（4）颈部影像学检查注意事项：C7[①] 横突是否过长，有无颈肋，颈椎增生的程度，是否存在椎间隙狭窄，有无突出。

（5）强调 MRI 检查有 40% ～ 60% 的假阳性结果有：①前臂内皮神经的感觉电位下降，传导速度减慢。②波潜伏期延长，波幅下降。③正中神经、尺神经、前臂内侧皮神经中有两根或两根以上的神经受损。

三、神经解剖结构

1. 颈丛的解剖

颈丛由 C1 ～ C4 神经根前支组成，除 C1 神经根外，C2、C3、C4 均分为上、下两

---

① "C"指颈椎，"C7"即为第 7 颈椎，后同。另外，"T"指胸椎，"L"指腰椎，"S"指骶椎。

支。C1 和 C2 上支合并后向颈前方行走，C2 下支与 C3 下支斜穿颈部筋膜组织，在相当于胸锁乳突肌后缘中点处稍上方，分成 8 ～ 12 根分支。从 C2、C3 合干处发出枕小神经、耳大神经和颈前神经，从 C3、C4 合干处发出膈神经和粗大的锁骨上皮神经，锁骨上皮神经向前下行 2.0 ～ 2.5 cm 后呈扇形分出锁骨上内侧、中间和外侧诸分支共 5 ～ 7 支。

2. 颈丛和周围组织关系

C1 ～ C4 神经根部由颈深肌（头夹肌、颈夹肌、肩胛提肌及中斜角肌）的起始纤维包裹。C3、C4 有多个小淋巴结排列成串、有韧性的纵行纤维组织，C2、C3 和 C3、C4 的合干处在体表的投影在相当于胸锁乳突肌后缘中点上下方约 3.0 cm×1.5 cm 的范围内。

3. 臂丛神经的分支

（1）肩胛背神经：从 C5 神经根外侧距椎间孔 5 ～ 8 mm 处分出，起始部常常和胸长神经的起始处合干，有时有来自 C4 神经根的纤维加入。若该神经卡压可产生颈背部疼痛。

（2）胸长神经：从 C5、C6、C7 神经根外侧，距椎间孔 8 ～ 10 mm 处发出，该神经卡压可引起心前区、腋下部的不适。

（3）胸前外侧神经：主要由 C5、C6、C7 纤维组成，支配胸大肌锁骨部。

（4）胸前内侧神经：由 C7、C8、T1 组成，支配胸大肌胸肋部。

（5）上肩胛下神经：起至后束支，支配肩胛下肌。

（6）胸背神经：起于后束支，支配背阔肌。

（7）下肩胛下神经：起于后侧束，支配肩胛下肌及大圆肌。

臂丛神经的解剖图见图 3-17-1。

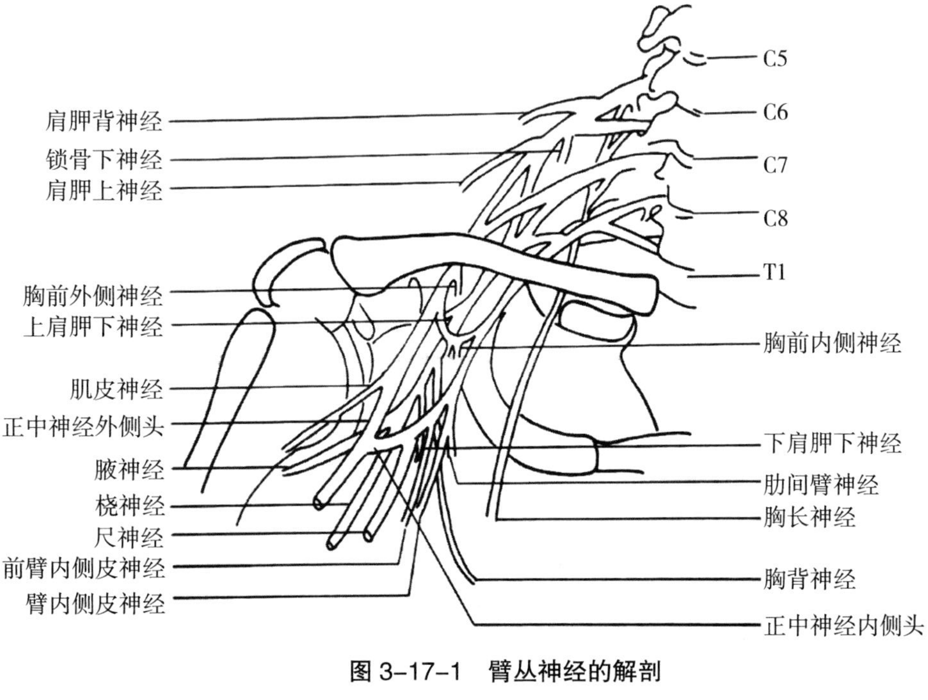

图 3-17-1　臂丛神经的解剖

四、斜角肌解剖结构

1. 前、中斜角肌

在颈椎的前后结节均有起点（说明前、中斜角肌起始纤维在椎间孔处有交叉，也就是说 C4、C5、C6、C7 在交叉的肌性纤维中穿行），特别是 C3、C4 横突的后结节，藏有一束肌肉，起于结节上部，汇成一束肌束或肌腱束，C5 神经根下方融入前斜角肌中（40.7%），这可能是非颈椎病引起的 C5 神经卡压的最主要原因。

2. 后斜角肌

后斜角肌的起点大多起于 C7 横突，占 90.5%，也有可能起于 C6、C7 横突，占 9.5%。止点在第一肋内侧缘，前、中斜角肌止点之间，其前缘呈锐性腱样结构，触之坚硬。

3. 后斜角肌与周围组织的关系

（1）与第 1 肋的关系：在前、中斜角肌间，止于第 1 肋。

（2）与中斜角肌的关系：位于中斜角肌的后下方。

（3）与臂丛神经的关系：臂丛下干从后斜角肌前缘的腱性部分上跨越。C8、T1 神经根分别跨过后斜角肌腱性部分前缘再组成下干。

五、分型

1. 下干受压型

臂丛神经受压症，常见于中年女性，男女比例为 1∶3，20～40 岁多见，表现患肢酸痛不适、无力、怕冷，手部麻木。检查患肢肌力稍差，手尺侧，特别是前臂内侧有针刺痛觉明显改变，同时还可能出现大、小鱼际肌萎缩。

2. 上干受压型

上干受压型主要表现为肩外展、屈肘无力，肌力明显减退，甚至不能完成肩外展、屈肘动作。常伴有颈部疼痛不适，但被动活动正常，肩外侧上臂外侧针刺觉减退。

3. 全臂丛根干部受压型

全臂丛根干部受压型表现为上、下干均有受压，小部分患者有颈肩部疼痛不适、患肢疼痛，在发病前 3 个月可能有病毒感染史、发热、全身疼痛，最后局限在患肢疼痛不适、肌力减退和感觉异常，其病理可能是病毒性神经炎。部分患者有外伤史，双手撑地，伤后渐出现上肢无力，整个上肢感觉减退，甚至常常伴有颈部、头皮、面部的感觉障碍，味觉、嗅觉改变，一侧的肩、肘、手部肌力均减退。

4. 交感神经刺激型

交感神经刺激型常有雷诺现象，表现为肢体苍白、发绀、变冷、麻木，亦有手汗特别多。少数患者出现 C1 直到 T2 神经根全部受压的临床表现，患者头面、颈部直到上臂内侧针刺痛觉均减退，整个上肢诸关节运动的肌力均有不同程度的减弱，甚至一侧上下肢，包括躯干部的针刺痛觉均减退。

5. 假性心绞痛型

假性心绞痛型以心前区刺痛，左侧颈肩部不适，左上肢麻木为主要症状，因肩胛背神经与颈 5 胸长神经合干处受压而产生。

6. 锁骨下动、静脉受压型

锁骨下动、静脉受压型表现为肢体易疲劳，乏力，桡动脉搏动明显减弱。

7. 椎动脉受压型

椎动脉受压型可表现为偏头痛、眼涩、咽部异物感、头晕。

8. 肩胛背神经受压型

"睡觉时手不知道放哪"，疼痛向背部放射，除 C4-C5 横突处有明显压痛外，T3 棘突偏向患肢侧旁 3 ～ 4 cm 处或肩胛内上角处有明显压痛，压迫该点可诱发前臂内侧和小指发麻，沿肩胛背神经的行径有压痛。由于肩胛背神经与 C5 胸长神经合干，部分有胸前或胸侧壁的刺痛不适。患者诉胸前疼痛，一直痛到背后，或从背后痛到胸前，常误诊为颈椎病和神经痛。

六、诊断性治疗

颈部局部封闭：局部麻醉药的浸润，使颈部周围的软组织前、中斜角肌很快松弛，减轻对颈神经根的压迫。

1. 体位与定位

患者平卧，肩下垫枕，头偏向健侧。顺颈椎横突渐按压，找到最痛点并做标记，最痛点多在胸锁乳突肌后缘与颈外静脉的交界处稍上方，深层按压常感到横突结节。

2. 局封药物的配方

（1）曲安奈德 20 mg+0.5% 布比卡因 2 mL+ 生理盐水 1 mL。

（2）糜蛋白酶 4 000 ～ 8 000 U+ 上述药物或单独使用。

3. 操作过程

于标记点进针，按体会的方向进针，针尖抵达横突结节，如背部症状重，可将针尖再向后方移动，回抽无血后，缓慢推入药物。边推边询问患者感受，拔针后 1 ～ 2 min 令患者起立做耸肩动作。

4. 意义

（1）如患者症状和体征完全消失——椎间孔外卡压。

（2）如患者症状和体征毫无变化——椎间孔内、椎管内卡压。

（3）如患者症状和体征部分变化——混合型卡压，再结合病史和影像学的结果判断。

5.注意事项

（1）进针时注意回抽。

（2）改变进针方向、深度时必须回抽。

（3）注射完毕，立即起立。

（4）一旦患者发生呼吸抑制，应保持呼吸道通畅，人工呼吸 3～4 min 即可解除呼吸抑制。

七、肘关节外侧痛分析

如检查没有问题，按上述神经连接的思路找一找，是否是支配肱骨外上髁的神经出了问题（干性痛）？胸廓出口臂丛神经是否受压（丛性痛）？颈椎神经根出口有没有病变（根性痛）？肩胸背有没有较严重的软组织损伤（牵涉痛）？这样，我们对疾病的诊断就不会那么狭隘，思路就会开阔一些、清晰一些。

目前肘关节外侧痛的诊断名称如下：

（1）肱骨外上髁炎。

（2）桡侧伸肌群肌腱炎。

（3）桡骨环韧带附着处损害。

（4）原发性颈肩背部或者肩胛部软组织损害造成的传导痛（上、中、下干型颈丛炎性软组织卡压；冈下肌软组织损害）。

（5）肱骨外侧缘关节囊附着处损害（滑囊炎）。

（6）桡管综合征。

（7）上臂桡神经嵌压。

（8）旋后肌损害。

（9）肱桡关节副韧带损害。

附：封闭不能治愈的肘关节外侧痛分析

（1）最常见的原因是肱骨外上髁炎，局部治疗不能治愈的为数不少，有的表面的皮肤注射成白色，局部照痛。局部查体肱骨外上髁明显隆起，四周软组织萎缩，皮肤呈白色，在肱骨外上髁上方及内侧 1～2 cm 以及沿桡骨中轴向下 5～6 cm 的范围有明显压痛，追问病史有颈肩部疼痛，并可查到颈外侧有压痛，患侧肌力下降，如图 3-17-2。分析如下：同时存在颈 5，6 处的无菌性炎症软组织病变影响到 C5、C6、

C7，特别是 C7 神经根处最重要。

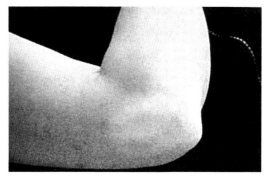

a.右侧肱骨外上髁周围皮肤被局部封闭
注射成白色，皮肤变薄

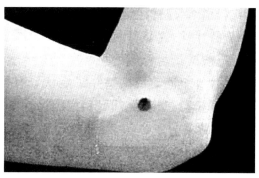

b.压痛点仍在肱骨外上髁

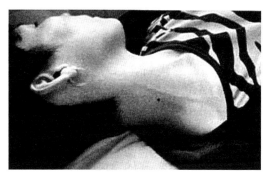

c.右颈外侧胸锁乳突肌、颈外静脉
受累处有一明显压痛点

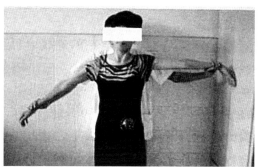

d.右肩外侧肌力下降

图 3-17-2　封闭不能治愈的肘关节外侧痛

（2）本病特点：患者常常不能指出和找到最痛处。如伴有肩外侧、上臂外侧感觉变化，肩外展肌力下降，颈外侧有明显压痛点即可诊断。

（3）肘外侧的疼痛：这种疼痛通常是由前臂背的伸展肌缩短引起，伸展肌包括肱桡肌，桡侧腕长伸肌，桡侧腕短伸肌，指伸肌，尺侧腕伸肌，小指伸肌和肘后肌。

（4）肱桡肌和桡侧腕长伸肌从肱骨外上髁嵴伸出。肱桡肌附着于桡骨茎突的基部。肘后肌从肱骨外侧上髁骨的后表面伸出，到鹰嘴的侧表面。其他的四条肌肉则共用一条伸展腱，该腱起于肱骨外上髁前面，亦即起于深层的筋膜和邻近肌肉间的纤维隔。所有腕伸展肌都附着于掌骨基部。大部分的肌肉，都很容易通过触摸来确定。嘱患者把肘伸展，手掌向下，重复地伸展手指或腕，容易确认前臂的活动肌肉。治疗上肢（肱骨外上髁），主要包括颈椎旁的肌肉。

（5）外上髁部位的疼痛和易触痛性的治疗，伸腕时引起外上髁部位的疼痛和易触痛性（例如"网球肘"或外上髁炎是常见的疾病）。肌肉刺激疗法对此很有效果，主要是治疗前臂背部的伸展肌。它们是肱桡肌，尤其是桡侧腕长伸肌，桡侧腕短伸肌，指伸肌，尺侧腕伸肌，小指伸肌和肘肌。有时所有这部位易触痛的肌肉都要针刺，例如三头肌和旋后肌。针刺要达到旋后肌时，手臂一定要反转，使手掌向上。

（6）桡管综合征：本病特点前臂近端疼痛，使用前臂时加重，对抗阻力伸中指疼痛最明显，鉴别点在于疼痛部分不在肱骨外上髁而在运动肌群下面，桡骨头的上面。无功能障碍、肌力和感觉变化。

（7）桡神经内侧邻近肱肌和肱二头肌，外侧接近肱桡肌起始点，后面接近肱骨外上髁、桡侧腕短肌和它交叉，其肌腹将其压在下面桡骨头，下面是桡侧腕长肌。

治疗中要处理上述肌肉。

第十八章　刃针结合神经阻滞治疗难治性肩关节周围炎

一、临床资料

肩关节周围炎为针灸科常见病、多发病，俗称"五十肩""冻结肩"，医学上也称为粘连性关节囊炎，是由于肩关节的急慢性损伤或其他原因引起的肌腱、韧带、滑囊、关节囊等软组织的慢性炎症，继而软组织出现增生、粘连、瘢痕、挛缩等改变，限制肩关节的活动，临床以静止及活动时疼痛、功能受限为其特点。肩关节周围炎发病隐匿，多数患者就诊时已发展到粘连期，给临床治疗带来难度。通常肩关节周围炎病程超过半年者称为难治性肩关节周围炎。

肩关节周围炎好发于 40 ～ 70 岁的中老年人，在这个年龄段有 2% ～ 5% 的患病率，女性较男性多见，左右肩发病率无明显差异。

病因：感受外邪、气血痹阻、劳作过度、跌仆损伤、肝肾亏虚。

病机：不通则痛、不荣则痛。

诱因：多数认为是在肩关节周围软组织退行性变的基础上发生的。

二、肩关节周围病变

（1）肩关节周围软组织劳损或退变：可引起冈上肌腱炎、肱二头肌腱炎、肩峰下滑囊炎、关节囊炎和旋转肩袖损伤等疾病。

（2）肩关节的急性创伤：如肩部挫伤、肱骨外髁颈骨折和肩关节脱位等。

三、肩外疾病

（1）颈椎源性肩关节周围炎：指由于颈椎病引起的肩关节周围炎。特点为先有颈椎病的体征和症状，而后再发生肩关节周围炎。

（2）冠心病：引起的绞痛主要位于胸骨后部，常可放射到肩、上肢或背部，左肩及左上肢尤为多见。尚可引起肌肉痉挛，肩关节运动受限，可诱发肩关节周围炎。

（3）其他因素：本病发生尚与精神心理因素、肩部受害、体内有感染病灶、内分泌紊乱及自身免疫反应等有关。从临床观察中发现，肩关节周围炎多与糖尿病、偏瘫、肺结核、颈椎病等疾病并存，并且发病率偏高。

四、发病机理

（1）早期变化是纤维性的关节囊收缩变小、关节的容积减小。

（2）晚期软组织呈普遍的胶原纤维的退行性变、纤维化、短缩与硬化。

五、分类

（1）肩关节周围滑液囊病变：包括滑囊的渗出性炎症、粘连、闭塞及钙质沉积等病理变化；可累及肩峰下滑囊或三角肌下滑囊、喙突表面的滑囊等。

（2）盂肱关节腔病变：早期均可有腔内的纤维素样渗出，晚期出现关节腔粘连、容量缩小。

（3）肌腱、腱鞘的退化性病变：肱二头肌长头肌腱炎及腱鞘炎、冈上肌腱炎、钙化性肌腱炎、肩袖断裂及部分断裂、撞击综合征等。

（4）其他肩关节周围病变：喙突炎、肩纤维组织炎、肩胛上神经卡压征、肩锁关节病变等。

六、病理分期

（1）疼痛期（急性期）：主要表现为肩部疼痛、肩关节活动受限，是疼痛引起的肌肉、韧带、关节囊痉挛所致，但肩关节本身尚能有相当范围的活动度。

（2）粘连期（僵硬期）：肩部疼痛症状已明显减轻，肩关节活动严重受损。肩关节因肩关节周围软组织广泛粘连，活动范围极小，外展及前屈运动时，肩胛骨随之摆动而出现耸肩现象。

（3）缓解期：本期患者随着疼痛的减轻，在治疗及日常生活劳动中，肩关节的挛缩、粘连逐渐消除而恢复正常功能。首先是旋外活动逐渐恢复，继之为外展和旋内等功能恢复。

七、影像学检查

DR 检查一般无异常，少数患者可出现软组织钙化阴影或骨质疏松等。MRI 检查能够清晰地显示关节的软骨、关节囊、韧带、肌腱、肌肉等结构，是诊断关节损伤的最好检查手段。

八、常见扳机点和疼痛区

常见扳机点和疼痛区见图 3-18-1～图 3-18-6。

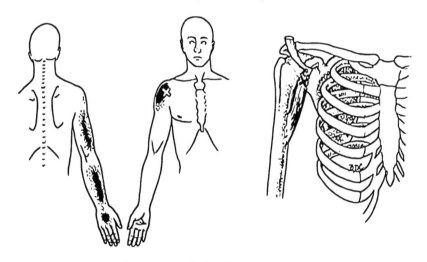

图 3-18-1　喙肱肌扳机点和疼痛区

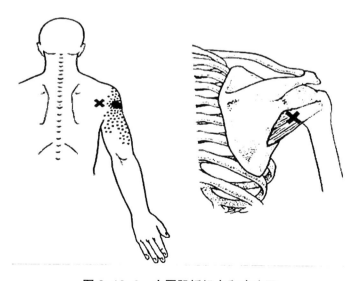

图 3-18-2　小圆肌扳机点和疼痛区

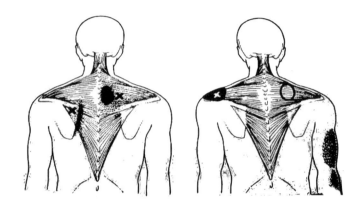

图 3-18-3　斜方肌扳机点和疼痛区

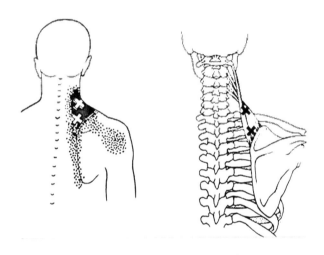

图 3-18-4　肩胛提肌扳机点和疼痛区

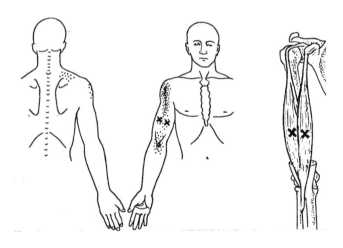

图 3-18-5　肱二头肌扳机点和疼痛区

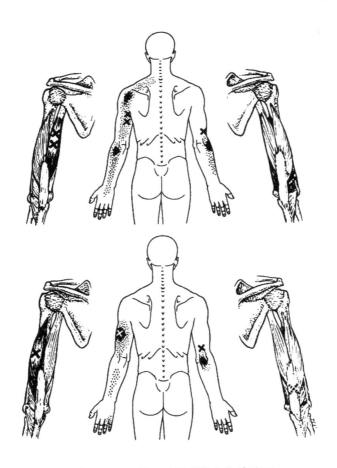

图 3-18-6 肱三头肌扳机点和疼痛区

九、鉴别诊断

（1）风湿性关节炎：具有游走性疼痛，可波及多个关节，肩关节活动多不受限，活动期 ASO、血沉升高。

（2）冈上肌腱炎：其痛点以大结节处为主，在肩关节外展60°～120°时产生疼痛。

（3）神经根型颈椎病：亦可引起肩部疼痛，疼痛与颈神经根的分布相一致，椎间孔挤压试验、臂丛神经牵拉试验可呈阳性，颈椎DR检查多有阳性改变。肩关节周围炎能自愈，而神经根型颈椎病往往呈进行性加重。

十、关于神经阻滞疗法

神经阻滞疗法是指通过注射局麻药，控制神经细胞膜内外的钠离子与钾离子流动，中断疼痛信号传导通路，同时促使炎性物质的吸收，促使炎症消退、缓解疼痛。

十一、刃针操作技术

1. 术前准备

（1）询问患者的身体情况，了解病史，如患者有无发热或病毒感染。

（2）有心脑血管疾病者，针刺前应按时口服相关药物。

（3）及时进餐，避免空腹进针，造成晕针。

（4）及时排空大小便。

（5）妥善安排好患者的体位。

2. 术中过程

（1）定点：肩贞（肩关节后下方，当上臂内收时，在腋后纹头上1寸处取穴）直上2 cm处、肩前（正坐垂肩，于腋前皱襞尽端与肩髃穴连线的中点取穴）、天宗（肩胛冈中点与肩胛骨下角连线的上1/3与下2/3连线处）。一般用龙胆紫定点，也可用手术专用记号笔定点。定点是针刺成功与否的重要前提，定点准确，针刺入皮肤后能容易找到骨面，顺利进行针刺的各种操作，迅速消除肌肉骨膜附着处的无菌性炎症。

（2）术前皮肤消毒：常规消毒。

（3）刺入。

（4）拔罐放血，留罐8 min后取罐，用碘伏消毒。

（5）药物：曲安奈德注射液3 mL、利多卡因注射液3 mL、0.9%生理盐水2 mL混合。

（6）操作：用10 mL一次性空针吸取上述药液，换上7号牙科针头，将针头分别刺入上述三穴，天宗穴注射2 mL药液，其余两穴各注射3 mL，术毕，患者取坐位，向各个方向活动肩关节，以让药物均匀分布。

第十九章　董氏奇穴治肩背痛

董氏奇穴是经山东平度人董景昌先生研究发展，自成一派的针灸之学，此法源自山东省，发展于中国台湾，近年又回归中国大陆针灸界。董氏奇穴由于具有疗效佳、见效快、用穴少、不针患处等特点，在临床上深受医生和患者喜爱。笔者运用本法治疗肩背痛取得较好疗效。肩背痛是针灸科常见症状，多为外感风寒，邪袭太阳经，或肌肉慢性劳损等因素所致，归属中医"痹症"范畴。西医的背部肌筋膜炎相关症状符合本文所述的肩背痛特征。

一、概述

1. 中医认识肩背痛

（1）寒湿侵袭：多为素体虚弱，寒湿侵袭太阳经，寒湿凝滞，经络闭阻，气血运行不畅，不通则痛，故见肩背部疼痛板滞。

（2）气血瘀滞：多发于老年人或久病体弱之人，气虚血少，气无力推动血行，血流不畅。气滞血凝，经络失养，则肩背部疼痛。

（3）慢性劳损：好发于长期保持单一姿势工作的劳动者，日久导致肩背部气血运行不畅而导致疼痛。本病累及的经络以足太阳膀胱经、手太阳小肠经为主。辨别疼痛所在部位的经络，对于使用针灸治疗肩背痛有重要指导意义。

2. 西医认识肩背痛

肩背痛常见于背部肌筋膜炎，此病是指因受寒、受潮、慢性劳损而使腰背部肌筋膜及肌组织发生水肿、渗出及纤维性变，而出现的一系列临床症状，常累及斜方肌、大菱形肌、小菱形肌、冈下肌、小圆肌等肌肉。

二、治疗选穴

（1）董氏奇穴针刺选穴健侧主要穴位：重子穴、重仙穴。

（2）董氏奇穴针刺选穴患侧主要穴位：后溪穴或束骨穴。

（3）穴位定位。重子穴：手心向上，在第一掌骨与第二掌骨之间，虎口下约一寸处取穴。重仙穴：手心向上，在第一掌骨与第二掌骨之间，虎口下约两寸处取穴。后溪穴：微握拳，第五掌指关节后尺侧的远侧掌横纹头赤白肉际处取穴。束骨穴：第五跖骨小头的后缘，赤白肉际处取穴。

三、治疗方法

（1）针具选取使用 0.25 mm × 25 mm 和 0.30 × 50 mm 一次性毫针。

（2）操作方法：患者采用坐位或仰卧位，医生选取患者健侧重子穴、重仙穴，先用拇指重压穴位，再用 0.25 mm × 25 mm 毫针配合随咳进针法施针，进针深度 0.5 ～ 0.8 寸。根据患者肩背痛部位与经络，可以配合选用患侧后溪穴或束骨穴加强治疗效果。如疼痛在手太阳小肠经分布区域，可加用后溪穴；如疼痛在足太阳膀胱经分布区域，可加用束骨穴，上述后溪、束骨两穴均采用常规针刺方法。

（3）相关注意事项：针刺顺序依次为重子穴、重仙穴、后溪穴或束骨穴，起针顺序与之相反；留针时间以 45 min 为宜，留针期间每 15 min 用平补平泻手法行针一次；留针期间须嘱患者活动患处，如活动患侧手臂，以带动患侧疼痛部位活动。

（4）其他：治疗每天 1 次，7 次为 1 个疗程。

四、验案举例

（1）验案 1：李某，女，53 岁，财务人员。主诉：左侧肩背痛 7 d。患者 7 d 前因工作原因长时间使用电脑而出现左侧肩背痛，夜间痛甚，口服自购西药，效不显。查体发现脊柱左侧与肩胛骨内缘之间压痛明显，经 X 线检查，未见明显异常。诊断为：肩背痛（痹症），经络分布属足太阳膀胱经区域。嘱患者取坐位，给予针刺右侧重子穴、重仙穴，左侧束骨穴，留针 45 min，留针期间每 15 min 用平补平泻手法行针一次，并嘱患者活动左侧手臂，以带动肩背部肌肉活动。经此法治疗一次，患者疼痛明显减轻，夜间疼痛消失，治疗三次症状完全消失。

（2）验案 2：郭某，男，42 岁，教师。主诉：右侧肩背部疼痛 1 年。患者自诉 1 年前无明显诱因出现右侧肩背部酸痛，活动手臂后肩背部疼痛加重，经口服药、局部针灸、推拿等治疗，疗效欠佳。查体发现右侧肩胛冈以上区域有压痛，肩胛冈以下区域压痛明显。诊断为：肩背痛（痹症），经络分布属手太阳小肠经区域。嘱患者取坐位，给予针刺左侧重子穴、重仙穴，右侧后溪穴，留针 45 min，留针期间每 15 min 用平补平泻手法行针一次，并嘱患者活动右侧手臂，带动肩背部肌肉活动。经上述方法治疗一次后，患者肩背痛明显减轻，经过 7 次治疗诸症皆除。

五、讨论

1. 董氏奇穴简介

董氏奇穴是董景昌先生祖传的具有独特疗效的一种针灸方法，并经其第二代传人杨维杰博士、第三代传人邱雅昌博士研究发展，形成了如"脏腑别通""太极全息对应""针证相对论"等独特的理论体系，并以"倒马针法""动气针法""牵引针法"为主要施针方式用于针灸临床，经过广大董氏奇穴针灸医生数十年的应用验证，发现本法是一种简便高效的针灸疗法。董氏奇穴具有以下特点。

（1）它属于中医针灸的一部分。

（2）安全高效。

（3）健侧用针，不针局部。

（4）急症、痛症见效迅速。

（5）用针精简，患者易于接受。

（6）它特有的刺血方法，增强了治疗效果。

2. 选穴原理探讨

（1）治疗肩背痛，选取重子穴、重仙穴作为主要针刺治疗穴位，其原理符合董氏奇穴特有的"脏腑别通"理论。脏腑别通之理论源于明代李梴之《医学入门·脏腑相通篇》"心与胆相通；肝与大肠相通；脾与小肠相通；肺与膀胱相通；肾与三焦相通；肾与命门相通"。重子穴、重仙穴位于大鱼际处，接近手太阴肺经区域。在"脏腑别通"理论中"肺与膀胱相通"，故取用上述两穴治疗肩背痛能取得较好疗效。

（2）重子穴、重仙穴两穴并用，符合董氏奇穴特有的"倒马针法"理论。倒马针法是一种特殊用针方式，系利用两针或三针并列之方式，加强疗效的一种特殊针法，奇穴与十四经穴均可采用此针法，此针法常与动气针法结合使用，疗效显著。

（3）根据疼痛部位，辨别经络分布区域，选取患侧五输穴的"输穴"——后溪穴和束骨穴作为"牵引针"，此种方式符合董氏奇穴"牵引针法"理论。同时《难经》有"输主体重节痛"之说，故牵引针法加强了治疗效果。

（4）重子穴、重仙穴为健侧取穴，即《黄帝内经》所谓巨刺者，《灵枢·官针》曰"巨刺者，左取右，右取左"，由于经络在人体大都有左右交会的穴位，脉气能左右相贯，故左经有病，取右经的穴位也能治疗，右经有病，常取左经的穴位而有效。

（5）治疗肩背痛，运用董氏奇穴针刺相应穴位后，活动患侧肢体，即动气针法，患者接受针刺治疗时活动患处，以增加疗效。

董氏奇穴作为中医针灸百花园中的一朵"奇葩"，不仅具有丰富的理论内涵，更具有切实可靠的临床疗效。本文介绍了董氏奇穴治疗肩背痛的临床经验，也从这一疾病的治疗中反映出董氏奇穴的治疗路径。

第二十章　阿是穴四花刺治疗肱骨外上髁炎

一、概念

肱骨外上髁炎，是前臂伸肌群肌腱起点处的无菌性炎症，也叫网球肘，是临床常见病、多发病，以疼痛、压痛、持物无力为主要症状，拖地、炒菜、使用工具等会引发或加剧疼痛，在网球运动员、泥瓦匠、厨师、纺织女工以及其他需要手臂连续重复操作的职业人员中患病率较高，对患者生活、工作造成了严重的影响。

二、临床资料

1. 一般资料

本研究选取的 124 例患者均为针灸科的门诊患者，其中男 64 例，女 60 例；年龄最小 18 岁，最大 68 岁，平均 45 岁；病程最短 2 个月，最长的 5 年，平均 9 个月。

2. 诊断标准

所有患者均有明显的肱骨外上髁疼痛、压痛，均符合肱骨外上髁炎的诊断标准。

三、治疗方法

采用阿是穴四花刺法治疗肱骨外上髁炎。患者取坐位，患侧手臂放于椅子把手上，或者将椅子置于治疗床边，将手臂置于床面，并取旋前半屈舒适位，在阿是穴常规消毒，用 4 根一次性使用的符合质量要求（针尖圆而不钝，无弯针、锈蚀、倒钩）的 0.3 mm×40.0 mm 的不锈钢毫针在阿是穴处进针，分别向上下（或前后）左右方向斜刺，每针沿正对侧方向以 45° 角倾斜刺入 25～35 mm（依阿是穴所在局部皮肉厚薄而定，但同一穴 4 针的深度应一致），使外露之针柄互相交叉呈"四花"状，以双手拇、示指分别夹持住相邻两针针柄，行小幅度（上下幅度 5～7 mm）、较快频率（100～150 次/分）的提插操作，以患者有强烈但能忍受的酸胀感为度，持续提插

1 min 后留针，间隔 10 min 后重复操作，依此操作 3 次后出针。行提插捻转泻法，持续操作 3 ～ 5 min，然后留针 20 min，并可间歇运针。每日 1 次，10 次为 1 个疗程。出针时摇大针孔，不用棉签压迫，有出血者让其自止，但出血量多或超过 3 min 未止者则压迫止血。

四、疗效观察

1. 疗效标准
（1）治愈：所有临床症状与体征等均消失，功能活动恢复正常。
（2）有效：局部疼痛、压痛等较治疗前有改善，功能活动基本正常。
（3）无效：各种症状都无改善，日常生活无法自理，痛感强烈。
2. 治疗结果
治愈 89 例，治愈率 72%；有效 30 例，有效率 24%；无效 5 例，无效率 4%；总有效率为 96%。

五、讨论

肱骨外上髁炎为西医病名，在中医学中属于痹症、伤筋和肘劳的范畴，主要表现为肱骨外上髁部局限性疼痛，主要由慢性劳损导致，大部分是因为体质虚弱、风寒湿邪侵袭和气血亏虚导致血不荣筋、气血不通、筋骨失养、经脉痹塞，不通则痛，辨证多从瘀血与寒湿侵袭入手，采用活血化瘀、温经散寒止痛等治法。

西医学认为，肱骨外上髁炎是一种对患者前臂内旋及伸腕功能造成影响的慢性劳损性的疾病。肱骨外上髁是前臂伸肌群的附着点，前臂伸肌群的主要功能是伸腕、伸指，因此，在做前臂旋前、伸腕、伸指活动时，伸肌总腱起点会产生较大的张力，如果长期反复进行这种动作或短时间内高频率进行这些运动都能引起该处损伤，导致局部出现充血、水肿、渗出、粘连及部分伸肌腱断裂、无菌性坏死与退行性改变。针刺之法，《黄帝内经》中有"九刺""十二刺"等，其中"报刺"是重复刺阿是穴，"齐刺""扬刺""傍针刺"等均属同一部位多针刺法，皆为增强针感、泻"分肉溪谷间"邪气而设。阿是穴四花刺法采用一点四针，针尖斜向四个方向呈四花瓣状（以此得名），此法比单刺法得气更快，针感更强，以针引瘀滞之气血更快疏散，而达疏通经络、调理气机、行气止痛之目的，故可获得比运用单刺法更为显著的疗效。使用阿是穴四花刺法治疗肱骨外上髁炎，疗效确切，无副作用，患者易于接受，此法值得推广应用。

第二十一章　调神六穴治疗顽固性失眠

一、失眠的概念

失眠指合适的睡眠机会和睡眠环境下，依然对睡眠时间和（或）质量感到不满足，并影响日间社会功能的一种主观体验。主要症状：入睡困难（入睡潜伏期 ≥ 30 min），睡眠维持障碍（整夜觉醒 ≥ 2 次），早醒，睡眠质量下降；总睡眠时间减少，不足 6.5 h；同时伴有日间社会功能障碍。

失眠引起的日间社会功能障碍：疲劳、情绪低落或激惹；躯体不适；认知障碍。

失眠按照病程分：短期失眠（病程 < 3 个月）、长期失眠（病程 ≥ 3 个月）。

反复失眠者，应按每次失眠的持续时间来判定是否属于慢性失眠；另外，失眠是一种主观体验，不应单独依据睡眠时间判断是否存在失眠。由于部分人群虽然睡眠时间短，但并没有主观睡眠质量下降，也不存在日间社会功能损害，因此不能视为失眠。

二、失眠的流行病学

流行病学调查提示，我国成人中在过去 1 个月内经历不同程度失眠者约占成人总数的 45.4%。在成人中，符合失眠诊断标准者占 10% ～ 15%，且许多失眠患者具有慢性病程，严重失眠甚至持续 10 年以上。

失眠的危害：失眠可严重影响患者生活及工作质量，对人体身心健康造成伤害，甚至可引起抑郁、自杀等严重威胁人身安全的行为，为个人、家庭及社会带来沉重的负担。因此，防治失眠，具有重要的社会意义。

三、失眠的诊断

1. 长期失眠的诊断标准

同时符合以下标准。

（1）存在一种或多种睡眠异常症状。

（2）存在一种或多种与失眠相关的日间症状。

（3）睡眠异常与日间症状不能用没有合适的睡眠时间或不恰当的睡眠环境来解释。

（4）睡眠异常症状及相关日间症状每周至少出现 3 次。

（5）睡眠异常症状及相关日间症状持续至少 3 个月。

（6）睡眠和觉醒困难不能被其他的睡眠障碍更好地解释。

2. 短期失眠的诊断标准

符合长期失眠第 1～3 条、第 6 条标准，但病程不足 3 个月和（或）相关症状出现的频率未达到每周 3 次。

四、失眠的治疗

（1）心理治疗：睡眠卫生教育和针对失眠的认知行为治疗（CBT–Ⅰ），消除患者心理及生理性高觉醒，增强入睡驱动力，建立正确的睡眠 – 觉醒认知模式。

（2）药物治疗：苯二氮䓬类受体激动剂（如唑吡坦、右佐匹克隆）；褪黑素受体激动剂（如雷美替胺）；食欲素受体拮抗剂（如苏沃雷生）；具有催眠作用的抗抑郁药（如多塞平、曲唑酮、米氮平及文拉法辛等）。

（3）物理治疗：光照疗法、经颅磁刺激、生物反馈治疗及经颅微电流刺激等。

五、中医对失眠的认识

（一）病因

（1）感受外邪。

（2）情志所伤。

（3）饮食不节。

（4）年迈病后。

（二）病机

1. 外邪侵扰，阴阳不交

《灵枢·邪客》云："今厥气客于五藏六府，则卫气独卫其外，行于阳，不得入阴……不得入于阴，阴虚，故目不瞑。"

2. 七情乖戾、脏腑失和

《类证治裁·不寐》中云："思虑伤脾，脾血亏损，经年不寐。"

3. 饮食不节、胃气不和

《素问·逆调论》云："胃不和则卧不安。"

4. 老弱病后、气血衰微

《灵枢·营卫生会》云："老者之气血衰……其营气衰少而卫气内伐，故昼不精，夜不瞑。"

（三）治法

1. 从阴阳论治

《灵枢·大惑论》曰："卫气不得入于阴，常留于阳，留于阳则阳气满，阳气满则阳跷盛，不得入于阴则阴气虚，故目不瞑矣。"

2. 从营卫论治

《灵枢·营卫生会》岐伯答曰："老者之气血衰，其肌肉枯，气道涩，五脏之气相搏，其营气衰少而卫气内伐……"

3. 从脏腑论治

《素问·逆调论》中岐伯曰："不得卧而息有音者，是阳明之逆也，阳明者，胃脉也，胃者，六腑之海，其气亦下行，阳明逆不得从其道，故不得卧也。"其病机为外邪侵扰，阴阳不交；七情乖戾、脏腑失和；饮食不节、胃气不和；老弱病后、气血衰微：《灵枢·营卫生会》云："老者之气血衰……其营气衰少而卫气内伐，故昼不精，夜不瞑。"

六、针灸疗法在失眠中的应用

针灸疗法在失眠中的应用主要包括针法、灸法及推拿法三种治疗手段，具体如下。

1. 针法

（1）普通针刺。治法主要有：调阴阳跷法、泻阳补阴法、调和安神法、交通心肾法、子午流注纳甲法、烧山火法、夜针法、浮刺法、刺血法等。

（2）头针、颈针、眼针及腕踝针。

（3）耳穴贴压及耳针治疗。

（4）穴位磁疗及磁针。

（5）水针（穴位注射）。

（6）埋线及埋针。

（7）电针、皮肤针及蜂针等。

2. 灸法

艾条灸；艾柱灸（足三里、肾俞、涌泉）；温针灸（脾俞、肾俞、关元）。

3. 推拿法

按摩疗法（足部、头部及全身按摩）。

七、针灸疗法治疗失眠的机制

针刺作为非特异性刺激手段，具有疏通经络、调和气血的作用，使失衡的脏腑功能调节到正常状态。

（1）调节单胺类神经递质，如 5- 羟色胺（5-HT）、去甲肾上腺素（NE）和多巴胺（DA）。

（2）调节神经递质：如 γ- 氨基丁酸（GABA）、谷氨酸（Glu）及一氧化氮（NO）。

（3）调节褪黑素（MT）功能，如褪黑素。

（4）调节生物质基因，如视交叉上核（SCN）生物钟基因 Period（Per）1、Per2 及 Clock 基因。

八、调神法治失眠

1. 调神法溯源

《灵枢·本神》云："凡刺之法，先必本于神。"《素问·汤液醪醴》云："针石，道也。精神不进，志意不治，故病不可愈。"

《黄帝内经》的"形神一体观"启示我们，形为神之外应，形体正常与否，与神的盛衰密切相关。故针刺之法，需察看患者的形体与神气。

若患者形体正常，精、神、魂、魄、志五者俱存，则病轻而易愈；若患者形体不正常，精、神、魂、魄、志五者俱伤，则病重而针药不及。

2. 调神法的具体内容

（1）调医者之神。《备急千金要方》云："凡大医治病，必当安神定志，无欲无求。"

（2）审患者之神。《养生论》云："精神之于形骸，犹国之有君也，神躁于中，而形表于外。"

（3）通督醒神。督脉总督一身之阳，与脑相连，脑为"元神之府"。

（4）四关穴调经安神。四关穴，是人体生命的关口，两穴一气一血，一阴一阳，相互为用，阴阳顺接，气血和调，不安神而神自安。

（5）"气至"得神。针刺得气，如矢之中的，能刺中病之症结，为治病"得神"。

（6）平调五脏阴阳。经络脏腑同治，可使内入之邪趋表，在表之邪不得入里，治病与防病同施。

3. 调神法治疗失眠的方法

《灵枢·大惑论》曰："卫气不得入于阴，常留于阳，留于阳则阳气满，阳气满则阳跷盛，不得入于阴则阴气虚，故目不瞑矣。"

（1）主穴：四神聪、太阳、印堂、内关、神门、太冲、太溪等。

（2）三个治疗原则通督脉、开四关、调阴阳：①调阴阳跷法。②泻阳补阴法。③调和安神法。④交通心肾法。

（3）据治法配穴：①照海配申脉。②百会配三阴交。③足三里配大陵。④心俞配肾俞。

九、调神六穴与难治性失眠的治疗

1. 调神六穴

根据阴盛阳虚的致病特点，以及补虚泻实的治疗原则，总结出调神六穴以治疗失眠。三阴交：为三阴经之交会，具有补阴泻阳的特点，发挥主要治疗作用。内关："阴维为病苦心痛"，不管是八脉交会穴，还是手厥阴心包经常用穴位，都可调心之气血。太冲：肝藏血而舍魂，具有调畅情绪及调节为肝经原穴、血量的作用，发挥疏肝补血的作用。印堂、神庭：脑为元神之府，通于督脉，局部取穴可通督醒神。安眠：为治疗失眠的经验效穴，有"调态"和"打靶"的作用。六穴相配，随证加减，可治疗阴虚阳盛引起的失眠症状。

2. 难治性失眠的治疗

目前对于失眠尚无特效的治疗方法，临床上多采取综合治疗，但仍有部分患者对治疗无反应，即使采用联合用药，疗效依然很差，临床上谓之"难治性失眠"。

药物治疗：劳拉西泮与多塞平是临床上常用的抗焦虑抑郁药物，不但能缓解患者焦虑抑郁情绪，而且能显著改善睡眠。

心理治疗：能矫正患者错误的认知，缓解紧张情绪，转移对失眠后果的过分关注，逐渐建立起健康的生活方式和行为模式。

中医药治疗：针灸疗法（调神六穴）+ 口服中药。

第二十二章 刃针治疗颞下颌关节紊乱综合征

一、概念

颞下颌关节紊乱综合征，是颞下颌关节功能紊乱或结构损伤所引起的疼痛、活动障碍、关节弹响等一系列综合症状。本病好发于青壮年，以 20 ～ 30 岁发病率最高，30 ～ 40 岁次之。初期为多功能紊乱，后期可发展为关节结构紊乱或改变。

颞下颌关节或称下颌关节，由下颌骨的下颌头与颞骨的下颌窝和关节结节组成，关节囊松弛，囊内有一前凹后凸的关节盘，囊外有从颧弓根部至下颌颈的外侧韧带加强，关节附近相关骨面有数块咀嚼肌附着；三叉神经第三支的运动纤维支配咀嚼肌。

颞下颌关节紊乱综合征的病因至今尚不明确，根据临床分析主要可能为神经功能失调，导致支配相关肌群的神经失去正常平衡，使咀嚼肌功能亢进而发生痉挛，下颌运动，特别是在张口时受限，不能按照正常的轨道运行；或下颌头、下颌窝、关节盘之间运动不协调，致使肌痉挛、关节弹响和疼痛。

二、临床表现

（一）症状与体征

1. 疼痛

主要表现为下颌运动时在关节区或关节周围肌群出现疼痛，不红肿，疼痛可引起咀嚼肌痉挛，使张口运动受限，但一般无自发疼痛。

2. 压痛

可在下颌头、上关穴、下关穴和颊车穴等处有压痛，有时扪及硬结，听到弹响或杂音。

在下颌运动失常的情况下，下颌头、关节结节、关节盘相互碰撞，发生弹响或摩擦音。这种音响有时发生在初开口时，有时发生在张大口或闭口时。有时在弹响的同时有比较剧烈的疼痛，也有时只有弹响而无疼痛。

3.关节运动障碍

关节运动障碍包括张口程度异常（过大或过小），口型异常（张口时下颌中线偏斜或歪曲），张口运动绞锁等。

（二）X线检查

早期无明显变化，当关节结构紊乱时，有关节间隙异常。

有的患者闭口位 X 线片显示关节位置正常，而张口位则显示不正常。造影显示关节前移，关节囊扩张。当关节发生器质性改变时，可见下颌头、下颌窝、关节结节不同程度破坏、骨质增生等。

三、刃针治疗

（1）患者姿势：头垫薄枕，患侧颞下颌关节向上，取侧卧位。

（2）治疗点：颞下颌关节、翼外肌、上关穴、下关穴和颊车穴等有压痛的穴位和软组织异常改变的部位。

（3）刃的方向：颞下颌关节、上关穴、下关穴和颊车穴与咬肌纤维平行外肌止点处应与该肌纤维方向一致。

（4）层次：皮肤—皮下脂肪、浅筋膜—深筋膜—肌肉。

（5）针法：纵行切刺、横行切刺，必要时十字切刺。

（6）拔罐：用已消毒的小号竹罐拔罐，留罐 5 min。

（7）注意事项：针刺下关穴时呈略张口位进针，此处有上颌动脉、翼丛静脉和下颌神经，针至咬肌深面缓探索至翼外肌止点，略行刺，即出针，切勿幅度过大，防止血管损伤出血或损伤下颌神经。

第二十三章　腰椎间盘突出症的刃针治疗思路

一、概述

（1）定义：腰椎间盘突出症（LDH）是指在腰椎间盘突出的病理基础上，由突出的椎间盘组织刺激和（或）压迫神经根、马尾神经所导致的临床综合征。

（2）症状：放射性神经根性痛；受累神经根支配的肌肉无力和（或）神经支配区感觉异常；可伴有急性或慢性腰背部疼痛；腰部活动受限或代偿性侧凸；马尾综合征。

（3）体征：受累神经根支配的运动和（或）感觉障碍；腱反射减弱，股神经牵拉试验、直腿抬高试验、对侧直腿抬高试验、趾背伸试验减弱；腰椎局部压痛，腰部活动受限，椎旁肌紧张或痉挛；马尾综合征可导致会阴部感觉障碍，肛门括约肌无力及松弛。

（4）流行病学：据报道，无论是发达国家还是发展中国家，均有 60% ～ 80% 的成人在他们一生中的某一时期发生过腰腿痛，且复发率占 80% ～ 85%。在中国，80% 的成人遭受下腰痛和下肢牵扯痛，其中 20% 被诊断为腰椎间盘突出症，且集中在 20 ～ 60 岁。在美国，每年有两百万人遭受腰椎间盘突出症的折磨。根据世界卫生组织统计，无论是在发达国家还是发展中国家，腰椎间盘突出症已经成为主要的致残原因之一。

二、发病机制

（1）机械力学学说：久坐、久蹲、长期弯腰、体力劳动等使脊柱处于过度负荷状态时，椎间盘的压力增加，由于细胞凋亡或免疫反应，加速了椎间盘退行性改变，最终发展为腰椎间盘突出症。

（2）基质金属蛋白酶学说：正常的椎间盘组织中基质金属蛋白酶和金属蛋白酶抑制剂保持动态平衡，一旦失衡便会影响细胞外基质的降解，导致椎间盘弹性下降，不能很好缓冲应力，形态就会发生变化。

（3）免疫炎症学说：退变、突出的椎间盘是一种炎性改变的肉芽组织，可以引起各种炎症的刺激反应，各种炎性因子相互作用，导致椎间盘更容易突出，而且出现相应的疼痛，髓核可作为一种自身抗原，诱导自身免疫反应，促进腰椎间盘突出症的发生发展。

（4）基因控制学说：有研究发现人类聚集蛋白聚糖基因片段在腰椎间盘突出症患者身体中含量较高。同时发现携带某些基因的患者髓核更容易突出。但此类研究还不够深入。

三、诊断标准

（1）下肢放射性疼痛，疼痛位置与受累神经支配区域相符。

（2）下肢感觉异常，相应受累神经支配区域皮肤浅感觉减弱。

（3）直腿抬高试验、直腿抬高加强试验、健侧直腿抬高试验或股神经牵拉试验阳性。

（4）腱反射较健侧减弱。

（5）肌力下降。

（6）腰椎 MRI 或 CT 检查显示椎间盘突出。

前 5 项标准中，符合其中 3 项，结合第 6 项，即可诊断为腰椎间盘突出症。

四、鉴别诊断

1. 急性腰扭伤

急性腰扭伤多数有扭伤史，患者可出现各种不同的症状和功能失调，以及突然发作的急性疼痛，常处于强迫体位。由于保护性肌紧张使脊柱强直或侧凸，疼痛可向臀部放射。屈髋屈膝时可引起腰部疼痛，直腿抬高试验可为阳性，但无坐骨神经牵拉痛，直腿抬高加强试验阴性。

2. 慢性腰肌劳损

慢性腰肌劳损可由急性腰扭伤后未经及时合理治疗或长期积累性腰部组织损伤引起。常表现为腰骶部酸痛或钝痛，劳累后疼痛加重，休息、改变体位及捶打按摩局部后症状减轻，不能坚持弯腰工作，疼痛严重时可牵掣到臀部及大腿后侧。早晨 5 点至 6 点时疼痛加重，起床后疼痛减轻。

腰骶部竖脊肌附着点处是最常见的压痛点，椎旁、棘间及第 3 腰椎横突有深压痛，臀肌起点及臀部可有压痛点。直腿抬高试验阴性。

3. 第 3 腰椎横突综合征

第 3 腰椎横突综合征为腰椎管外病变，该横突尖部软组织因损伤而引起一系列的病理变化，并导致腰痛或腰臀痛。多发于青壮年、腰背肌较弱者、有外伤史和长期工作姿势不良者，男性多见。主要症状表现为腰部及臀部疼痛，活动时加重，俯卧位检查时可触及一侧或两侧竖脊肌轻度痉挛及感受到压痛，可在第 3 腰椎横突末端扪及硬结和条索状物，触压痛明显，有时可在臀中肌后缘或臀大肌上缘扪及条索状物及感受到压痛。直腿抬高试验阴性，无神经根刺激症状，实验室检查及影像学检查无特殊异常。疼痛不过膝。

4. 臀上皮神经炎

臀上皮神经炎指臀上皮神经在途经骨纤维管道出口处或筋膜出口处遭受卡压，而引起腰臀部疼痛及腿痛。臀上皮神经来自 T11 至 L1 神经后支的外侧支，当神经穿出胸腰筋膜或通过髂嵴处骨纤维管道入臀时易造成损伤，或因管道狭窄压迫神经，出现腰臀部腿痛并牵掣至大腿后侧直至腘窝部。

5. 梨状肌综合征

梨状肌起自骨盆内面 S2 ～ S4 骶骨孔两侧，贴于骨盆内壁经坐骨大孔蒂系大粗隆。坐骨神经大多数从梨状肌下缘穿出，另一部分为胫神经或腓总神经，经梨状肌肌腹或其上下缘穿出。梨状肌损伤严重未经适当治疗的可产生坐骨神经卡压症状，与腰椎间盘突出症相似。鉴别要点：①干性痛与根性痛的区别。②疼痛范围不同。③压痛点不同。④结合 CT、MRI 检查。

6. 腰椎管内占位

发病较慢，病史较长，症状呈进行性加重，脊柱一般无侧凸畸形，无腰部活动受限，多表现为马尾神经受压症状，易漏诊，经 MRI 检查可明确诊断。

7. 腰骶椎肿瘤

一般表现为严重腰痛，卧床休息不能缓解，若肿瘤侵犯椎管，可伴有臀腿部放射痛，表现类似腰椎间盘突出症，为推拿禁忌证。可通过病史特点、实验室检查、影像学检查进行鉴别。

8. 中央型椎管狭窄

主要原因是椎间盘退变，纤维环弥漫性向后膨出，使椎间隙变小，椎板向后重叠，黄韧带产生皱褶，再加上关节突退变性增生，内聚侵向中线，使椎管的中矢径缩小，椎管内马尾神经遭受卡压。临床表现多有长期下腰背、臀部及大腿后侧疼痛，症状逐渐加重，站立和伸腰时症状加重，后逐渐出现间歇性跛行。疼痛范围逐渐扩大，并出现感觉异常，足趾背伸力弱，跟腱反射减弱或消失，甚至可出现鞍区感觉缺失和括约肌功能障碍。

五、治疗方案

1. 基础治疗

无神经根损害的治疗时间为 6 ～ 12 周，基础治疗具体包括：适当卧床休息，注意日常活动姿势，避免腰部扭转、屈曲及过量负重。

2. 药物治疗

非甾体抗炎药、阿片类止痛药、糖皮质激素：对缓解疼痛具有良好效果，但是对坐骨神经痛的治疗效果并不明确，同时应关注其副作用。肌肉松弛剂：对急性或亚急性疼痛有一定效果，但是对坐骨神经痛的治疗研究不多。

3. 硬膜外注射

注射类固醇激素，长期疗效较差。

4. 腰椎牵引

有一定疗效，但缺乏高质量文献支持。

5. 手法治疗

对无手术指征的腰椎间盘突出症患者，可缓解其疼痛，但有加重腰椎间盘突出症的风险。

6. 理疗

对缓解腰椎间盘突出症的症状有效果，但缺乏高质量文献支持。

7. 手术治疗

（1）适应证：①腰椎间盘突出症病史超过 6 周，经系统保守治疗无效；或治疗过程中症状加重或反复发作。②疼痛剧烈，或患者处于强迫体位，影响工作或生活。③出现单根神经麻痹或马尾神经麻痹，表现为肌肉瘫痪或出现肠、膀胱症状。

（2）手术类型：①开放性手术。②微创手术。③腰椎融合术。④腰椎人工椎间盘置换术。

（3）手术存在的问题：①开放性手术，手术创伤大、失血多、失败率较高，部分患者对手术有心理上的抵触，对术中麻醉耐受力低，增加了围手术期的风险。②微创手术，操作空间有限，术后复发风险存在，可能会有血管、神经损伤的并发症。突出的椎间盘组织、退变的椎体和韧带组织不能完全摘除。③腰椎融合术，手术对腰椎破坏大，恢复时间长；腰椎活动受限；术后易引发邻近椎体退变，需要注意养护和康复治疗。④腰椎人工椎间盘置换术，手术可能损伤周围结缔组织，导致人工腰椎间盘固定不牢，剧烈运动时可能会脱出。术后还可能出现假体脱位、假体碎裂、神经血管损伤、腰椎小关节疼痛等并发症。

六、中医学认识

（一）含义

中医学认为，腰椎间盘突出症病属"腰腿痛""痹症"范畴。认为气血、经络与脏腑功能的失调和腰痛的发生有密切关系，腰为肾之府，故本病与肾的关系最为密切。《素问·气交变大论》曰："岁火不及，寒乃大行……胁下与腰背相引而痛，甚者屈不能伸，髋髀如别。"

（二）病因病机

腰痛分虚实两方面，一为感受风寒，或坐卧湿地，风寒水湿之邪浸渍经络，经络之气阻滞而发；二为跌仆伤挫，积累陈伤，经筋、络脉受损，瘀血凝滞而成；三是正气亏虚、肝肾不足所致。

（三）基本治疗

（1）针刺治疗。
（2）电针治疗。
（3）灸法。
（4）腰部推拿治疗。

（四）辨证施治

辨证施治见表3-23-1。

表 3-23-1 辨证施治

证型	表现	治则	方剂
血瘀气滞证	近期腰部有外伤史，腰腿痛剧烈，痛有定处，刺痛，腰部僵硬，完成俯仰活动艰难，痛处拒按；舌质暗紫，或有瘀斑，舌苔薄白或薄黄，脉沉涩或脉弦	理气活血，通络止痛	身痛逐瘀汤、桃红四物汤加减
寒湿阻络证	腰腿部冷痛重着，转侧不利，痛有定处，虽静卧亦不减或反而加重，日轻夜重，遇寒痛增，得热则减；舌质胖淡，苔白腻，脉弦紧，弦缓或沉紧	温经散寒，祛湿通络	独活寄生汤、桂枝芍药知母汤、桂枝加葛根汤加减

续表

证型	表现	治则	方剂
湿热阻络证	腰筋腿痛，痛处伴有热感，或见肢节红肿，口渴不欲饮；苔黄腻，脉濡数或滑数	清热除湿，活血通络	四妙散、宣痹汤加减

七、刃针治疗

相关研究表明：刃针疗法治疗腰椎间盘突出症在总有效率、痊愈率方面优于其他治疗（包括保守治疗、药物治疗、手法治疗等）。主要通过切割松解局部炎症引起的肌肉肌腱等组织的粘连，刺激痛点，达到治疗目的。

（一）采取四步进针法进针

（1）定点：根据患者主诉、体征，认真检查确定病变部位后，参考局部解剖关系，确定进针点，用标记笔标记符号。

（2）定向：要求刃针刀口线与病变部位的肌肉、韧带、神经、血管的走行方向一致。

（3）加压分离：为避开神经、血管，进针时以左手拇指下压皮肤使之凹陷，横向拨动，再下压使神经血管在手指两侧。

（4）刺入：将刃针刃贴于左手拇指甲壁，稍用力下压即可刺破皮肤。

（二）进针点位选择

（1）黄韧带内口：以平面外进针方式进针，当针前行有韧性感时即到黄韧带，缓慢进针突破黄韧带后患者多有放电样麻窜感，稍提针，刀口线调转90°，在黄韧带上切割3～5刀。

（2）关节突关节（脊神经后内侧支）：确定L4～L5关节突关节后，在L4棘突下旁开2.0～2.5 cm（或平面外）进针，当刃针抵到L4～L5关节突关节时，纵向切开3～5次，范围不超过0.5 cm。

（3）横突：以平面内或外进针方式进针，刃针到达L4横突骨面，将刃针体向外移动，当有落空感时即达横突尖，提插切割3～5刀，深度不超过0.5 cm。之后掉转刀口线90°，沿横突上下缘切割3～5刀，深度不超过0.5 cm，以切开横突间组织。

（4）神经触激点（以坐骨神经为例）：持刃针在环跳或臀中穴进针，当针头到达神经周围时，缓慢点弹，当患者臀部以下至足底部产生触电样感觉并伴随不自主弹起时，此为触激成功。若无反应，可稍退针再调整针头方向缓慢探查直至触激成功。在此点进针依赖于超声技术的应用。

（三）临床发挥

选取病变椎体上一正常椎体棘突至最下一病变椎体的下一正常椎体旁开 2.5～4 cm 处的夹脊穴及阿是穴，用碘伏消毒，直刺进针，刀口线与脊柱方向一致，缓慢进针，针尖至横突骨面为度，反应提插三次，然后调整刀口方向，做十字切割，患者有酸麻胀感后出针。马上在进针处拔罐，留罐 8 min 后取罐。用消毒干棉签擦拭血迹后再用碘伏消毒。3 d 一次，3 次为一个疗程。

第二十四章　小针刀治疗项韧带损伤

一、概念

项韧带损伤是常见病、多发病。从病理上看虽改变不大，但给患者带来的痛苦却不小，工作、生活均受影响。理疗等治疗效果较差，针刀治疗疗效满意。

二、相关解剖

人体颈部前面称颈，后面称项。在项部正中，揭开皮肤，下面就是项韧带。项韧带距皮肤表面的厚度依皮下组织的薄厚而不同。瘦人可较薄，而胖人可很厚，相差十分明显。由于皮下组织厚度的不同，从皮面到棘突顶端的距离也有很大的差别，值得注意。

项韧带起于所有颈椎的棘突，止于枕外隆凸和枕外嵴，其浅层纤维连于枕外隆凸与 C7 棘突之间，深层附着于寰椎后结节及全部颈椎棘突。

项韧带可分为两部分，一部分位于枕骨部，该部分为一三角形的弹力纤维膜，底部向上，尖向下，上与枕部浅筋膜相连。另一部分位于颈椎部，此部分为一约 10 mm 的宽带，上接枕骨部项韧带，下续棘上韧带。颈部项韧带虽不直接附着于颈椎棘突上，但有紧密的纤维与棘突相连。项韧带两侧有头夹肌、颈夹肌等多块肌肉附着于其侧面。韧带的后缘游离而肥厚，斜方肌附着其上。因此，项韧带成为两侧项肌的纤维隔。

在组织学上，项韧带主要由弹力纤维组成，在生物力学上，项韧带几乎完全表现为弹性性能，即在载荷下，项韧带可以变形 200%。但人类项韧带的弹性远较四足动物小，属于退化结构，支持项部肌肉的作用也较小。

在枕外隆凸下方及 C2 棘突平面中线旁开约一横指处，可见有枕大神经及第三枕神经分别穿出斜方肌。项韧带主要是控制颈部过度前屈。此韧带相对其他棘上韧带较薄弱，而头部活动又极频繁，故项韧带较易损伤。

三、病因病理

头部过度前屈是项韧带损伤的根本原因。长时间持续低头工作者如秘书、作家、编辑、校对人员、车工、打字员、计算机操作者、常年织毛活的妇女等，均可使项韧带产生慢性劳损。项韧带劳损的常见部位为下位颈椎附着点处、枕外隆凸下缘附着处（此处为项韧带的腱末端），或在项韧带的肌肉附着处等。经生物力学研究，颈前屈以 C4-C5 和 C5-C6 为中心，颈后伸以 C4-C5 为中心，因此在 C4-C5、C5-C6 处项韧带的张应力最大，项韧带最易损伤的部位即在此处。除 C7 棘突外，项韧带均悬浮在棘突上方，且有纤维与棘突顶相连。由于各棘突所处部位不同，其生物力学的应力也不同，损伤处即是项韧带处于异常高应力状态的部位。由于韧带受到持续反复的牵拉性损伤，常使上述几处韧带变性、硬化、钙化。这些病变多在 C4-C5、C5-C6 棘突相对的项韧带处发生。其钙化的状态，从侧位片观察，可呈分节、条状或小斑点状，最长可达 40 mm。项韧带钙化常提示颈椎病的存在。有的钙化区很大，甚至引起颈椎曲度改变、错位和骨质增生。在项韧带的两侧有数块肌肉作为起、止点，如头夹肌、斜方肌等均附着其上，它们的力学运动方向不同，又处于高应力点上，故亦时常牵拉项韧带发生损伤。

四、临床表现

（1）有长期低头工作或枕高枕的劳损史，或有颈部过度前屈、过度扭转的外伤史。如长时驾驶汽车，长时间操作电脑，昼夜不停地打麻将等情况。

（2）颈部有酸胀痛等不适症状，有枕项部压迫感，病重者睡眠时亦痛，甚至辗转不安，夜不能寐。

（3）不能长时间坚持一种姿势，如长时间低头工作、长时间看电视时，常须转动头部、耸动肩膀，以缓解颈部酸胀、疼痛不适等症状。

（4）项韧带分布区或附着点有压痛。头部过度前屈或后伸引起项部疼痛加剧。

（5）项韧带分布区有的可扪及硬块，具有压痛，推动时可有轻微弹响。

（6）X 线检查显示，颈椎正常，但项韧带可有钙化，其面积小者呈点状，大者长度可达 20 mm（侧位像）。

五、治疗

1. 体位

患者取俯卧位，胸上部垫以薄枕，头颈部探出床头。颈部尽量前屈，使下颌部尖端抵于薄枕的边缘上。同时，要保持患者的呼吸畅通（即不可将患者的鼻孔堵住）。这样，可使颈部尽量展开（棘突间的距离将开大），手术野开阔，暴露清晰，便于施术。

2. 体表标志

枕外隆凸在后正中线上，由项部向枕部摸去，在枕骨下部触及明显的骨性隆起即是，在它的两侧横行的骨嵴为上项线。

C2 棘突在枕外隆凸下方，颈部正中线上，由上向下触及的最高耸、最粗大的隆起就是 C2 棘突。虽然位置较深，但绝大部分可以清楚触及。它是项部最恒定、最准确的颈椎计数的标志。

隆椎即 C7，为颈椎中棘突最高大者，有项韧带及项部肌肉附着，皮下易于触及，亦是颈椎计数的主要标志之一。但该棘突不像 C2 棘突那样有特异性，往往与 T1 或 C6 棘突相混淆，故颈椎棘突计数时只能做参考用。

3. 定点

依损伤部位不同分别定点于不同部位的压痛点上。

（1）枕外隆凸下缘点定 1 点。

（2）枕外隆凸两侧点距正中线 10 ～ 15 mm 处左右各定 1 点。

（3）项韧带损伤时，定点于棘突顶及其上、下压痛点即 C2-C7 棘突顶点的位置。

（4）C7 棘突顶点定 1 点。

（5）韧带周围肌肉附着区的损伤定点于距正中线 5 mm 的棘旁压痛点处。

4. 消毒与麻醉

皮肤常规消毒，医生戴手套，铺无菌巾，局麻后行小针刀术。此处局麻应十分慎重，局麻药必须注射于棘突顶点以上的浅组织中。它的标准是：注射针头要先触到棘突顶，认真回抽，确认无回血及液体；然后边退针边注入麻醉药。在棘突两侧麻醉时，针尖应触到棘侧面或椎板骨面后再注药，以确保局麻的安全。

5. 小针刀操作

（1）枕外隆凸下缘点刀口线与躯干纵轴平行，刀体与枕外隆凸皮面的切线垂直，刺入达骨面。纵行切开疏通，再横行铲剥两下即可出刀。

（2）枕外隆凸两侧点刀口线与躯干纵轴平行，刀体与皮面的切线位垂直，快速刺入皮肤，直达骨面。可先切开 1～3 刀，然后行纵行疏通、横行剥离，刀下有松动感后，出刀。

（3）棘突顶点刀口线与棘突顶线平行，刀体与皮面的切线位垂直，刺入，深度达棘突顶端。在项韧带上面，纵行切开剥离数刀，再横行铲剥两下。然后将刀体向上、下端倾斜与下、上端皮面呈 60° 角，再深入棘突上端或下端 5～10 mm，行纵横剥离 2～3 下，刀下有松动感即可出刀。

（4）C7 棘突点刀口线与躯干纵轴平行，刀体与皮面的切线位垂直，快速刺入皮肤，匀速推进，直达骨面。行纵行疏通、横行剥离，刀下有松动感出刀。

（5）项韧带肌附着点刀口线与身体纵轴平行，刀体与正中皮面约呈 105°（即刀体向外侧倾斜与矢状面呈 15° 左右），快速刺入皮肤，直达棘突顶骨面。调整刀锋至棘突侧面，再垂直刺入 5～10 mm 达颈椎椎板骨面后，行纵行疏通，横行剥离 2～3下即可。术毕，刀口以创可贴或无菌敷料覆盖，固定。

6. 手法操作

患者体位不变。一助手站于患者侧方，双手固定患者两肩上部，医生一手托住患者的下颌部，另一前臂屈肘 90° 压于枕部，让患者尽量屈曲颈部并放松肌肉，与此同时，助手与医生同时向相反方向用力，牵拉并屈曲颈部 2～3 次即可。

7. 注意事项

（1）应同外科手术一样常规剃毛备皮。一定要铺无菌治疗巾，将头发与手术野隔开。严格无菌操作，避免感染。

（2）在枕外隆凸下缘进针刀，一定要使刀体与该处骨面切线位垂直，否则易将针刀刺入寰椎附近或寰枕关节。

（3）颈椎棘突绝对不是叠瓦状排列，而是水平向后、稍向下的排列方式。当颈部过度前屈时，棘突间隙会明显开大。如在棘间进刀，将毫无阻挡地进入椎管。所以，不能随意将针刀刺入棘间。因此，在做棘间小针刀术时，必须先将针刀触及棘突顶骨面；然后，再调整针刀达病灶处，这一点应作为操作规范，不能做到这一点，就不能在此处做小针刀操作。

第二十五章　小针刀治疗膝关节痛

一、概述

在膝关节损伤的小针刀治疗中，对膝关节周围的软组织损伤，如股四头肌腱、内外侧副韧带、脂肪垫、髌韧带和其他组织的异常改变处，进行切割剥离、松解，症状可以明显缓解，但是唯有关节内侧间隙前部条索样肿块不能消除，而且表现为伸膝疼重，对该病的恢复造成阻碍。膝关节痛不仅在老年人中而且在年轻人中也有一定的发病率。

二、临床资料

1. 一般资料

本研究选取的 86 例患者中，男 29 例，女 57 例；年龄 19～82 岁，平均 64.4 岁。病程 4 个月至 21 年，平均 21 个月。左膝关节痛 24 例，右膝关节痛 35 例，双膝 27 例，共计 113 膝。

2. 临床表现

86 例患者均表现膝关节痛，行走、久立、上下楼梯、下蹲、跑步时疼痛，休息后缓解，严重者影响睡眠。关节弹响 11 膝，膝关节肿胀 89 膝，关节积液 32 膝，晨僵及久坐后有胶着现象 101 膝，关节伸屈功能障碍 79 膝，其中关节前内侧条索样肿块伴伸膝障碍 71 膝。

3. X 线检查

骨性关节炎表现：膝关节周围有骨赘形成，关节周围骨骼骨质疏松与骨质硬化。关节面毛糙不平，其内侧胫股关节面受累明显，关节间隙变窄。多见于老年人。本研究中内侧间隙狭窄 67 例，髌骨骨赘形成 77 例。

冠状韧带内侧损伤表现：骨性关节炎初期，膝关节内侧间隙变窄，外侧间隙无改变。

青年人正常膝关节表现：关节面光滑完整，关节间隙无明显改变。

三、治疗方法

1. 体位

令患者仰卧于治疗床上，双腿伸直，患腿外旋，膝关节微屈，下垫薄枕。

2. 术前注射

触诊确定膝内侧间隙的条索样肿胀包块，此即病变的冠状韧带。在其前、中、后确定三处进针点，做好标记，常规消毒。以上三点平均注入"曲安奈德注射液 5 mg + 2% 利多卡因 2.5 mL + 灭菌注射用水"至 6 mL 的混悬液。

3. 小针刀治疗

以三个注射点为小针刀治疗点，刀口线与冠状韧带平行，刺入平刃针刀，针锋穿过冠状韧带至半月板边缘，先做横向剥离 1 ～ 2 次，再将针锋提至冠状韧带内，纵向切割，横向剥离 1 ～ 2 次，然后再提至冠状韧带表层重复以上手法。最后将针锋退至皮下，针体向近侧（股骨）倾斜 40° 刺入胫骨平台边缘做纵向切割 1 ～ 2 次出针，压迫针孔片刻并以创可贴封固。

4. 手法治疗

反复屈伸膝关节数次，如患内侧副韧带损伤，除按内侧副韧带损伤的方法进行小针刀治疗外，再配合侧扳法行膝关节外侧扳 3 ～ 5 次，不需夹板固定。

5. 注意事项

（1）术前注射时要快速刺入并穿过冠状韧带至半月板边缘，然后边注射边退针至皮下，要求将药液注入半月板与冠状韧带之间及皮下，避免注入韧带。

（2）手法治疗切忌简单粗暴，要循序渐进地改善功能障碍，避免再次损伤。

四、治疗疗效

1. 疗效评定标准

（1）优：膝关节内侧条索样肿块的肿胀疼痛完全消失，关节功能活动正常。

（2）良：膝关节内侧条索样肿块的肿胀与疼痛基本消失，偶有酸痛及压痛，但不影响关节功能。

（3）可：膝关节内侧条索样肿块的肿痛有所改善，屈曲小于 15°，伸直小于 10°，可以行动自理，3 ～ 6 个月仍有发作而重复治疗。

（4）差：术后疼痛有改善，但肿胀及关节功能无改善。

2. 治疗结果

老年人、单纯内侧关节间隙变窄者，治疗后效果显著，可达优、良；若有骨性关节炎者，治疗后效果虽可达到良，但有一定的复发率。年轻人中冠状韧带内侧损伤治疗效果达优者较多。59 例（71 膝）经 6 个月至 2 年的随访，优 37 例（62.7%），良 12 例（20.3%），可 6 例（10.2%），差 4 例（6.8%），优良率为 83%。

五、讨论

膝关节冠状韧带位于胫骨髁上缘，呈冠状位包绕两侧半月板。半月板的外侧面借冠状韧带疏松附着于胫骨髁的边缘。冠状韧带周围与关节囊的纤维组织紧密相连，在两个半月板的前端，多有呈圆索状横行连接的膝横韧带。

膝关节在屈曲时，半月板向后移动，半月板的后半部分被压于股骨髁及胫骨髁后部的相对关节之间。反之膝关节在伸直时，半月板则会在冠状韧带的包绕中前移。半月板的前半部分正好嵌于股骨髁及胫骨髁前部的相对关节之间，任何过度伸直，都将使前部遭受压迫。

半月板随着膝关节的伸屈而前后移动，每次移动都要以牵扯和挤压的形式对其外围的冠状韧带造成刺激；随着骨性膝关节炎的发生及内侧间隙的变窄而使刺激加剧。因此也就加重了对冠状韧带的损害，导致其肿胀、充血、机化粘连、血运代谢不畅，引起慢性顽固性疼痛。膝关节内侧间隙条索样肿块，随膝关节伸屈而变化。屈曲时随半月板后移而减小，伸直时随半月板前移而增大；其压痛随膝关节屈曲减小，伸直时加重，严重者伸膝功能出现障碍。内侧关节缝变窄者均伴有冠状韧带损伤，其症状随 X 线所示的膝关节内侧间隙变窄而加重。85% 的骨性关节炎伴有冠状韧带损伤。

青年人冠状韧带损伤可不伴有关节间隙的改变。可见因冠状韧带损伤而致伸膝障碍者占 90%，因此冠状韧带损伤是影响膝关节伸直运动的主要原因之一。在运动中（尤其是伸屈运动）冠状韧带受到反复地挤压和牵扯，使之出现充血肿胀、机化粘连，影响正常的血运代谢，如此形成恶性循环，随着骨性关节炎的加重，内侧间隙变窄，软骨下骨质边缘硬化，关节边缘骨质增生。其所受的刺激更加严重，而使其体积成倍增加。因为伸膝运动中，内侧半月板前移，同时也推挤肿胀的冠状韧带前移，所以在膝关节伸直时，便可以在膝关节内侧出现条索样肿块，随之出现疼痛。笔者认为凡是骨性膝关节炎，不管关节间隙有否变窄，都不同程度地存在冠状韧带损伤。在膝关节周围的软组织损伤中，由于冠状韧带与其周边的特殊解剖关系，致使其容易发病又难以愈合。通过小针刀疗法将其本身及周边组织的粘连松解，从而改善血运代谢，消除肿痛，改善功能。可以通过改善冠状韧带损伤，从而显著地提高骨性膝关节炎的治疗效果。

第四篇 薪火传承

第一章　郑卢医学学术思想之窥探

如果提到"扶阳"，可能很多人都会想到李可和吴佩衡两位老先生的扶阳理论，但是提到"郑卢医学"，我相信很多人还很陌生。郑卢医学指的是郑钦安－卢铸之扶阳学派，是一门推崇生命在于以火立极，一个重要学术思想就是提出治病立法在于以火消阴的一门科学，讲求病在阳处，扶阳抑阴，病在阴处，用阳化阴，目的是让生命达到金木交并，坎离既济，让生命回归自然状态。

郑钦安师从于刘止唐，卢铸之师从于郑钦安和颜龙臣，传承关系如下：

刘止唐→郑钦安和颜龙臣→卢铸之→卢永定→卢崇汉和彭崇善

郑钦安所著《医理真传》《医法圆通》《伤寒恒论》被誉为"钦安三书"，以擅长运用"姜桂附"等辛温之品而著名于世，被后世称为"火神派"鼻祖。要学习这门医学，首先要能明辨阴阳，其在《医理真传》序中指出："医学一途，不难于用药，而难于识症；亦不难于识症，而难于识阴阳。阴阳化生五行，其中（阴阳）消长盈虚，发为疾病，万变万化，岂易窥测？"强调了明辨阴阳的重要性，如若阴阳辨察不明，出方、用药容易误人、害人。然辨阴阳也不难，而难于明理得法也。郑钦安在刘止唐的指导下学习《黄帝内经》《易经》《伤寒论》，潜心钻研二十余年后，方悟出人身阴阳合一之道与张仲景立方垂法之美。

郑卢医学另一个重要学术思想就是提出"万病一气说"。郑钦安在《医法圆通》里明确提出"六经还是一经，人身之五气还是一气，三焦还是一焦"，郑卢医学将之归纳为"万病一气说"。张仲景分配六经，亦不过是人体在生病后疾病在身体的表现部位不同而已。这里的一气，指的是浑然不可分解的先天之气（正气或者元气），这一学说起源于《易经》里的太极，也受到了刘止唐先生的学术思想的影响。《易传·系辞传》指出："易有太极，是生两仪，两仪生四象，四象生八卦。"万事万物最后都能归集到太极阴阳之理。大道至简，就是将复杂的事物都用太极阴阳来认识，说是简易，其实蕴含着深厚的文化与道理，是生生不息之理。

郑卢医学的目的在于治病、益寿、延年，在于济世救人，强壮民族。强调的是维护正气，也就是护助生命之阳气，在正确判定正气亏损的情况下，不用一些损伤正气

271

的克罚药或寒凉药，而是善用维护正气的温性药物，只要正气旺盛了，相应的病症就会得到纠正。但是也同样强调，在真热、真温病、真阴虚的时候就绝不能用"姜桂附"。在这门医学中，还创造性地提出了诊断、立法、出方、遣药都必须讲求次第，这也是郑卢医学明显区别于其他医学流派的一个特点，用"姜桂附"的同时，只有能见病知源，立法出方，才能做到截断病源！即观察有没有新受的风寒外邪或者陈寒痼疾，如果有，需要先用桂枝法将其驱除，然后用我们的附子法，这样就可以避免将体表的寒邪引入深处。桂枝法的基本法有两个：一是桂枝，生白术，生山楂，炙甘草，淫羊藿，生姜；二是桂枝，苍术，生山楂，生陈皮，炙甘草，生姜。用一句话概括就是：太阳证，伤寒无汗用苍术，伤风有汗用白术。此法由《伤寒论》中桂枝汤演变而来，但又在桂枝汤的基础上不断总结、升华、提炼、扩展并代代相传。其他医学流派或者其他扶阳派就没有这样的基本法和次第，也没有这种理念，一般直接用附子。桂枝法也不是一个固定法，它有很多个变法，是一个开放性的系列，概括起来就是：法有法则，法无定法，法可变法，法中有法。这是学习这门医学的一个重要指导思想。附子法系列包括四逆法类型、附子桂枝法类型、附子法类型。附子法的精髓是附子基本法，附子基本法包括附子、白术、甘草、生姜、淫羊藿。附子法是一切护正扶阳的根本，是使人健康长寿的重要法则。在桂枝法过后，运用附子法的同时，还讲求用药的次第，简单说就是祛肺寒、疏肝、建中，最后纳下填精，各脏都要兼顾，让身体各部位都达到最佳状态。

中华民族的健康需要中医药事业的支撑，中医药事业的发展需要中医药人的不懈努力，中医药人一定能将老祖宗流传下来的瑰宝传承发扬下去。

（王　甜）

第二章 《伤寒论》中扶阳思想之窥探

　　《伤寒论》是东汉末年著名医家张仲景所著的一部经典著作，对后世医学产生了深远影响。本文通过对《伤寒论》的深入分析，探讨其对后世医学的重大影响，并重点研究其中蕴含的扶阳思想，尤其是那些运用辛温热性药物（如姜、桂、附子）方剂中的扶阳思想。由此总结出张仲景在治疗疾病时是非常重视阳气与正气的顾护。

一、《伤寒论》的概述与影响

　　1.《伤寒论》的概述

　　《伤寒论》全书共 10 卷，载有 397 条原文，112 首方剂。该书以六经辨证为核心，提出了"观其脉证，知犯何逆，随证治之"的诊疗原则，为后世医家提供了宝贵的临床经验和理论指导。《伤寒论》不仅在诊断、辨证、立法等方面为后世医家提供了宝贵的指导，而且在治疗法则上蕴含了丰富的扶阳思想。

　　2.《伤寒论》对后世医学的影响

　　《伤寒论》对后世医学产生了深远影响，主要体现在以下几个方面。

　　诊断学：《伤寒论》提出了"六经辨证"体系，即太阳病、阳明病、少阳病、太阴病、少阴病、厥阴病六大病证类型，为后世医家提供了系统的诊断方法。

　　治疗学：《伤寒论》中记载了大量的方剂，其中不乏运用辛温热性药物治疗寒邪侵袭所致疾病的方剂，体现了扶阳的思想。

　　立法学：《伤寒论》中的"观其脉证，知犯何逆，随证治之"原则，强调了根据病情变化灵活施治的重要性，对后世医家的临床实践产生了重要影响。

　　药物学：《伤寒论》中记载了许多辛温热性药物，如干姜、肉桂、附子等，这些药物在治疗寒邪所致的疾病时发挥了重要作用。

二、《伤寒论》中的扶阳思想

1.扶阳思想的内涵

扶阳思想是指在治疗疾病时注重扶助人体的阳气，以达到驱除寒邪、恢复健康的目的。阳气是人体生命活动的动力源泉，是抵御外邪、维护健康的基石。《伤寒论》中多次强调了扶阳的重要性，尤其是在治疗寒邪侵袭所致的疾病时。

2.扶阳思想的具体体现

在《伤寒论》中，扶阳思想的具体体现主要表现在以下几个方面。

用药原则：张仲景在用药时特别注重辛温热性药物的运用，如干姜、肉桂、附子等，这些药物具有温阳散寒的功效。

治疗法则：《伤寒论》中多次提到"温补""温阳"等治疗法则，强调在治疗寒邪侵袭所致的疾病时应以温阳为主。

辨证施治：《伤寒论》强调根据患者的具体病情进行辨证施治，即"观其脉证，知犯何逆，随证治之"，在治疗寒邪侵袭所致的疾病时，特别强调了扶阳的重要性。

三、《伤寒论》中运用"姜桂附"的方剂

1.干姜的运用

干姜是《伤寒论》中常用的辛温热性药物之一，主要用于治疗寒邪所致的疾病。以下是一些运用干姜的典型方剂。

四逆汤：由干姜、附子、甘草组成，用于治疗阳虚寒盛所致的手足厥冷、脉微欲绝等症。干姜在此方中起到温阳散寒的作用。

理中丸：由人参、干姜、白术、甘草组成，用于治疗脾胃虚寒所致的腹痛、呕吐、腹泻等症。干姜在此方中起到温中散寒的作用。

2.桂枝的运用

桂枝也是《伤寒论》中常用的辛温热性药物之一，主要用于治疗寒邪所致的疾病。以下是一些运用桂枝的典型方剂。

桂枝加附子汤：由桂枝、芍药、生姜、大枣、炙甘草、附子组成，用于治疗表虚兼阳虚所致的恶风、汗出、四肢不温等症。桂枝在此方中起到温阳散寒的作用。

当归四逆汤：由当归、桂枝、芍药、细辛、炙甘草、通草、大枣组成，用于治疗血虚兼寒邪所致的手足厥冷、脉细欲绝等症。桂枝在此方中起到温经散寒的作用。

3.附子的运用

附子亦是《伤寒论》中常用的辛温热性药物之一，主要用于治疗寒邪所致的疾病。以下是一些运用附子的典型方剂。

四逆汤：由干姜、附子、甘草组成，用于治疗阳虚寒盛所致的手足厥冷、脉微欲绝等症。附子在此方中起到温阳散寒的作用。

真武汤：由茯苓、芍药、白术、生姜、附子组成，用于治疗脾肾阳虚所致的小便不利、四肢沉重疼痛等症。附子在此方中起到温阳利水的作用。

四、《伤寒论》中扶阳思想的具体运用

1. 辛温热性药物的选择与配伍

在《伤寒论》中，张仲景根据患者的不同病情，灵活选择辛温热性药物，并合理配伍，以达到最佳的治疗效果。以下是一些具体的运用实例。

桂枝汤：由桂枝、芍药、生姜、大枣、炙甘草组成，用于治疗外感风寒所致的发热、头痛、恶风等症。桂枝在此方中起到散寒解表的作用。

麻黄汤：由麻黄、桂枝、杏仁、炙甘草组成，用于治疗外感风寒所致的发热、恶寒、无汗等症。麻黄在此方中起到发汗解表的作用。

2. 辛温热性药物的剂量与煎煮方法

在《伤寒论》中，张仲景对辛温热性药物的剂量和煎煮方法都有严格的规定，以确保药物的安全性和有效性。以下是一些具体的运用实例。

四逆汤：干姜、附子、甘草各取一定量，先煎附子，后加入干姜和甘草，煎至一定浓度后再服用。

真武汤：茯苓、芍药、白术、生姜、附子各取一定量，先煎附子，后加入其余药材，煎至一定浓度后再服用。

五、现代临床应用与实践操作

1. 现代临床应用

《伤寒论》中的扶阳思想在现代临床实践中仍然具有重要意义。随着生活节奏的加快和工作压力的增大，人们容易出现阳虚体质，其表现为手脚冰凉、畏寒怕冷等症状。此时，运用《伤寒论》中的扶阳思想进行治疗，往往能取得良好效果。

2. 实践操作

在现代临床实践中，运用《伤寒论》中的扶阳思想需要注意以下几点。

辨证施治：在运用辛温热性药物之前，必须通过详细的望闻问切准确辨证，确定患者是否属于阳虚寒盛的体质。

合理配伍：在选择辛温热性药物时，应注意药物之间配伍的合理性，以达到协同增效的目的。例如，干姜与附子同用，既能温阳散寒，又能固表止汗。

剂量掌握：辛温热性药物虽然功效强大，但过量使用容易导致上火或其他不良

反应。因此，在使用时必须严格控制剂量，尤其是在应用附子等有毒药物时，更需谨慎。

　　煎煮方法：正确的煎煮方法可以保证药物的有效成分充分溶解或降低药物毒性，提高药物有效成分的吸收利用率。例如，附子需要先煎，以降低毒性，增强药效。

六、结论

　　通过对《伤寒论》的深入分析，可以看出张仲景在治疗疾病时非常重视阳气与正气的顾护。他通过运用辛温热性药物（如干姜、桂枝、附子）的具体方剂，有效地治疗了寒邪侵袭所致的各种疾病。《伤寒论》中的扶阳思想不仅为后世医家提供了宝贵的指导，也为现代医学的临床实践提供了重要的借鉴。张仲景的这些思想和方法至今仍具有重要的临床价值，值得我们在临床实践中不断学习和借鉴。

（王甜）

第三章 《易经》对郑卢医学的影响探讨

　　《易经》作为中国古代的一部哲学经典，不仅蕴含着深刻的宇宙观和人生智慧，还对中医学的发展产生了深远的影响。郑卢医学作为一门注重阴阳平衡和五行相生相克的医学体系，深受《易经》思想的影响。本文旨在探讨《易经》对郑卢医学的主要影响及在其中的运用，特别是八卦在方药的组成及剂量配伍方面的主张，并结合"术数"来说明其在临床实践中的具体应用。最后，本章还将讨论在中医领域中，《易经》知识的重要性及其对遣方用药的实际意义。

一、《易经》的基本概念及其在医学中的应用

　　1.《易经》的基本概念

　　《易经》是中国古代的一部哲学经典，由六十四卦及其爻辞、卦象、卦辞组成。每个卦由六个爻组成，爻分为阳爻和阴爻。六十四卦代表了自然界和社会生活中各种变化的现象，通过卦象和爻辞来表达事物的发展变化规律。《易经》的核心思想是"易"，即变化，强调天地万物都在不断变化之中，而这种变化是有规律可循的。

　　2.《易经》在医学中的应用

　　《易经》在医学中的应用主要体现在以下几个方面。

　　阴阳五行：《易经》中的阴阳五行理论被广泛应用于中医理论中，用来解释人体的生理和病理现象。

　　八卦：八卦与人体脏腑的关系被用来指导疾病的诊断和治疗。

　　术数：《易经》中的术数方法被用来预测疾病的演变趋势，并指导治疗方案的选择。

二、八卦在郑卢医学中的影响

1. 郑卢医学的医学思想

郑卢医学强调阳气的重要性，认为阳气是维持生命活动的根本，阳气不足会导致各种疾病。在治疗疾病时，郑卢医学主张扶阳散寒，特别是运用附子等辛温热性药物来温阳散寒。

2. 八卦与脏腑的关系

八卦分别代表不同的自然现象和人体器官，具体如下。

乾卦：代表天，对应头部。

坤卦：代表地，对应腹部。

震卦：代表雷，对应肝。

巽卦：代表风，对应胆。

坎卦：代表水，对应肾。

离卦：代表火，对应心。

艮卦：代表山，对应胃。

兑卦：代表泽，对应肺。

3. 八卦在方药组成中的运用

八卦在方药组成中的运用如下。

乾卦：头部疾病可选用升阳清热的药物，如升麻、柴胡等。

坤卦：腹部疾病可选用健脾益气的药物，如党参、白术等。

震卦：肝病可选用疏肝理气的药物，如柴胡、香附等。

巽卦：胆病可选用清热利胆的药物，如茵陈、黄芩等。

坎卦：肾病可选用温肾壮阳的药物，如附子、肉桂等。

离卦：心脏病可选用养心安神的药物，如丹参、麦冬等。

艮卦：胃病可选用健脾和胃的药物，如白术、茯苓等。

兑卦：肺病可选用宣肺化痰的药物，如桔梗、杏仁等。

4. 八卦在剂量配伍中的运用

在郑卢医学中，八卦不仅用于方药的选择，还用于剂量配伍的确定。八卦的运用可以帮助医生根据患者的体质和病情，合理调整药物的剂量，以达到最佳的治疗效果。八卦在剂量配伍中的运用具体如下。

乾卦：头部疾病患者体质偏阳，剂量宜轻。

坤卦：腹部疾病患者体质偏阴，剂量宜重。

震卦：肝病患者体质偏木，剂量宜适中。

巽卦：胆病患者体质偏风，剂量宜轻。

坎卦：肾病患者体质偏水，剂量宜重。

离卦：心脏病患者体质偏火，剂量宜轻。

艮卦：胃病患者体质偏土，剂量宜适中。

兑卦：肺病患者体质偏金，剂量宜适中。

三、术数在郑卢医学中的应用

1. 术数的概念

术数是中国古代的一种占卜方法，通过数学计算来预测事物的发展变化趋势。在医学中，术数方法被用来预测疾病的演变趋势，并指导治疗方案的选择。

2. 术数在郑卢医学中的应用

五运六气：根据五运六气理论，结合患者的出生年月和发病时间，预测疾病的演变趋势，并选择相应的治疗方法。

奇门遁甲：通过奇门遁甲的方法，预测患者的最佳治疗时机，并选择合适的药物和剂量。

八字命理：通过八字命理分析，了解患者的体质特征和易患疾病，提前采取预防措施。

四、医案分析

1. 郑钦安医案

案例：阳虚寒盛所致的手足厥冷。

患者信息：张先生，男，50岁，因手足厥冷、面色苍白、精神疲乏就诊。患者自述手脚常年冰凉，尤其在冬季更加明显，伴有轻度头晕、乏力。体检发现患者舌质淡白，苔薄白，脉沉细无力。

诊断：阳虚寒盛所致的手足厥冷。

治疗方案：选用四逆汤加减进行治疗。

处方：干姜10 g，附子60 g（先煎），甘草6 g。每日一剂，水煎服。

治疗效果：治疗一周后，患者手脚温度明显上升，面色转为红润，精神状态好转。继续服用两周后，手足厥冷症状基本消失，体力恢复。

分析：根据《易经》中的乾卦原理，治疗头部疾病可选用升阳清热的药物，如升麻、柴胡等。本例中，患者的手足厥冷属于阳虚寒盛的表现，因此选用温阳散寒的药物如干姜和附子，符合《易经》中的乾卦原理。

2. 卢铸之医案

案例：阳虚寒盛所致的腹痛腹泻。

患者信息：王女士，女，45岁，因腹痛腹泻就诊。患者自述近期饮食不慎，出现腹部冷痛、腹泻不止的症状，伴有畏寒、乏力。体检发现患者舌质淡白，苔白腻，脉沉弱。

诊断：阳虚寒盛所致的腹痛腹泻。

治疗方案：选用理中丸加减进行治疗。

处方：人参 10 g，干姜 10 g，白术 10 g，甘草 6 g，附子 80 g（先煎）。每日一剂，水煎服。

治疗效果：治疗 3 d 后，患者腹痛腹泻症状明显减轻，食欲好转。继续服用一周后，腹痛腹泻完全消失，体力恢复。

分析：根据《易经》中的坤卦原理，治疗腹部疾病可选用健脾益气的药物，如党参、白术等。本例中，患者的腹痛腹泻属于阳虚寒盛的表现，因此选用温阳散寒的药物如干姜和附子，辅以健脾益气的药物如人参和白术，符合《易经》中的坤卦原理。

3. 卢崇汉医案

案例：阳虚寒盛所致的心悸胸闷。

患者信息：刘先生，男，60 岁，因心悸胸闷就诊。患者自述近期感觉心脏不适，伴有四肢不温、畏寒怕冷等症状。体检发现患者舌质淡白，苔薄白，脉沉细无力。

诊断：阳虚寒盛所致的心悸胸闷。

治疗方案：选用桂枝加附子汤加减进行治疗。

处方：桂枝 10 g，芍药 10 g，生姜 10 g，大枣 10 g，炙甘草 6 g，附子 120 g（先煎）。每日一剂，水煎服。

治疗效果：治疗一周后，患者心悸胸闷症状明显减轻，四肢温度上升，精神状态好转。继续服用两周后，心悸胸闷症状基本消失，体力恢复。

分析：根据《易经》中的离卦原理，治疗心脏病可选用养心安神的药物，如丹参、麦冬等。本例中，患者的心悸胸闷属于阳虚寒盛的表现，因此选用温阳散寒的药物如附子和桂枝，辅以养心安神的药物如芍药和炙甘草，符合《易经》中的离卦原理。

五、《易经》在中医领域的地位和应用

1.《易经》在中医理论中的地位

《易经》在中医理论中占据着重要的地位。中医理论中的阴阳五行、八卦、五运六气等概念，都是源于《易经》。没有《易经》的基础知识，中医理论的学习和应用将难以深入。

2.《易经》在中医临床中的应用

在中医临床实践中，《易经》的知识可以帮助医生更好地理解疾病的本质和发展趋势，从而制订出更加合理的治疗方案。例如，通过八卦与脏腑的关系来选择药

物，通过术数方法来确定疾病的最佳治疗时机，这些都是《易经》在中医临床中的具体应用。

六、结论

通过对郑卢医学中《易经》思想的探讨，可以看出《易经》在郑卢医学中占有重要地位。八卦不仅用于方药的选择，还用于剂量配伍的确定；术数方法被用来预测疾病的演变趋势，并指导治疗方案的选择。在中医领域中，如果不了解《易经》，遣方用药只能称之为"下工"。郑钦安、卢铸之、卢崇汉的医案进一步展示了《易经》在临床实践中的具体应用效果。《易经》中的思想和方法至今仍具有重要的临床价值，值得我们在临床实践中不断学习和借鉴。

（王甜）

第四章　针灸临床学习总结

2022年，是跟随老师学习的重要一年，在跟随陈宏伟老师学习的这一段时间，我感触颇深，老师悉心教导，孜孜不倦，善于把自己行医多年的临床诊疗经验上升为理论，用于指导学生的工作，这使我开拓了思路，活跃了思维，开阔了视野，更新了观念，逐步提高了诊疗技术，坚定了自己对中医药学习的信心。现将这一年来的学习心得总结如下。

中医理论跟实践不一样，必须将理论与实践相结合，运用中医的思维方式，对病情认真分析，辨证施治。医生辨证如将领带兵打仗，只有知己知彼，方能百战不殆。一方面必须了解病邪之虚实寒热；而另一方面又必须知晓患者的正气强弱和感邪轻重，以便能从容地遣方用药，只有这样才能药到病除。

陈老师时常向学生强调中医的辨证包含了透过现象看本质、注重发展变化、抓主要矛盾、兼顾其他等几层意思，传统中医讲究"望闻问切"四诊合参，并考虑天时、地理因素，再运用三焦、六经、八纲、卫气营血等辨证方法立法用药。《黄帝内经》中有记载，黄帝问曰："医之治病也，一病而治各不同，皆愈，何也？"岐伯对曰："地势使然。"这说明中医自始就不是"头痛医头，脚痛医脚"，而是系统地、整体地看待人体以及人与自然界的关系。中医用药讲究配伍，对证下药，随证加减，极具灵活性。中药在性能上有四气、五味、升降沉浮和归经，因由各种草药构成，中药组方讲究君臣佐使，还要根据症状的改变随时作出变化，实际上就是讲究药物的有机结合、协同作用，这不是随意而为，而是非常严谨的。

中医的理、法、方、药四个环节，方是中心，是灵魂。一个好的方剂，往往组方严密，层次井然，充满了结构美。张仲景的二百余首经方，至今效如桴鼓，古今几十万个方剂，无不凝聚着创方者的心血。学方要潜心领会其风骨精神，用方要尽量使用原方，决不能自作聪明，画蛇添足，随意加减，否则，可能会破坏原方的疗效。经方、时方、当代名医之方固然要学，单方、验方，甚至江湖医生用之有效的方法，也要掌握一些。治病要抓主证，解决主要矛盾，所谓"伤其十指，不如断其一指"。古方为什么讲究君臣佐使？就是针对疾病的主要矛盾而设。用药要单纯，处方宜精当，切不可面面俱到，面面俱到的结果是一面也顾不到，喜开大方的医生，古人讥讽为"广络原野，希冀一二"，这其实是心无定见，靠碰运气。

对于初次诊治的患者，陈老师的经验为：如果病情复杂，宜先投石问路，从一点切入，静观病情的变化；倘若病势有所好转，则可"得寸进尺"，步步跟进，争取一环一环解开；倘若病势有所加重，也不必惊慌失措，但须改弦更张，转换思路，从其反面论治，往往会有成效，因为疾病的性质是非阴即阳、非表即里、非寒即热、非虚即实，懂得这个辨证关系，就能沉着应对；倘若病势不进不退，则应调整角度，重新选择切入点，若是药力未到，须守方不变。要做到心中有数，其前提是必须用药单纯，紧扣主要矛盾，才能把握好全局。要成为一名高明的中医生，应广采博闻，多读名著，虚心勤学，精思善化，因为前贤的医学理论和临床经验，大多蕴藏在古今浩如烟海的医籍之中，其中有不少真知灼见还没有被我们所掌握。另外，当学问达到某种程度时，真如古人所谓"四顾俯层巅"的景象，其中有尽多科学抽象的神会之意，直抵"心有灵犀一点通"的美妙境地。

中医针灸科疾病的治疗，有其独有的治疗特点，它依据中医气血、津液、脏腑、阴阳等中医基础理论来进行分期辨证治疗，以辨证为前提，贯彻局部与整体兼顾、固定与活动统一、动静结合、骨与软组织并重、医疗措施与患者的主观能动性密切配合的治疗原则。以骨折为例，骨折是由外来暴力作用躯体某一部位导致其折断，表面是局部损伤，实则是整体的一部分受伤。因骨折后将引起机体一系列复杂的内在变化，故当从本辨治。正如《正体类要·序》中所说："肢体损于外，则气血伤于内，荣卫有所不贯，脏腑由之不和，岂可纯任手法，而不求之脉理，审其虚实，以施补泻哉？"因此中医针灸科治疗疾病时极其重视局部与整体兼顾、内治与外治结合。

骨伤的治疗分为早、中、晚三期辨证论治。骨伤早期的治法，应以活血化瘀为主，使瘀血得以消散，尽快恢复气血的通畅。所谓"瘀不去，新血不得生"，是有临床指导意义的。在活血化瘀的基础上，可根据气滞血瘀之所偏，结合伤后邪热之轻重，分别给予攻下逐瘀、行气逐瘀和清热逐瘀等具体的治疗方法。

骨伤中期的血瘀气滞逐步消除，肿胀逐渐减轻或消退，筋骨断裂处初步连接，疼痛明显减轻，体温恢复正常。但筋骨痿软，时有作痛，说明瘀血尚未化尽，经脉还未完全畅通，气血仍欠充旺。因此，该期的治疗，除继续活血化瘀外，还应重视养血通络，接骨续筋，以促进筋骨愈合。

骨伤后期瘀血祛除，筋骨续接，已近愈合。但筋骨尚未坚强，并常有气血虚弱、筋肉萎缩、肢体乏力、关节僵硬等症。故应补益肝肾，调养气血，疏通经络，使脾肾健旺，生化气血，以充养筋骨，滑利关节。

陈老师工作多年，临床经验丰富，对运用中医药治疗疾病有自己独到的见解，患者受治疗后恢复效果显著。他对痹症就有不同的辨证，且治疗方案不一样，临床疗效也不同，具体介绍如下。

1. 寒湿痹证

治法：散寒行湿，温经通络。

代表方：甘姜苓术汤加减。

常用药：干姜 15 g、桂枝 15 g、甘草 10 g、牛膝 15 g、茯苓 10 g、白术 15 g、杜仲 10 g、桑寄生 10 g、续断 10 g。

辨证分析：当寒湿之邪气侵袭左肩部，痹阻经络时，因寒性收引，湿性凝滞，故左肩部冷痛重着，转侧不利。湿为阴邪，得阳始化，静卧湿邪更易停留，故卧床而疼痛不减。阴雨寒冷天则寒冷更甚，故疼痛加剧。苔白腻，脉沉迟而缓，均为寒湿之象。

2. 湿热痹证

治法：清热利湿，舒筋止痛。

代表方：四妙丸加减。

常用药：苍术 15 g、黄柏 15 g、薏苡仁 10 g、木瓜 10 g、络石藤 10 g、川牛膝 15 g。

辨证分析：湿热蕴结腰部，筋脉迟缓，经气不通，故腰部疼痛加重，活动后气机稍有舒展，湿滞得减，故疼痛或可降低。湿热下注膀胱，故小便短赤。苔黄腻，脉濡数，均为湿热之象。

3. 瘀血痹证

治法：活血化瘀，通络止痛。

代表方：身痛逐瘀汤加减。

常用药：当归 15 g、川芎 15 g、桃仁 10 g、红花 15 g、香附 10 g、没药 10 g、五灵脂 10 g、地龙 1 g、牛膝 10 g。

辨证分析：瘀血阻滞经脉以致气血不通畅，故右肘部疼痛如刺，痛有定处，按之则疼痛加剧。舌质紫暗，或有瘀斑，脉象细涩，日轻夜重，均为瘀血内停之象。

4. 寒湿痹阻证

治法：温经散寒，祛风除湿。

代表方：乌头汤。

常用药：川乌 15 g、麻黄 15 g、芍药 10 g、甘草 10 g、黄芪 10 g、羌活 15 g、独活 15 g、防风 15 g、秦艽 10 g、威灵仙 10 g、桂枝 10 g、细辛 3 g。

辨证分析：患者因感受寒邪，侵袭体表，日久未愈，深入关节，留滞经脉，气血痹阻，壅滞脉络。寒性凝滞，血遇寒则凝，导致气血不通，故见疼痛加重。

在跟随陈老师学习的过程中，我看到了陈老师运用经方、验方、手法以及功能锻炼等方法治疗一种又一种疾病，特别是一些疑难重症，且都能取得满意的疗效，而这些临床经验单从教科书中是根本不能尝到的。我相信只要学好中医基础理论，将中医理论在临床中运用，就能更好地发挥中医治病救人的作用。这更坚定了我学习中医、从事中医工作的信心，增强了我的使命感和责任感。老师的言传身教深深地感染着我们每一位学员，我将传承老师对患者的责任心和爱心，定将孙思邈提出的"大医精诚"作为自己的一生圭臬，真正做到"若有疾厄来求救者，不得问其贵贱贫富，长幼妍蚩，怨亲善友，华夷愚智，普同一等，皆如至亲之想"。

回到工作岗位上，笔者积极运用从老师那里学到的知识，为每一位患者辨证论治、处方用药，使患者得到很好的疗效，笔者受到患者好评。在今后的临床工作中，笔者将继续向陈老师学习、请教，把陈老师的工作理念、临床思维方式很好地付诸实践，为更多的患者治病。

（冯金龙）

第五章　　学习《黄帝内经》心悟

　　《黄帝内经》是中国现存最早的中医理论专著，是对中国上古医学的第一次总结，成书于战国时期，总结了春秋至战国时期的医疗经验和学术理论，并吸收了当时有关天文学、历算学、生物学、地理学、人类学、心理学的知识，运用阴阳、五行、天人合一的理论，对人体的解剖、生理、病理以及疾病的诊断、治疗与预防，做了比较全面的阐述，确立了中医学独特的理论体系，成为中国医药学发展的理论基础和源泉。

　　《黄帝内经》运用阴阳五行学说解释生理、病理现象，指导诊断与治疗，把阴阳的对立统一看成宇宙间万事万物产生、发展、变化的普遍规律。人体在正常情况下阴阳平衡，一旦这种平衡被破坏，就会生病，它强调精神与社会因素对人体及疾病的影响，反对迷信鬼神，全面总结了秦汉以前的医学成就，标志着中国医学、养生学、生命科学发展到理论总结阶段，被誉为"中国奉献给世界的三大奇书"之一。

　　在学习中医的过程中，我深深体会到中医宝库浩如烟海，而它们都根植于《黄帝内经》。在两千多年的历史演变中，人们的目光大多集中于治病的层面，而《黄帝内经》的养生思想被束之高阁。《黄帝内经》的阴阳五行观，从自然科学的角度探讨和阐述了阴阳五行规律与人体的必然联系，理清"天人合一"的理论体系，得出"阴阳五行规律是生人、养人之本"的结论，阐述了人要遵循阴阳五行的规律，提出了"春夏养阳，秋冬养阴"的原则，告诉了人们生活劳作应遵从的规则，这些都是我们健康生活的瑰宝。

　　养生的重要原则：生活有一定规律，保护和调养人体正气，顺应四时季节变化，注重春夏养阳、秋冬养阴。

　　《素问·上古天真论》中提出，人的自然寿命为百岁，能否达到这一寿限，关键在于能否坚持养生，养生者皆度百岁，不养生者，半百而衰；把顺应自然规律、调摄精神、节制情欲、保养元气、抗御外邪、节制饮食、劳逸适度，作为养生的重要原则。那些不懂养生的人，违背养生规律，把有害于身心健康的不良生活方式作为常规，恣意饮酒作乐，只贪图一时的快乐，作息没有一定规律，所以容易衰老得病。

养生强调调情志、养精神，心无杂念，知足常乐可使人体气机调畅，血运通顺，利于养身防病。《素问·上古天真论》中指出，人类生活在大自然中，就要受大自然的制约，大自然除了自身的运动变化，还受宇宙中的日、月、星辰的影响，因此台风、泥石流、山洪、地震、火山喷发等自然灾害自古有之，古人统称之为虚邪贼风。人类要生存，就必须对这些外来的不利因素适时躲避，防御，保全生命。同时《黄帝内经》非常重视内在因素的主导地位，正气存内，邪不可干，十分强调保护和调养人体正气的重要性，即真气从之，精神内守，特别强调调摄精神和心态情志、道德修养等内因在养生防病上的重要作用，这种"形神合一"论为现代亚健康的治疗学提供了依据。

养生要顺应四时季节变化：人的生命活动与大自然有着息息相通的关系，人体要保持健康，必须维持人与自然规律的协调统一。《素问·四气调神大论》根据春、夏、秋、冬四季的特点提出不同的养生防病方法，并指出如违背四季养生法则不仅会影响当季主令脏腑的病变，也可能对下一季节身体的其他主令脏腑产生危害。

养生注重春夏养阳，秋冬养阴：《素问·四气调神大论》中"春夏养阳，秋冬养阴"是在论述春养生气，夏养长气，秋养收气，冬养藏气的基础上提出来的，生长属阳，收藏属阴，春夏养阳即养生养长，秋冬养阴即养收养藏。

中医对体液（阴液）的动态平衡系统有了更深的认识，东垣在其著作中曾引用《素问·经脉别论》中的一段原文来论述和说明正常人体水液代谢的生理过程，其大意即水液入胃，经过脾的转运，将精微布散全身，并上输于肺，通过肺气肃降，通调水道，而输注于膀胱。膀胱为州都之官，主藏津液。膀胱中的津液，经肾的气化，将其中之浊者化为尿液而排出。这种代谢过程，还必须随着四时气候的变化、阴阳的升降出入、五脏的功能活动，不断进行平衡调节，以保持人体正常的生理功能。此即水液代谢之理。

《素问·经脉别论》曰："饮入于胃，游溢精气，上输于脾，脾气散精，上归于肺，通调水道，下输膀胱．水精四布，五经并行。"总结了人体津液的代谢过程，提出了人体津液的代谢与肺、脾、肾三脏紧密相关，为后世的津液代谢及津液的病理、治疗的论述提供了依据。后世在治疗关于水液疾病的问题上，多以此为依据，受益颇多。

中医认为疾病发病的根本是内因，外因是发病的条件，如果人体正气充足而不受邪则不会发病。在《黄帝内经》中也将避邪、去害趋利作为一个重要的养生方法。《灵枢·百病始生》言："夫百病始生也，皆生于风雨寒暑。"它还指出，不仅自然界的风、雨、寒、暑、雾、霭要躲避，五味七情之过亦不宜。《素问·生气通天论》言："阴之五宫，伤在五味……是故味过于酸，肝气以津，脾气乃绝……味过于辛，筋脉沮弛，精神乃央。"《素问·举痛论》言："怒则气上，喜则气缓，悲则气消，恐则气下，寒则气收，炅则气泄，惊则气乱。"从中可以看出，风雨寒暑、偏嗜五味、七情过激都会对人体产生伤害，而养生之根本就在于去除一切有害于身体的因素。

当然，前面的这几点只是简单的概括，远没有体现出《黄帝内经》中养生思想的全貌，但我们从中已经可以窥出它的伟大，这些思想是超时代的，是颠扑不破的，值得我们好好地体会，并把它切实地运用到平常的生活中。

（冯金龙）

第六章 足三里穴治疗下肢疼痛心得

下肢疼痛是一种常见的临床症状，可由多种疾病引起，如腰椎间盘突出症、风湿性关节炎、下肢静脉曲张等。传统中医理论认为，下肢疼痛多与经络不通、气血瘀滞有关。足三里穴作为足阳明胃经的合穴，具有"调理气血、扶正培元、祛邪防病"之功效，在治疗下肢疼痛方面具有独特的优势。

一、足三里穴的定位与功能

定位：足三里穴位于小腿前外侧，犊鼻穴下三寸，距胫骨前缘一横指（中指）处，可屈膝垂足取之。

功能：足三里穴在中医上具有补益脾胃、调和气血、扶正培元、祛邪防病等多种功效。通过刺激该穴位，可以激发经络气血的运行，缓解下肢疼痛，促进组织修复。

二、通过足三里穴治疗下肢疼痛的临床研究

（一）下肢疼痛类型

1.腰椎间盘突出症引起的下肢疼痛

腰椎间盘突出症患者常伴有下肢放射性疼痛，严重影响生活质量。研究表明，针灸足三里穴和其他相关穴位（如肾俞、命门、腰阳关等）治疗腰椎间盘突出症，可显著改善下肢疼痛症状，提高患者生活质量。针灸治疗通过疏通经络、调和气血，达到缓解疼痛、改善病情的目的。

2.风湿性关节炎引起的下肢疼痛

风湿性关节炎是一种慢性全身性自身免疫性疾病，主要表现为关节疼痛、肿胀、僵硬等。艾灸足三里穴作为一种有效的治疗手段，可通过温热刺激促进局部血液循环，缓解炎症反应，从而减轻下肢疼痛。同时，艾灸还能增强机体免疫力，提高患者抵抗力。

3. 下肢静脉曲张引起的下肢疼痛

下肢静脉曲张患者常伴有下肢胀痛、乏力等症状。点按足三里穴位作为一种简便易行的自我保健方法，可防治下肢静脉曲张引起的疼痛。通过持续点按足三里穴，可以促进下肢血液循环，改善局部营养状况，缓解疼痛症状。

（二）治疗方法与操作要点

1. 针灸治疗

取穴：根据病情选取足三里穴及相关配穴。

手法：采用直刺或斜刺手法，进针深度视患者体形和病情而定。

刺激强度：根据患者的耐受度和病情调整刺激强度，以达到最佳疗效。

2. 艾灸治疗

准备：选择优质艾条，点燃后置于足三里穴上方进行艾灸。

时间：每次艾灸 20 ～ 30 min，每日或隔日一次。

注意事项：避免烫伤皮肤，保持室内空气流通。

3. 点按治疗

取穴：患者正坐于椅子上，屈膝，脚掌放平，用虎口围住膝盖，示指放于膝下胫骨前缘，四指并拢，中指尖所在位置即穴位。

操作：用拇指或中指指腹点按足三里穴，边揉边按，交替进行，每次按揉 100 下，每日 2 ～ 3 次。

（三）结论

足三里穴作为中医经络理论中的重要穴位，在治疗下肢疼痛方面具有独特的疗效和优势。通过针灸、艾灸、点按等多种方法刺激足三里穴，可以激发经络气血的运行，缓解下肢疼痛症状，提高患者生活质量。随着研究的深入和临床实践的积累，通过足三里穴治疗下肢疼痛的应用前景将更加广阔。

（梁浩翔）

第七章　针灸治疗肩关节周围炎的心得

肩关节周围炎，又称五十肩、冻结肩，是一种以肩部疼痛和功能障碍为主要症状的常见病症，多见于中老年患者。该病严重影响患者的肩关节功能活动及生活质量。针灸作为中医传统疗法之一，在治疗肩关节周围炎方面具有独特的优势。本文将从针灸治疗肩关节周围炎的理论基础、临床应用及疗效评价等方面进行探讨。

一、理论基础

中医学认为，肩关节周围炎的病变部位在肩部经脉和经筋，肝肾不足、气血虚弱为其本，风寒湿邪侵袭或外伤致气血瘀滞为其标。针灸治疗肩关节周围炎的原理在于通过刺激体表穴位，调节经络气血，达到活血化瘀、舒筋活络、祛风除湿、通经止痛的目的。

二、临床应用

选穴原则：主要依据患者的具体症状、体质及病变部位而定。常用穴位包括肩髃、肩髎、肩前、肩贞、阿是穴等，同时可根据辨证施治的原则，配合其他相关穴位。

操作方法：患者取坐位或卧位，常规消毒后，采用适当长度的毫针进行针刺。针刺得气后，根据病情采用平补平泻法或泻法，留针 20 ～ 30 min。期间可配合行针手法，以增强疗效。对于虚寒证患者，可加艾条温灸。

疗程安排：针灸治疗肩关节周围炎一般每日或隔日一次，10 次为一个疗程。疗程间可根据病情适当休息，通常需连续治疗 2 ～ 3 个疗程。

三、疗效评价

多项研究表明，针灸治疗肩关节周围炎具有显著的疗效。针灸能够有效缓解患者肩部疼痛，改善患者肩关节活动功能，提高生活质量。临床观察发现，针灸治疗肩关节周围炎的总有效率可达 90%，易被患者接受。

四、讨论

针灸治疗肩关节周围炎的优势在于其可以整体调节和个体化治疗。通过刺激体表穴位，能够调节全身气血运行，改善局部微循环，促进炎症因子吸收和组织修复。同时，针灸治疗还能增强患者体质，提高机体免疫力，预防疾病复发。

然而，针灸治疗肩关节周围炎也需注意一些问题，如选穴要准确，操作要规范，避免感染等并发症的发生。此外，针灸治疗肩关节周围炎还需结合患者的具体情况进行辨证施治，以提高疗效。

五、结论

针灸治疗肩关节周围炎是一种安全、有效的治疗方法。通过刺激体表穴位，调节经络气血，针灸能够显著改善患者肩部疼痛和功能障碍等症状，提高生活质量。因此，针灸治疗肩关节周围炎值得在临床上广泛推广和应用。

（梁浩翔）

第八章 名老中医陈宏伟治疗腰椎管狭窄引起的腰痛经验

陈宏伟，主任中医师，四川省名中医，第七批四川省中医药管理局学术技术带头人，成都市天府名中医传承工作室专家、成都市中医针灸专业医疗质量控制中心专家，四川省重点中医专科学科技术带头人，新津县人民政府引进人才，从事针灸临床工作 35 年，现任四川省针灸学会理事、四川省针灸学会针法灸法专委会常委。其对于痛症的治疗有较丰富的经验和见解。笔者在跟师学习的过程中收获颇多，现将其治疗腰椎管狭窄引起的腰痛的经验整理如下。

一、腰椎管狭窄的概念

腰椎管狭窄（LSS）是一种由于先天或后天因素引起的脊柱椎管或神经根管、椎间孔的骨性或纤维结构异常，造成腰椎椎管或神经根管狭窄，从而刺激压迫马尾、神经根，产生一系列神经功能障碍的症状或体征，其主要临床症状为腰骶部疼痛、下肢疼痛或伴间歇性跛行。腰椎管狭窄好发于中老年人，目前发病率为 1.7% ～ 8.0%。但随着老龄化趋势的发展，其发病率也呈上升趋势，易对患者生活质量产生负面影响。

腰椎管狭窄总属中医"痹证""腰痛"范畴。《杂病源流犀烛》曰："腰痛精气虚，而邪客痛也……肾虚其本也，风寒湿热痰饮，气滞血瘀闪挫其标也。"《丹溪心法·腰痛》曰："腰痛主湿热、肾虚、瘀血、挫闪、有痰积。"陈宏伟名老中医认为腰椎管狭窄引起的腰痛，主要病因为气滞血瘀、寒湿阻络、湿热阻络、肝肾亏虚等，为本虚标实之证，其本虚以肾虚为主，涉及肝脾，标实常是寒湿、湿热、瘀血等，虚实相互影响。

二、辨证分型论治

1. 血瘀气滞证

主要临床表现：近期腰部有外伤史，腰腿痛剧烈，痛有定处，刺痛，腰部僵硬，俯仰活动艰难，痛处拒按；舌质暗紫或有瘀斑，舌苔薄白或薄黄，脉沉涩或脉弦。

方剂：身痛逐瘀汤加减。

方药组成：川芎 15 g、当归 15 g、五灵脂 10 g、香附 15 g、甘草 6 g、羌活 15 g、没药 10 g、牛膝 15 g、秦艽 15 g、桃仁 15 g、红花 10 g、地龙 15 g。

2. 寒湿阻络证

主要临床表现：腰腿部冷痛重着，转侧不利，痛有定处，虽静卧亦不减或反而加重，日轻夜重，遇寒痛增得热则减；舌质胖淡，苔白腻，脉弦紧、弦缓或沉紧。

方剂：独活寄生汤加减。

方药组成：独活 15 g、桑寄生 15 g、杜仲 15 g、牛膝 15 g、党参 20 g、当归 15 g、熟地黄 15 g、白芍 20 g、川芎 15 g、桂枝 20 g、茯苓 30 g、细辛 10 g、防风 10 g、秦艽 15 g。

3. 湿热阻络证

主要临床表现：腰腿痛，痛处伴有热感，或见肢节红肿，口渴不欲饮；苔黄腻，脉濡数或滑数。

方剂：四妙散加减。

方药组成：苍术 15 g、黄柏 15 g、川牛膝 15 g、薏苡仁 30 g、牛膝 15 g、茯苓 30 g、秦艽 15 g、木瓜 15 g。

4. 肝肾亏虚证

主要临床表现：腰腿痛缠绵日久，反复发作，乏力、不耐劳，劳则加重，卧则减轻。该证包括肝肾阴虚证及肝肾阳虚证。肝肾阴虚证症见：心烦失眠，口苦咽干；舌红少津，脉弦细而数。肝肾阳虚证症见：四肢不温，形寒畏冷，筋脉拘挛；舌质胖淡，脉沉细无力。

肝肾阴虚证方药：左归丸加减。熟地黄 15 g、枸杞子 15 g、山茱萸 15 g、山药 20 g、龟板胶 15 g、菟丝子 15 g、鹿角胶 15 g、牛膝 15 g。

肝肾阳虚证方药：右归丸加减。肉桂 15 g、附子 15 g（先煎 1 小时）、鹿角胶 15 g、杜仲 15 g、菟丝子 15 g、熟地黄 15 g、山药 20 g、山茱萸 15 g、枸杞子 15 g。

三、应用针刀技术治疗腰椎管狭窄引起的腰痛

随着腰椎管狭窄引起的腰痛发病率的上升，针刀技术在腰椎疾病治疗中得到了更

为广泛的应用。针刀技术作为中医和西医结合的产物，在疏通经络的同时可以直接对病灶进行治疗，从而起到消除局部组织粘连、缓解疼痛的效果，实现针灸和闭合性手术的双重作用。

陈宏伟认为针对腰椎管狭窄引起的腰痛，针刀操作要遵循四步进针法原则：①定点。根据患者主诉、体征、腰椎 MRI 或 CT 检查结果，认真检查确定病变部位后，参考局部解剖关系，确定进针刀点，以标记笔标记符号。②定向。要求刀口线与病变部位的肌肉、韧带、神经、血管的走行方向一致。③加压分离。为避开神经、血管，进针时应以左手拇指下压皮肤使之形成凹陷，横向拨动，再下压使神经血管在手指两侧。④刺入。将针刃贴于左手拇指甲壁，稍用力下压即可刺破皮肤。

对于进针点位的选择，主要有以下几种。

（1）棘突上和棘突间压痛点：刀口线与脊柱纵轴平行，针刀体与皮面垂直，按四步进针法进针刀，针刀达棘突顶，在骨面上纵向切开 1～2 次，然后贴骨面向棘突两侧分别纵向切开 1～2 次，以松解两侧棘肌。调整针刀刃，使其到达棘突顶，刀口线调转 90°，沿棘突上缘横向切开 1～2 次。

（2）横突尖压痛点：刀口线与躯干纵轴平行，针刀体与皮面垂直，按四步进针法进针刀，达 L3 横突背侧骨面，在横突尖端背面将此处肌筋膜组织切开 1～2 次；移动针刀刃，使其到达横突尖端，针刀刃沿横突尖端的边缘与软组织的交界处切开肌筋膜 3～5 次。

（3）关节突关节点：刀口线 L4～L5 与脊柱纵轴平行，针刀体与 L5 皮肤垂直，按四步进针法进针刀，达骨面，针刀刃移动到 L4～L5 的关节突关节、L5 和 S1 的关节突关节，纵向切开 1～3 次。

（4）胸腰筋膜点：在第 12 肋尖处进针刀，刀口线与人体纵轴一致，针刀体与皮肤垂直，按四步进针法进针刀，达第 12 肋骨，刀口线调转 45°，使之与第 12 肋骨走行方向一致，在肋骨骨面上向左右方向铲切 3 次。在第 3 腰椎棘突旁开 10 cm 处进针刀，刀口线与人体纵轴一致，针刀体与皮肤垂直，按四步进针法进针刀，达肌层，当有"落空"感时即到达胸腰筋膜移行处，在此切开筋膜 3 次。在髂嵴中份阳性反应点进针刀，刀口线与人体纵轴一致，针刀体与皮肤垂直，按四步进针法进针刀，达髂嵴，刀口线调转 90°，在髂嵴骨面上切开 3 次。

（5）坐骨神经行经路线点：在髂后上棘和尾骨尖连线的中点与股骨大转子尖连线的中内 1/3 的交点处进针刀，刀口线与人体纵轴一致，针刀与皮肤垂直，按四步进针法进针刀，达梨状肌下孔处，沿坐骨神经方向纵向切开 3 次。如患者有下肢窜麻感，说明针刀碰到了坐骨神经，此时停止针刀操作，退针刀 2 cm，稍调整针刀方向，再进针刀，即可避开坐骨神经。在股骨大粗隆与坐骨结节连线中点处进针刀，刀口线与人体纵轴一致，按四步进针法进针刀达股骨骨面坐骨神经周围，纵向切开 3 次。如患者有下肢窜麻感，应稍调整针刀方向。在大腿中段后侧正中线上进针刀，刀口线与人体纵轴一致，按四步进针法进针刀达股骨骨面坐骨神经周围，纵横摆动3次。如患者有下肢窜麻感，应稍调整针刀方向。在腓骨头下5 cm处进针刀，刀口线与人体纵轴一致，按四步进针法进针刀达腓骨面，纵横摆动3次。

陈宏伟同时强调，穴位具有敏化现象，经络亦有敏化，对于腰椎管狭窄腰痛患者，可选取足太阳膀胱经、足少阳胆经，结合患者酸、痛、胀、麻木等症状，行小幅度、刺激量小的刺入、切割、松解、剥离针刀治疗。

四、应用内热针治疗腰椎管狭窄引起的腰痛

陈宏伟认为，对于反复发作的腰椎管狭窄腰痛，手术治疗会产生一定的创伤，中医认为手术具有耗伤气血的反作用，不利于疾病的治疗。内热针作为传统医学和现代技术融合的产物，最早起源于《黄帝内经》中的"焠刺取痹"，通过加热针具来提高疗效。现代技术制作内热针针具采用银质针结合电热丝的方法，其中，银作为最强的无毒性杀菌金属，并具导热性强的特点，能进一步提高临床疗效。相关研究表明，内热针能改善局部温度分布状态，恢复软组织供血，还可降低血清中白介素-6、白介素-1等因子的水平，抑制炎症因子生成，延缓疾病发展，缓解疼痛。

在进行内热针操作时，应严格把握其适应证与禁忌证，以中医理论为基础，严格把握针刺深度与角度，其具体操作如下。

（1）操作前准备：给予患者内热针经皮骨骼肌松解术治疗前应该完善血常规、肝肾功能、凝血功能、血糖、心电图等相关检查，并向患者及家属充分解释治疗过程以及目的，签署知情同意书。

（2）取穴：患者取俯卧位，腹部垫枕，抬高腰部，参照吴绪平主编的内热针培训教材《中华内热针临床诊断与治疗》，选取双侧T10～S4棘突两旁布针，目标软组织为竖脊肌T12～S4附着处（棘突、椎板、后关节），用记号笔标记进针点，每侧棘突旁布针两排，内排贴近棘突，外排距内排3～4 cm，每排进10～11针。

（3）操作：严格按照常规消毒程序消毒被操作部位的皮肤，铺无菌治疗巾。在严格的无菌操作下，对每一个进针点以麻醉枪做表皮麻醉，形成直径约5 mm的皮丘，另予以0.5%利多卡因注射液5 mL与0.9%氯化钠注射液15 mL混合稀释后在皮丘处根据进针方向做局部浸润麻醉。选用长130 mm（针身长80 mm，针柄长50 mm）、直径1.1 mm的内热针，按照标记依次布针。双手夹持内热针针身，垂直皮肤快速刺入皮下，经肌肉或筋膜直达骨膜附着处，引出较强烈的酸沉胀麻针感为止，部分粘连较明显的软组织可适当做局部提插松解。针毕，针柄连接加热套管，设置治疗仪温度为42℃，治疗时间为20 min。操作过程中密切观察患者血压、心率、呼吸、血氧饱和度。治疗结束后，关闭内热针治疗仪，并取下加热套管。起针后要适当按压止血5 min，然后用碘伏严格消毒皮肤，并用无菌纱布覆盖，嘱患者伤口处3 d内保持清洁

干燥，从而避免进针点感染。嘱患者稍作休息后再回病房。7 d 后，可依据患者病症的部位、范围以及病情变化，进行第二次治疗。

五、验案举隅

崔某，男，53 岁。2023 年 6 月 6 日初诊。患者因"腰痛伴左下肢濡胀痛 20 余天"就诊。20 余天前，患者因长时间站立后出现腰部濡胀痛，伴左下肢濡胀、麻木，行走乏力，午后明显，不耐久行，休息后症状减轻，左下肢乏力，患者未系统诊治，遂于我院就诊。腰椎 MRI 检查示：①腰椎退行性变，椎间盘变形；② L3–L4、L4–L5 椎间盘膨出，L5–S1 椎间盘突出（中央型）。陈宏伟名老中医结合患者症状，四诊合参，辨证为：血瘀气滞证。处方：川芎 15 g、当归 15 g、五灵脂 10 g、香附 15 g、甘草 6 g、羌活 15 g、没药 10 g、牛膝 15 g、秦艽 15 g、桃仁 15 g、红花 10 g、地龙 15 g。共四剂，水煎服，1 d 1 剂，1 d 3 次，口服。上四剂中药口服完后，患者感腰部濡胀痛伴左下肢濡胀、麻木减轻，但仍觉左下肢乏力，上方去五灵脂、香附、没药，予以白附片 60 g（先煎 1 h）、党参 20 g。同时给予腰部针刀治疗，充分告知患者针刀操作注意事项并签署相关知情同意书。嘱患者取俯卧位，在左侧腰部（L3–L4、L4–L5、S1 棘突点及横突点）找 4 个针距为 2.0 cm 的敏感压痛点，并做标记。常规消毒铺巾后，取 1% 盐酸利多卡因注射液在标记点内注射形成直径约 5 mm 的皮丘，医生戴无菌手套，运用针刀在皮丘点进针刀，刀口线与患者躯干纵轴平行，针刀体与皮面垂直，按四步进针法进针刀，达相应椎体横突背侧骨面，在横突尖端背面将此处肌筋膜组织切开 1 ～ 2 次；移动针刀刃，并使其到达横突尖端，针刀刃沿横突尖端的边缘与软组织的交界处切开肌筋膜 3 ～ 5 次，将阻力带、筋膜进行松解，解除其痉挛，出针刀后指压止血 3 min，止血后用创可贴覆盖针眼。陈宏伟特意指出，针刀操作完毕后，静卧观察半小时，并嘱其 72 h 内针眼局部避免沾水、避免负重及远距离行走。第三次给予中药以活血化瘀、补气通络治疗后，患者腰痛伴左下肢濡胀痛明显减轻，左下肢无明显乏力。

银某，女，45 岁。2024 年 5 月 8 日初诊。患者因"腰痛伴有下肢胀痛半月"就诊。半月前，患者出现腰部胀痛，伴有右下肢胀痛不适，疼痛放射至右踝关节，翻身及久站久行后疼痛加重，腰部承力差，患者于 2024 年 5 月于当地医院就诊，腰椎间盘 CT 示 L2–L3、L3–L4、L4–L5 椎间盘膨出，L5–S1 椎间盘突出，L3–L4、L4–L5、L5–S1 后方椎管狭窄。陈宏伟结合患者症状，四诊合参，辨证为寒湿阻络证。方药：独活 15 g、桑寄生 15 g、杜仲 15 g、牛膝 20 g、桂枝 20 g、川芎 15 g、当归 15 g、白术 20 g、延胡索 30 g、茯苓 20 g、乌梢蛇 10 g、石菖蒲 15 g、藿香 20 g、炙甘草 10 g。共四剂，水煎服，1 d 1 剂，1 d 3 次，口服。上四剂中药口服完后，患者感腰部濡胀痛减轻，但下肢胀痛仍明显。陈宏伟认为下肢胀痛放射至右踝关节，应考虑坐骨神经痛，虫类药物为血肉有情之品，最能走窜，在上方基础上给予全蝎祛风通络止痛，同时给予内热针经皮骨骼肌松解术治疗。向患者及家属充分解释内热针治疗过程以及目的，并签署知情同意书。嘱患者取俯卧位，腹部垫枕，抬高腰部，选取双侧 T10 ～ S4 棘突两旁布针，目标软组织为 T12 ～ S4 附着处竖脊肌（棘突、椎板、后关节），用记号笔标记进针点，每侧棘突旁布针两排，内排贴近棘突，外排距内排 3 ～ 4 cm，每排进 10 ～ 11 针。操作：严格按照常规消毒程序消毒被操作部位的皮肤，铺无菌治疗巾。在严格的无菌操作下，对每一个进针点以麻醉枪做表皮麻醉，形成直径约 5 mm 的皮丘，另予 0.5% 利多卡因注射液 5 mL 与 0.9% 氯化钠注射液 15 mL 混合稀释后在皮丘处根据进针方向做局部浸润麻醉。选用长 130 mm（针身长 80 mm，针柄长 50 mm）、直径 1.1 mm 的内热针，按照标记依次布针。双手夹持内热针针身，垂直皮肤快速刺入皮下，经肌肉或筋膜直达骨膜附着处，引出较强烈的酸沉胀麻针感为止，部分粘连较明显的软组织局部做提插松解。针毕，针柄连接加热套管，将内热针治疗仪温度设置为 42℃，治疗时间为 20 min。陈宏伟指出，治疗结束后，关闭内热针治疗仪，起针后按压止血 15 min，用碘伏严格消毒皮肤，并用无菌纱布覆盖，伤口处 3 d 内保持清洁干燥，避免进针点感染。患者腰部胀痛伴有右下肢胀痛明显减轻，无疼痛放射至右踝关节。

六、小结

陈宏伟对于腰椎管狭窄引起的腰痛有着丰富的治疗经验。本章分析并总结了陈宏伟辨证使用中药内服结合针刀、内热针等外治疗法治疗腰椎管狭窄引起的腰痛的经验。经长期的临床治疗实践证实，此法值得在临床上推广应用。

（田锐）

第九章　　中医治疗带状疱疹的体会

在医疗实践的广阔舞台上，每一名医生都是一位探索者，不断在疾病的迷雾中寻找光明。带状疱疹，这一由水痘－带状疱疹病毒引起的皮肤病，以其独特的临床症状——沿神经分布的水疱和剧烈的神经痛，给无数患者带来了身心的煎熬。作为一名致力于中西医结合治疗的医生，笔者在与带状疱疹的斗争中，积累了较为丰富的经验，也收获了深刻的心得体会。

一、初识挑战：传统与现代的碰撞

带状疱疹的治疗，自古以来便是医学界的一个难题。传统中医以其独特的理论体系，如"湿热毒邪"理论，为我们提供了治疗带状疱疹的思路；而现代医学则通过使用抗病毒药物、免疫调节剂等手段，直接针对病毒进行干预。然而，单纯依赖中医或西医的治疗方法，往往难以达到理想的治疗效果。因此，笔者开始探索中西医结合的道路，希望能在传统与现代之间找到最佳的治疗方式。

二、融合之道：理论与实践的结合

中西医结合并非简单的"中药＋西药"，而是需要深入理解两种医学体系的核心思想，并将其有机地融合在一起。在治疗带状疱疹的过程中，笔者首先运用中医的辨证施治原则，根据患者的体质、病情及症状表现，制订个性化的中医治疗方案。这包括使用清热解毒、活血化瘀的中药汤剂，以及针灸、拔罐等中医外治法，旨在调节患者体内环境，增强免疫力，促进疱疹的消退和神经痛的缓解。

同时，笔者也充分利用现代医学的检测手段，如病毒载量检测、免疫功能评估等，对患者的病情进行精准评估。在此基础上，笔者合理选用抗病毒药物、免疫调节剂及止痛药等西药，以控制病毒的复制，减轻炎症反应，缓解疼痛症状。此外，笔者还注重局部护理和营养支持，帮助患者加速康复进程。

三、疗效见证：身心双重康复的喜悦

经过一段时间的中西医结合治疗，笔者见证了无数带状疱疹患者从痛苦中解脱出来。他们脸上的疱疹逐渐消退，神经痛逐渐减轻，精神状态也随之好转。这种身心双重康复的喜悦，不仅让患者重拾生活的信心，也让笔者深感作为医生的自豪和满足。

在治疗过程中，笔者还深刻体会到了中西医结合治疗的独特优势。一方面，中医的调理作用能够改善患者的整体状况，提高机体免疫力，为西医治疗创造有利条件；另一方面，西医的针对性治疗则能够迅速控制病情，减轻患者痛苦。两者相辅相成，共同促进了患者的康复。

四、反思与展望：不断前行的动力

虽然中西医结合治疗带状疱疹取得了显著疗效，但笔者也深知医学之路永无止境。在未来的工作中，笔者将继续深化对中西医结合治疗的研究和探索，不断提高自己的专业素养和临床技能。同时，笔者也将关注国内外最新的研究成果和技术进展，积极引进和应用新技术、新方法，为患者提供更加优质、高效的医疗服务。

此外，笔者还将注重医患沟通和健康教育工作。带状疱疹作为一种常见的皮肤病，其发病与患者的生活习惯、心理状态等因素密切相关。因此，笔者将通过科普讲座、健康咨询等形式，向大众普及带状疱疹的相关知识和预防措施，帮助他们建立健康的生活方式，降低发病率和复发率。

五、结语：医者仁心，中西医结合的未来

回顾自己作为中西医结合治疗带状疱疹医生的历程，笔者深感责任重大而使命光荣。在未来的日子里，笔者将继续秉持"医者仁心"的职业道德，以患者为中心，以中西医结合为特色，不断追求卓越和创新。笔者相信，在全体医务工作者的共同努力下，中西医结合的道路将越走越宽广，为人类的健康事业贡献更多的智慧和力量。

（田锐）

第十章　火龙罐综合灸概述

一、火龙罐综合灸的概念

火龙罐综合灸，简单来说，就是一种结合了艾灸、推拿、刮痧、按摩等多种中医疗法的综合治疗方式。其核心工具是一个特制的火龙罐，这个罐子通常由陶瓷或特殊合金制成，形状有点像一个小巧的茶壶。

二、火龙罐简介

1. 材质与构造

（1）火龙罐通常由耐高温的特殊材料制成，以确保在灸疗过程中不会破裂或变形。

（2）罐内设计有特殊的结构，以便在加热时能够均匀分布热量，避免烫伤皮肤。

2. 灸疗原理

在火龙罐内放入点燃的艾绒或其他中草药，通过燃烧产生的热量和药气作用于人体的特定部位；热量和药气渗透肌肤，促进血液循环，缓解肌肉紧张，调和气血，从而达到治疗疾病和保健养生的效果。

三、火龙罐综合灸的功效

（1）舒筋活络：长时间的工作或不良姿势容易导致人体肌肉僵硬和关节疼痛。火龙罐综合灸的温热效应能深入肌肉和关节，帮助放松紧张的肌肉，缓解疼痛感。

（2）驱寒暖宫：对于女性来说，宫寒是一个常见的问题，可能导致月经不调、痛经等。火龙罐综合灸的温热作用能有效驱除体内寒气，温暖子宫，改善妇科问题。

（3）调理脏腑：通过在人体腹部和背部的特定穴位进行灸疗，火龙罐综合灸能刺激脏腑功能，促进消化、排泄和代谢，提高整体健康水平。

（4）增强免疫力：火龙罐综合灸能激活人体的自我修复机制，增强免疫力，减少感冒和其他常见疾病的发生。

四、火龙罐综合灸的操作步骤

1. 准备阶段
（1）选择合适的火龙罐和灸疗用的中草药。
（2）确保治疗环境的温暖和舒适，避免患者受凉。

2. 操作过程
（1）在患者身上涂抹适量的按摩油，以便火龙罐能更顺畅地滑动。
（2）点燃火龙罐内的艾绒或其他中草药，等待其产生稳定的热量和药气。
（3）将火龙罐放置在患者身体的特定部位，如背部、腹部、关节等，进行灸疗。
（4）根据患者的感受调整火龙罐的温度和停留时间，避免烫伤。

3. 后续护理
（1）灸疗结束后，用干净的毛巾轻轻擦去患者身上的油渍和药渍。
（2）提醒患者注意保暖，避免灸疗部位受凉。
（3）建议患者多喝水，以促进体内代谢和排毒。

五、火龙罐综合灸的适应证

（1）慢性疲劳综合征患者。
（2）肌肉骨骼疼痛患者。
（3）宫寒、月经不调的女性。
（4）免疫力低下、易感冒的人群。

六、火龙罐综合灸的禁忌证

（1）孕妇、哺乳期妇女。
（2）皮肤破损、感染或炎症部位。
（3）严重心脏病、高血压患者。
（4）对灸疗或中草药过敏的人群。

七、火龙罐综合灸的特点

（1）个性化定制：每个人的身体状况和需求都是不同的，火龙罐综合灸可以根据个人的具体情况进行个性化定制，以达到最佳的治疗效果。
（2）自然疗法：火龙罐综合灸采用纯天然的中草药和灸疗方式，无化学添加，对身体无害，是一种绿色、环保的疗法。

（3）舒适体验：相比传统的针灸或推拿，火龙罐综合灸的温热效应和药气渗透让治疗过程更加舒适，甚至有一种放松身心的感觉。

（4）综合效果：火龙罐综合灸结合了多种中医疗法的优点，不仅能缓解局部症状，还能调和整体气血，提升身体机能。

八、火龙罐综合灸的未来展望

随着人们对中医学的认识和重视，火龙罐综合灸这一古老而神秘的疗法正逐渐走进现代人的生活。它以其独特的疗效和舒适的体验赢得了越来越多人的青睐。未来，我们有理由相信，火龙罐综合灸将在保健养生和疾病治疗领域发挥更大的作用，为更多人的健康带来福音。

（倪卫姝）

第十一章 针灸治疗带状疱疹心得

针灸治疗带状疱疹是一种传统而有效的疗法，其原理基于中医理论，通过刺激经络和穴位，达到疏通经络、调和气血、清热解毒、缓急止痛的目的。以下是对针灸治疗带状疱疹的详细解析。

一、针灸治疗带状疱疹的原理

疏通经络：针灸能够疏通被带状疱疹病毒阻塞的经络，促进气血运行，加速新陈代谢，有助于疱疹的消退和神经的修复。

调和气血：针灸通过调和气血，使体内正气得以恢复，增强机体免疫力，从而抵御病毒的进一步侵袭。

清热解毒：针对带状疱疹的热毒内蕴症状，针灸疗法可清热利湿，有助于减轻局部炎症反应，促进疱疹的愈合。

缓急止痛：针灸具有显著的镇痛作用，能够缓解带状疱疹引起的剧烈疼痛，尤其是带状疱疹后神经痛。

二、针灸治疗带状疱疹的方法

局部围刺：在带状疱疹的皮损周围进行围刺，通过刺激周围的穴位，达到活血、止痛、减轻局部炎症反应的效果。

夹脊穴治疗：带状疱疹多沿神经分布，因此针灸治疗时常选取夹脊穴进行针刺，以疏通经络、调和气血。

火针疗法：火针属于针灸的一种特殊类型，它通过高温刺激皮肤，使火毒外泄，有助于疱疹消退和神经修复。但需注意，火针疗法需在专业医生指导下进行，以避免感染等风险。

电针疗法：通过电流刺激穴位，增强针灸的疗效，加速神经修复和疼痛缓解。

拔罐疗法：在皮损局部进行拔罐，有助于吸出体内的湿毒和瘀血，促进疱疹的愈合。

三、针灸治疗带状疱疹的注意事项

皮肤护理：针灸治疗时需注意皮肤护理，避免在疱疹破溃处进行针灸，以防感染。

消毒措施：毫针需进行严格消毒，以防止交叉感染。

配合治疗：针灸治疗带状疱疹时，可配合中药、抗病毒药物等进行综合治疗，以提高疗效。

个体差异：不同患者的体质和病情存在差异，针灸治疗时需根据患者的具体情况制订个性化治疗方案。

四、针灸治疗带状疱疹的效果

针灸治疗带状疱疹的效果显著，尤其是在缓解疼痛、促进疱疹愈合和预防带状疱疹后神经痛等方面具有独特优势。但需注意，针灸治疗并非适用于所有带状疱疹患者，具体治疗方案需由专业医生根据患者的具体情况进行评估和制订。

综上所述，针灸治疗带状疱疹是一种安全、有效的传统疗法，值得在临床中推广应用。但需注意在专业医生指导下进行规范治疗，以确保疗效和安全性。

（张小红）

第十二章 中医治疗失眠的临床体会

当前，西医在失眠治疗中常用药物包括苯二氮䓬类受体激动剂、褪黑素受体激动剂和食欲素受体拮抗剂，以及具有一定催眠作用的抗抑郁类药物，但这些药物长时间使用有明显副作用。相比之下中医在治疗失眠上却有其特殊优势，并且疗效确切，不容易复发。

一、失眠患者常见表现

很多失眠患者都难以入睡，在休息时脑海中会无法控制地出现各种想法或是画面，严重的甚至会辗转反侧多个小时或是通宵不能入睡。还有一些患者则是睡眠比较浅，比较容易醒过来，一旦受到外界刺激就很可能被惊醒或是没有原因地从睡眠中清醒，之后无法再次入睡，或是睡着后睡眠质量不佳，好像睡了，又好像没睡。失眠患者还会出现多梦症状，有时甚至可以清楚地回忆梦境内容。

还有一部分失眠患者，睡了却认为没睡，在经历了多次失眠之后，开始害怕睡觉，在睡觉的时候，他们会变得紧张和焦虑，会过多地想着怎样才能获得充足的睡眠，他们害怕自己睡得不好会引起严重的后果，这就导致了失眠，最终形成了一个恶性循环。患者早上醒来后，会感觉到身心疲惫以及困倦思睡，出现烦躁、焦虑、低落情况，甚至出现记忆力减退症状，使工作和学习效率显著降低。

二、中医治疗失眠注意事项

（1）失眠的治疗需要从整体的角度来考虑，当遇到失眠患者的时候，不能只关注其心脑，也要关注五脏，因为失眠也有可能是五脏功能失调的一种表现。

（2）失眠的治疗不能只注重镇静安神，要根据病情的变化、辨证用药，选择一些镇静安神的药物进行治疗，效果会更好。也有一些失眠的患者，服用一些强效安眠药，但是没有效果，此时可以通过服用一些发散类的中药来改善睡眠。

（3）治疗失眠强调情绪治疗，强调疏泄和调节肝气。从中医的角度来看，肝喜条达，不喜郁，突然的失眠，会影响患者的情绪，也会影响肝脏的排泄，散结类的中药，虽然看起来没有任何疏肝解郁的作用，但是可以提升肝气，使肝木舒展，从而提高睡眠质量。在治疗过程中，要加强情绪调节，注意日常的保健，使其治疗效果更好。

（4）注意服用药物的方式和时机。服用药物的方式和时机都是影响药物疗效的关键。以琥珀为例，一次服用 3 g，而熬制的药物，一次服用 10 g。服用药物的时机是一个很关键的问题，通常在吃饭前 30 min 进药一次，睡觉前 1 h 再进一次。

三、中医治疗失眠的方法

心理治疗、物理治疗和药物治疗，还有中医治疗都是治疗失眠的常用方法。中医主要是采用中药或是电针与针灸等方法进行治疗。中医药在治疗失眠方面有其独特的优势，反映出中医药整体观念、辨证施治的特色。不管是内服中药，还是外用针灸、耳穴治疗，都可以起到很好的治疗效果，对提高患者的生活质量有很大帮助。针灸治疗，可选用安眠、四神聪、百会、神门以及三阴交等穴位，以达到平衡阴阳，安神定志的目的；也可以将艾绒放在体表的穴位上进行烧灼，通过艾灸疗法，起到温通经络、补益气血与扶正祛邪的奇效。耳穴治疗最常见的一种方法就是将王不留行籽贴在耳部疼痛处，这种方法可以选择特定的反应点，对耳穴进行长期的刺激，从而起到镇定入睡的作用。

四、小结

总之，当前失眠的治疗方式比较多，但仅靠心理疗法是很难治愈这一疾病的，而服用睡眠诱导剂或者镇静催眠药，虽然见效快，但存在一定副作用，还会有较高成瘾风险，并且有些药物价格昂贵，效果不稳定。相比之下中医因其辨证施治，疗效稳定，已成为当今治疗失眠的首选。究其原因，在中医看来，失眠是由脏腑机能紊乱、气血阴阳失衡、阳不能与阴、阴不能与阳、神志不清引起的，所以对于失眠的治疗方式主要以稳为主，从而更容易治愈。

（李翔）

第十三章 内热针治疗髌下脂肪垫炎的临床疗效观察

　　髌下脂肪垫炎是膝关节老化过程中的一种常见病变,此病症不仅会给患者带来剧烈的疼痛,还会限制其日常活动和工作能力。膝前疼痛的患者中,髌下脂肪垫的炎症介质浓度显著升高,这些炎性物质正是触发膝关节疼痛的关键因素。在当前的医疗实践中,西医治疗髌下脂肪垫炎的主流方法是采用关节镜手术,尽管这种方法能在短期内有效减轻患者的疼痛,但从长远视角来看,其治疗效果并不持久,难以达到理想的康复状态。医学界一直在探索更加有效且持久的治疗方案。近年来,内热针治疗作为一种创新疗法,在髌下脂肪垫炎的治疗中崭露头角,无论是短期还是长期跟踪来看,内热针治疗都能为患者带来显著的疗效,该方法不仅能够有效缓解患者的疼痛,还能显著改善膝关节的功能状态,为髌下脂肪垫炎患者带来新的希望,也为医疗界在治疗此类疾病上提供新的思路和方法。因此,本文就针对内热针治疗髌下脂肪垫炎的临床治疗效果加以分析,具体如下。

一、临床资料

　　选取我院 2023 年 8 月至 2024 年 2 月髌下脂肪垫炎患者 92 例,年龄 54 ～ 76 岁,平均（65.03±2.72）岁,因治疗手段不同将其划分为对照组 46 例和试验组 46 例。各组基线数据比较,差异无显著性意义（$P > 0.05$）。

二、治疗方法

1. 对照组

口服双氯酚酸钠缓释胶囊治疗,每次 1 粒,每天 2 次,连续服用 14 d。

2. 试验组

应用内热针治疗,具体方法如下:患者处于仰卧状态,并在膝盖下方放置一个枕头，使膝关节保持轻微的弯曲姿势。医生在患者的髌骨下方与胫骨粗隆之间画出两条平行的曲线，然后沿着这两条曲线，每隔 1 cm 就用记号笔标记一个进针点。用消毒液对患者的皮肤进行三次消毒，并铺设洞巾。使用 0.5% 的利多卡因对患者进行局麻。麻醉生效后，选择直径为 1.1 mm、长度为 120 mm 的内热针进行操作。在进针过程中，避开髌韧带，并随时注意是否有落空感，一旦出现，立即退针并调整进针方向，以避免刺入关节腔。进针结束后，不进行提插捻转等手法，而是将内热针治疗仪的加热套套在针尾上，设定温度为 42℃，并加热 20 min。治疗结束后，取出内热针，并对针孔进行按压止血，然后再次对患者的皮肤进行消毒，并用无菌敷料包扎施术部位。嘱咐患者在接下来的 3 d 不要让伤口沾水，保持局部干燥以避免感染，也要注意饮食清淡，减少行走，注意休息。整个治疗过程只需要进行 1 次。

三、疗效观察

1. 观察指标

（1）治疗有效度：治疗后疼痛感消失且膝关节功能恢复正常为优，疼痛感与膝关节功能受限明显好转为良，疼痛感与膝关节受限无变化或恶化为差，治疗有效率＝（优＋良）/ 总例数 ×100%。

（2）疼痛程度与膝关节功能：使用 VAS 评分量表对患者进行评分，满分 10 分，分数与疼痛程度呈正相关。使用膝关节功能评分表对患者进行评分，满分 100 分，分数与膝关节功能呈正相关。

2. 统计学方法

应用 SPSS 26.0 对数据进行处理，$P < 0.05$，数据比较差异有统计学意义。

四、结果

1. 组间治疗有效度比较

两组相比，试验组治疗有效率更高，$P<0.05$。具体见表4-13-1。

表 4-13-1　组间治疗有效度比较

组别	例数/例	优/例	良/例	差/例	有效率
对照组	46	19（41.31%）	19（41.30%）	8（17.39%）	82.61%
试验组	46	37（80.44%）	8（17.39%）	1（2.17%）	97.83%

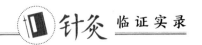

2.组间疼痛程度与膝关节功能比较

治疗前两组相比，疼痛程度与膝关节功能无差异（$P > 0.05$）。治疗后 2 周和 3 周，试验组疼痛评分更低，膝关节功能评分更高，$P < 0.05$。具体见表 4-13-2。

表 4-13-2　组间疼痛程度与膝关节功能比较

组别	例数 /例	疼痛程度评分/分			膝关节功能评分/分		
		治疗前	治疗后2周	治疗后3周	治疗前	治疗后2周	治疗后3周
对照组	46	7.28 ± 1.47	5.17 ± 1.05	3.63 ± 0.77	43.59 ± 4.17	62.44 ± 6.28	79.35 ± 7.96
试验组	46	7.27 ± 1.46	3.46 ± 0.74	1.85 ± 0.48	43.58 ± 4.16	73.45 ± 7.19	90.92 ± 8.72

五、讨论

髌下脂肪垫炎在中医里被归类为膝痹，这通常是因为人体正气不足导致风寒湿邪侵入人体，进而阻塞经络关节，使得气血不畅、络脉瘀阻，最终表现为膝关节的红肿、疼痛、活动不便等。特别是当寒邪偏重时会引发痛痹，其特征是膝关节疼痛剧烈，遇寒加重，得热缓解，且夜间疼痛重于白天，关节虽无红肿，但难以屈伸。髌下脂肪垫炎患者往往因为膝关节的长期劳损，使得筋骨失去滋养，风寒湿邪侵袭关节，导致气血凝滞、经络闭阻，从而产生关节疼痛。因此，治疗此病的关键在于祛风散寒、温经通络。

以往，温针灸是治疗此病的一种常用方法，但其有产生的烟雾大、艾灸过程中温度不恒定、可能出现烫伤等缺点。近年来，内热针疗法在治疗髌下脂肪垫炎方面逐渐崭露头角，该方法结合现代恒温加热技术与针法松解，用特制针具刺入人体穴位或肌肉处，并辅以针身恒温加热，具有温经散寒、活血通络的作用。内热针疗法的温度与时间可精确调控，温度保持在 38 ～ 60℃，且温度可持续渗透到组织深部，促进局部血液循环，改善局部微循环，降低肌肉张力，减轻无菌性炎症。此外内热针的针体较粗，对局部组织粘连有更好的松解作用，使治疗效果显著优于普通针刺疗法。与温针灸相比，内热针疗法避免烟雾大、温度不恒定、易烫伤等缺点，且具有精准控温、深度刺激、持续加热、便携性与便捷性等优点，充分发挥其生物学效应，如促进血液循环，改善局部微循环状况，促进营养物质的输送与代谢废物的排出，调节免疫功能，抑制痛觉传递，促进细胞再生，并且可以调节末梢神经，促进组织修复，具有更高的安全性和疗效。

综上所述，采用内热针疗法对髌下脂肪垫炎患者进行治疗，能够显著减轻其疼痛感，促进膝关节功能的恢复，并提升整体治疗效果，是一种值得广泛推广的有效治疗手段。

（王甜）

第十四章　小针刀治疗屈指肌腱狭窄性腱鞘炎68例临床专题报告

　　屈指肌腱狭窄性腱鞘炎也叫"弹响指"，尤以拇长屈肌肌腱腱鞘炎最为常见。其发病原因是手指活动频繁，使肌腱在腱鞘隧道中频繁活动，长期的机械刺激引起肌腱和腱鞘发生炎性渗出、水肿，继而出现纤维化、鞘壁增厚、管腔狭窄，致使肌腱无法在腱鞘内正常滑动而出现掌指关节处局部隆起、疼痛、局部压痛等临床特征，主要可归纳为两方面，一方面为局部疼痛，另一方面为功能障碍。其中局部疼痛主要表现为患者掌指关节轻度肿胀，压痛明显，有时可在局部触及硬结，手指的活动会导致疼痛加重，并出现关节内酸胀、无力感，同时伴有摩擦感或弹响；而功能障碍主要表现为手指的屈伸活动受限，部分病程较长的患者会因为拇指废用而导致大鱼际肌肉萎缩。屈指肌腱狭窄性腱鞘炎具有起病隐匿等特点，调查发现该病多发于家庭妇女、手工操作者、更年期女性，早诊断、早治疗是控制病情的关键。

　　屈指肌腱狭窄性腱鞘炎治疗方案较少，但随着近年医疗技术的发展，治疗手段不断丰富，其中小针刀因其简便、价廉、效果好等优点已广泛应用于临床。本病属于中医学"筋结"范畴，其病因主要是反复劳作对筋脉造成一定程度的损伤，又因风寒湿气等入侵身体对筋脉产生阻滞作用，进一步造成筋脉瘀血。小针刀疗法集结了现代医学上的微创治疗法和中医学上相关的针灸经络理论，实际上是一种闭合型的松解术，目前已经被广泛地应用在临床治疗当中。本次研究的主要目的是观察小针刀治疗屈指肌腱狭窄性腱鞘炎的临床治疗效果，选择2016年12月至2023年8月前来就诊的屈指肌腱狭窄性腱鞘炎患者，共68例，所有患者采用小针刀治疗后治疗效果显著，具体情况如下。

一、临床资料

1. 一般资料

选择从2016年12月至2023年8月前来就诊的屈指肌腱狭窄性腱鞘炎患者共68

例作为研究对象，经过临床检查均符合屈指肌腱狭窄性腱鞘炎的诊断标准。其中 25 例为男性患者，剩余全部为女性；年龄 45 ~ 74 岁，平均年龄 55 岁；患病部位为拇指 51 例，中指、示指、环指和小指总共 17 例。

2. 纳入标准

（1）所有患者手指均有因工作频繁屈伸活动劳累史。

（2）手指屈伸功能出现障碍。

（3）手指掌面掌指关节周围出现疼痛；部分手指屈伸活动时有弹响声以及卡顿现象。

（4）同意接受小针刀治疗并签署知情同意书。

3. 排除标准

（1）施术部位皮肤感染、骨折。

（2）合并有重度凝血障碍、血糖控制不佳、严重心脑血管疾病。

（3）对肾上腺皮质激素过敏。

（4）伴心理及精神疾病者，认知及沟通障碍者。

二、治疗方法

（1）患者取坐位，手下垫枕置于治疗床上，枕头上铺无菌治疗巾，患者掌心朝上，医生对患者的病变掌指关节处进行仔细地观察和触摸，用记号笔对触及的条索状硬结做好标记。

（2）在标记处用碘伏棉球进行 2 遍常规性消毒，医生戴一次性无菌手套，用一次性 5 mL 注射器抽取 2 mL 2% 利多卡因、10 mg 曲安奈德、2 mL 0.9% 氯化钠注射液，将注射器针头刺入鞘内、回抽无血、注射无阻力时注入混合药液 2 ~ 4 mL。注药时鞘内呈条索状隆起或指端膨胀，说明进针位置正确。

（3）医生右手拿针刀，左手将患者的患指以屈曲状固定住，针刀从硬结近端位置垂直刺入，保持刀刃与肌腱平行，当针刀在腱鞘和肌腱之间时进行由近及远的探查，并且向上进行挑割，沿肌腱的方向慢慢将肥厚且狭窄的腱鞘切开，直到患者患指屈伸没有阻碍、弹响声时便可以退出针刀。

（4）针刀退出后，用无菌纱布对施术部位进行 3 min 的压迫止血，并且用碘伏棉球对患指再次进行消毒后以创可贴贴敷伤口。

（5）嘱咐患者连续服用 2 ~ 3 d 的非甾体抗炎药，伤口处 3 d 内避免沾水。

三、结果

68 例患者经过小针刀治疗以后，65 例患者痊愈，3 例患者症状有明显改善，总有效率高达 100%。

四、讨论

屈指肌腱狭窄性腱鞘炎作为临床上常见的疾病，其主要是反复劳作引起的，因此该病在家庭妇女以及工厂工人中比较常见，疼痛症状在临床上较为普遍，且常常因为疼痛使手指活动受限制。小针刀治疗作为临床上治疗屈指肌腱狭窄性腱鞘炎的一种有效方法，综合了中医的脉络理论和西医的微创治疗，操作相对简单，手术时患者出血少、切口小、感染率低，并且治疗费用低、治疗效果非常理想，因此逐渐被应用到临床治疗屈指肌腱狭窄性腱鞘炎。但是在实际临床操作的过程中需注意以下几点。

（1）术前要评估患者身体状况，如是否接受过小针刀治疗，是否出现过晕针，是否有高血压、糖尿病、血液病及严重器质性病变，如果不适宜手术条件坚决不做。

（2）要进行有效的沟通，包括但不限于手术方式、时长、可能出现的意外情况及注意事项等，且签署书面知情同意书。

（3）术前要反复查体，医生对于手指的局部解剖要非常熟悉，必须清楚肌腱的位置及走行方向，对屈指肌腱狭窄性腱鞘炎的主要病理和机制要非常明确。

（4）操作前必须进行严格全面的消毒，医生应佩戴一次性无菌手套，仔细操作，严格按照手术的具体流程进行操作。

（5）在术中医生需不断确定针刀方向未偏离肌腱走行，在肌腱表面操作时不宜进针过深，以免造成损伤。

（6）在中指、环指进行操作时需要完全屈曲患指（握拳）后确定卡压是否完全松解。

（7）部分患者病程较长，术后应积极被动活动指间关节以利于功能恢复。

（8）在病例选择上面，小针刀疗法并不是适用于所有的患者，对于早期或者临床症状不明显的患者应以理疗等保守治疗方法为主。

（陈建国）

第十五章　刃针结合神经阻滞治疗神经根型颈椎病临床专题报告

神经根型颈椎病（CSR）是指由于颈椎退变、颈神经根受压迫等因素，产生神经根性症状的一类颈椎病，其主要表现为颈肩部及上肢疼痛、麻木、乏力，主要原因为某一神经根受累。主要以 C5 ～ C7 神经根受累常见。非手术疗法治疗神经根型颈椎病的主要治疗方法有药物消炎止痛、减轻神经根水肿，针灸、推拿、颈椎牵引治疗等，但这些方法并未解除颈神经根的机械压迫，所以疗效参差不齐。笔者运用刃针结合神经阻滞治疗神经根型颈椎病取得一定疗效，现报告如下。

一、临床资料

1. 一般资料

选择 2016 年 12 月至 2022 年 8 月针灸科门诊及住院治疗患者中符合神经根型颈椎病诊断标准的病例 60 例，随机将其分为刃针结合神经阻滞组和电针组，每组 30 例。两组性别比较采用 χ^2 检验，$P > 0.05$；两组年龄比较采用 t 检验，$P > 0.05$；两组病程比较采用 t 检验，$P > 0.05$。各组基线比较均有 $P > 0.05$，差异无统计学意义，故有可比性（见表 4–15–1）。

表 4–15–1　两组患者一般情况比较

组别	例数/例	性别（男／女）/例	年龄/岁	病程/月
刃针结合神经阻滞组	30	14/16	42.31 ± 0.18	16.76 ± 2.54
电针组	30	18/12	44.02 ± 0.23	18.04 ± 3.17

2.诊断标准

（1）典型的神经根症状（比如疼痛、手臂麻木），症状范围与颈神经支配的区域相一致。

（2）臂丛神经牵拉试验或者压颈试验呈阳性。

（3）结合 X 线、CT、MRI 检查结论。

3.纳入标准

（1）年龄 18 ～ 70 岁，男女不限。

（2）无明显手术指征者。

（3）接受刃针结合神经阻滞治疗并签署治疗操作知情同意书者。

4.排除标准

（1）不符合本型颈椎病，或合并其他型颈椎病者。

（2）年龄小于 18 岁或大于 70 岁者。

（3）晕针或恐惧刃针和神经阻滞治疗者。妊娠及哺乳期妇女。

（4）有颈部外伤、骨折或手术史，或先天脊椎异常，有系统性骨或关节疾病的患者。

（5）有严重内科疾病、精神病等疾病者。颈项部皮肤存在感染、脓肿、破溃、包块等病灶者。

（6）过敏体质。

5.剔除标准和脱落标准

（1）依从性差、未完成治疗的患者。

（2）治疗期间使用了消炎止痛药物者。

（3）治疗期间出现不良反应，或出现其他新发疾病，影响治疗者。

二、治疗方法

1.刃针结合神经阻滞组

（1）第一次刃针松解两侧肩胛提肌止点及头夹肌起点的粘连和瘢痕。

体位选择：俯卧低头。

体表定位：①患侧肩胛提肌止点——肩胛内上角。②头夹肌起点——C3 ～ T3 棘突最明显的压痛点。上述位置用记号笔做好标记。

消毒：操作部位用碘伏消毒 2 遍。

刃针操作：选取 0.6 × 40 mm 刃针。①松解患侧肩胛提肌止点：刀口线方向与脊柱纵轴平行，针刀体和颈部皮肤垂直，严格按照四步进针规程进针，针刀到达肩胛骨内上角骨面，紧贴肩胛骨内上角边缘铲剥 3 刀，范围 0.5 cm。②松解头夹肌起点：以

C3～T3 棘突明显的压痛点作为进针点，刀口线与身体纵轴一致，垂直进针，刃针达棘突顶点时纵疏横剥 3 刀，范围 0.5 cm。术毕对局部进行压迫止血 3 min，保持局部干燥，48 h 内禁止洗浴。

神经阻滞：1% 利多卡因注射液 3 mL 和曲安奈德注射液 3 mL 混合，沿 C3～T1 在病变侧椎体旁 2 cm 垂直进针至横突，回抽无血后每点注入混合液 0.5～1.0 mL。

（2）第二次刃针松解病变颈椎及上下相邻关节突、关节囊及关节突韧带。

体位选择：俯卧低头。

体表定位：选取 C3、C5、C7、T1 棘突顶点及其病变侧旁开 2 cm 的关节突关节处，用记号笔做好标记。

消毒：操作部位用碘伏消毒 2 遍。

刃针操作：选取 0.6 mm×40 mm 刃针，在 C3、C5、C7、T1 棘突点旁开 2 cm（关节突关节点）处进针。刀口线与身体纵轴方向一致，针体偏向头侧，与颈椎棘突呈 60°，按照四步进针规程进针，当针下有坚硬感，即达关节突关节骨面后调整针体方向，针体偏向脚侧，紧贴关节骨面，当针下有坚韧感，即到达关节囊韧带时，使用提插刀法切割 3 刀，范围 0.5 cm。术毕对局部进行压迫止血 3 min，保持局部干燥，48 h 内禁止洗浴。

神经阻滞：1% 利多卡因注射液 3 mL 和曲安奈德注射液 3 mL 混合，沿 C3～T1 在病变侧椎体旁 2 cm 垂直进针至横突，回抽无血后每点注入混合液 0.5～1.0 mL。

每次治疗间隔 5 d，共 10 d。

2. 电针组

主穴：颈夹脊、阿是穴、天柱、后溪、申脉。配穴：督脉；足太阳膀胱经选取风府、昆仑；手太阳小肠经选小海；手阳明大肠经取肩髃、曲池、合谷。

操作：患者取俯卧位。颈夹脊穴直刺，深度为 0.8～1.0 寸，以肩背及上肢部有针感为佳，需注意针刺深度；天柱穴不宜深刺；其他穴位常规针刺。对颈夹脊穴使用电针治疗，波形采用连续波，时间为 20 min，每周 5 次，治疗 15 d。

三、疗效观察

1. 观察指标

疼痛强度采用 VAS 量表进行评估（0 分为无疼痛、10 分为疼痛最强）。症状评估可采用田中靖久颈椎病症状量表 20 分法从四个方面进行疗效评定，包括颈肩部、上肢、手指症状分为 0～9 分，工作及生活能力分为 0～3 分，查体体征分为 0～8 分（查体包括椎间孔挤压试验、感觉、肌力、腱反射），手功能分为 0～2 分，总分分值越低神经根型颈椎病症状越重。

2.疗效标准

（1）治愈：症状和体征消失，颈部活动正常，不影响活动及工作。

（2）显效：症状和体征基本消失，不影响日常生活。

（3）有效：症状、体征减轻，颈部活动好转。

（4）无效：症状、体征基本无变化，甚至加重。

四、结果

治疗后刃针结合神经阻滞组治疗有效率整体优于电针组（见表 4-15-2）。

表 4-15-2　两组有效率比较

组别	例数/例	显效/例	有效/例	无效/例	总有效率
刃针结合神经阻滞组	30	14	14	2	93.3%
电针组	30	8	15	7	76.7%

五、讨论

神经根型颈椎病在中医古籍中多归为痹症范畴，《灵枢·经脉》中有"……不可以顾，肩似拔，臑似折……臑、臂、臂外后廉痛"等描述，神经根型颈椎病的病因病机主要为：衰老、肝肾已亏、气血虚弱、筋脉不能濡养；久坐耗伤精气、损及筋骨肌肉；风寒湿邪侵袭机体、邪客于经脉，经脉不通则痛；闪仆挫伤、气滞血瘀，经脉痹阻不通。其中风、寒、湿三邪是痹症发生的重要原因，风邪易伤气、寒邪易伤血、湿邪易伤肉，风寒湿入侵人体，对机体的气、血、皮肤有不同的影响。

针刺治疗一直是神经根型颈椎病保守治疗的首选治疗方式，主穴中颈夹脊穴毗邻督脉和足太阳膀胱经，针刺其具有疏通颈项经脉气血及舒筋止痛的作用。研究表明针刺可促进人体内止痛物质内啡肽的释放，通过一系列复杂信号转导，激活人体内关键细胞的活性介质表达，促进炎性因子吸收，改善局部血供情况，缓解肌肉紧张僵硬，恢复颈椎生理功能。

临床中神经根型颈椎病的发病率占颈椎病的 45%～60%，病理原因多与神经根在其出口通路上受卡压和无菌性炎性物刺激有关，刃针是"针"和"刀"的巧妙结合，既可以产生针刺效应，又可以实现微创松解软组织的作用，是中医微创的重要治疗手段，其治疗神经根型颈椎病主要是松解肌肉等痉挛软组织，针对软组织损伤出现的瘢痕、粘连、挛缩、堵塞等进行治疗。

朱汉章教授认为针刀的作用机制可能为：针刀通过微创松解病变颈椎周围软组织损伤出现的瘢痕、粘连、挛缩、堵塞等病理产物，可以改变局部病理变化对神经根的刺激或压迫，恢复颈部力学平衡；改善颈椎局部微循环和局部代谢，促进炎性介质的消除，从而达到镇痛作用，而针刀与刃针原理基本相同。

综上，刃针结合神经阻滞和针刺疗法均是临床中治疗神经根型颈椎病有效的方法，对缓解神经根型颈椎病患者躯体疼痛、改善临床症状及体征均有较好疗效。刃针结合神经阻滞治疗神经根型颈椎病的总体疗效优于针刺疗法，在治疗时刃针结合神经阻滞可作为针刺治疗神经根型颈椎病的重要手段。

（陈建国）

第十六章　基于《灵枢》"解结"理论针药结合治疗骨质疏松性椎体压缩性骨折的临床研究

骨质疏松性椎体压缩性骨折（OVCF）是指因原发性骨质疏松症导致椎体骨密度降低，骨强度减弱，使脊柱在有或者无明显外伤的情况下发生压缩性骨折。OVCF可能会引发老年患者出现慢性的腰背部疼痛、活动受限、生活质量下降、死亡率上升等问题，同时也会对卫生系统造成重大的经济压力。目前，西医的主要治疗方法是手术和药物治疗，尽管手术治疗具有一定的优势，但它也存在一些不确定的因素，并且手术治疗可能会带来很多不良反应。长时间口服抗骨质疏松药物和非甾体类药物可能会带来不同程度的副作用。《骨质疏松性骨折中医诊疗指南》对针灸、中药和针刀等治疗方法在治疗OVCF方面的效果给予了肯定，然而，通过查阅文献资料，我们发现在临床诊疗过程中，针灸和中药主要用于治疗OVCF手术后的残留疼痛。因此，在临床工作中寻找一种能迅速且有效地减轻OVCF患者疼痛的治疗方法变得尤为关键。从中医的角度来说，OVCF被归类为中医学中的"骨痹""骨枯"和"骨萎"等，认为"肾虚血瘀"是该疾病的主要病因病机，也是临床上最常见的辨证分型。"解结"这一理论源于《灵枢》，随着时间的推移，它被扩展为所有"疏通郁结、通达经气"的治疗方式，并在痹症的治疗中展现出了较好的临床疗效。因此，本研究以"解结"理论为基础，对刃针与补肾填精中药联合应用治疗OVCF的临床效果进行了观察，现报告如下。

一、临床资料

1. 一般资料

选择2021年6月至2022年1月于针灸科门诊就诊及住院招募的OVCF患者64例，将患者随机分为试验组、对照组各32例，试验组采用刃针结合口服中药治疗，对照组采用电针结合依降钙素治疗。

2. 诊断标准

参照中华医学会发布的《骨质疏松性骨折诊疗指南》进行诊断。

（1）部分患者可能出现局部的疼痛、肿胀及功能活动障碍等症状，但可能也有部分患者并无典型的临床表现。

（2）X线、CT、MRI检查可排查出是否有骨折以及确定骨折的部位、类型、椎体压缩程度等。

（3）经过双能X线吸收法（DXA）测定，可以得到关于骨密度值的精确判断。当T值$\geqslant -1.0\,SD$时，表明骨密度正常。当$-2.5\,SD < T$值$< -1.0\,SD$时，意味着骨量有所降低或减少。当T值$< -2.5\,SD$时，则明确诊断为骨质疏松症。

3. 纳入标准

（1）符合上述OVCF诊断标准。

（2）年龄在50～80岁，能接受刃针和针刺治疗。

（3）自愿接受本临床研究。

（4）伤椎后柱完整，无椎管和神经受压症状。

（5）骨折天数小于30 d。

（6）经医学伦理委员会批准并和患者签署知情同意书。

4. 排除标准

（1）年龄小于50岁或者大于80岁。

（2）因外伤或者内分泌系统等其他原因导致的病理性骨折。

（3）已接受PVP或PKP手术。

（4）有肝肾功能不全、凝血障碍等严重代谢疾病及体弱者。

（5）局部皮肤过敏或有感染、瘢痕体质者。

（6）骨折致滑脱程度大于Ⅰ度或伴脊髓及马尾神经损伤者。

二、治疗方法

两组均卧床休息，并进行健康教育、予以美洛昔康口服。

1. 试验组

刃针取穴及操作：选取病变椎体棘突旁开1.5～4.0 cm处的夹脊穴及阿是穴，常规消毒后直刺进针，刀口线与脊柱方向一致，缓慢进针至骨面，反应提插三次，患者有酸麻胀感后出针。

补肾填精中药处方：怀牛膝，枸杞子，补骨脂，骨碎补，续断，土鳖虫，红花，肉苁蓉，菟丝子，当归，三七粉，黄芪，川芎，狗脊，熟地黄，山茱萸，白芍，杜仲，炙甘草。

疗程：刃针治疗为5 d 1次，休息2 d，2次为1个疗程，治疗2个疗程。中药则

2 d 服用 1 剂，连续服用 4 周。

2. 对照组

电针取穴及操作：选取受损椎体以及其上下 1 ～ 2 个椎体夹脊穴，让患者采取俯卧位，并在腹部放置垫枕，常规消毒后直刺进针，得气后，连接电针治疗仪，设置 2 Hz 的连续波频率，并给予适当的电刺激强度，每次治疗持续 30 min。

依降钙素：每次肌内注射 2 支。

疗程：电针治疗每天 1 次，连续治疗 5 d 后休息 2 d，10 次为 1 个疗程，治疗持续 2 个疗程。配合肌内注射依降钙素，每周 1 次，连续用药 4 周。

三、疗效观察

1. 观察指标

（1）主要观察指标：采用 VAS 评分。

（2）次要观察指标：采用日常生活活动能力（ADL）量表评分。

2. 统计学方法

在本次临床研究中，采用 SPSS 20.0 软件进行数据统计分析。计数资料选用 χ^2 检验，而对于计量资料，则采用 t 检验或方差分析。

四、结果

1. 一般资料比较

治疗开始前，我们对两组患者的性别、年龄、病程、骨质疏松程度和骨折压缩程度进行了详细对比。统计数据显示，两组数据在这些方面并未显示出显著差异（$P > 0.05$）（见表 4-17-1 和表 4-17-2）。

表 4-17-1 两组 OVCF 患者在性别、年龄、病程上比较

组别	例数/例	性别（男/女）/例	年龄/岁	病程/d
试验组	32	15/17	61.63 ± 5.09	4.22 ± 2.48
对照组	32	13/19	63.97 ± 6.20	4.48 ± 2.84

表 4-17-2 两组患者在骨质疏松程度、骨折压缩程度比较

组别	骨质疏松程度（轻/中/重）/例	骨折压缩程度[（1/4～1/2）/（<1/4）]/例
试验组	13/15/4	14/18
对照组	11/16/5	18/14

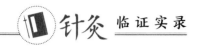

2.两组治疗前、治疗 1 d 后、治疗 4 周后、随访 VAS 评分比较

治疗前，两组受试者的 VAS 评分在统计学上没有显示出明显的统计学差异（$P > 0.05$）。治疗 1 d 后，试验组的 VAS 评分就有了明显的下降（$P < 0.05$），表明他们的疼痛症状有所缓解，而对照组的变化则不太明显（$P > 0.05$）。并且试验组的 VAS 评分低于对照组（$P < 0.05$），显示出了初步的治疗效果。治疗进行到 4 周后，两组的 VAS 评分与治疗前相比都有所下降（$P < 0.05$），显示出两种治疗方式都能在一定程度上缓解疼痛。但试验组的 VAS 评分仍然较对照组低（$P < 0.05$），表明刃针结合口服中药的治疗方法在缓解 OVCF 患者疼痛程度上疗效更加明显。在后续的随访中，两组的 VAS 评分与治疗前相比变化有统计学意义（$P < 0.05$）。与此同时，试验组的评分仍然明显低于对照组的评分（$P < 0.05$），表明刃针结合补肾填精中药的治疗方法在持续缓解患者疼痛方面具有一定优越性。详情见表 4-17-3。

表 4-17-3　两组在不同时点 VAS 评分比较 [M，（IQR）]

组别	治疗前/分	治疗1 d后/分	治疗4周后/分	随访/分
试验组	7（1）	7（0.75）	5（2）	4（2）
对照组	8（1.75）	8（0.75）	6（1）	5（2）

注：试验组与本组治疗前比较，$P < 0.05$，与对照组同时点比较，$P < 0.05$。

3.两组治疗前、治疗 1 天后、治疗 4 周后、随访 ADL 评分

在治疗前，两组患者在 ADL 评分上并无统计学上的显著差异（$P > 0.05$），这表明他们在开始接受治疗时的生活自理能力是相近的。然而，随着治疗的推进，经过 1 d 的治疗，试验组的 ADL 评分就出现了显著的提升（$P < 0.05$），这显示出了患者在日常生活能力上的明显改善，而对照组没有明显变化（$P > 0.05$）。并且，试验组的 ADL 评分已经明显高于对照组（$P < 0.05$），显示出了刃针与补肾填精中药结合治疗的优势。经过 4 周的系统治疗后，两组的 ADL 评分均有所提升，并且这种变化在统计学上有统计学意义（$P < 0.05$）。而试验组的 ADL 评分比对照组高（$P < 0.05$），表明这种治疗方法在提升患者日常生活能力方面具有更好的效果。在随访阶段，我们再次发现，两组的 ADL 评分相较于治疗前均有所提升（$P < 0.05$），且试验组的评分依然明显高于对照组（$P < 0.05$）。详情见表 4-17-4。

表 4-17-4　两组在不同时点 ADL 评分比较 [M，（IQR）]

组别	治疗前/分	治疗1 d后/分	治疗4周后/分	随访/分
试验组	40（10）	40（7.5）	75（10）	80（10）
对照组	30（13.75）	30（7.5）	70（5）	75（10）

注：试验组与本组治疗前比较，$P < 0.05$，与对照组同时点比较，$P < 0.05$。

五、讨论

本临床研究结果表明，刃针结合补肾填精中药以及电针结合依降钙素都可以有效治疗 OVCF，从而减轻患者疼痛，提高患者日常生活能力。然而，前者的即时止痛效果优于后者，且近期、远期疗效更佳。

OVCF 的病位在骨，其病因与肝、脾、肾三脏功能失调密切相关，而"肾虚血瘀"为 OVCF 的主要病机所在，故治疗过程中，应以"补肾活血"为治疗原则。"解结"理论源于《灵枢·刺节真邪》，其中提到"一经上实下虚而不通者，此必有横络盛加于大经，令之不通，视而泻之，此所谓解结也"，随着历代医家的不断完善和发展，这一理论引申为使用不同的治疗方式来调理人体气血，以达到舒筋活络、气血调和的治疗效果。

刃针巧妙地运用其独特的切割与剥离技巧，对局部粘连的软组织进行精准而有效的松解和修复，从而减轻患者疼痛，逐步改善患者功能活动障碍，帮助患者恢复被破坏的静力平衡，并调整和恢复整个腰椎的生物力学平衡。除此以外，结合我科自拟的补肾填精中药增进疗效，熟地黄、山茱萸、杜仲、怀牛膝、枸杞子、肉苁蓉、菟丝子、狗脊等药物，以补益肝肾；白芍入肝经，可增强活血化瘀和行气止痛的功效；现代药理学的研究显示，骨碎补中的骨碎补总黄酮可补肾、强骨、止痛；而补骨脂、续断、土鳖虫也可续筋接骨；此外，红花、当归、川芎具有活血化瘀和养血活血的功效；黄芪则是甘温补气，补本虚，气足则血胜；炙甘草调和诸药；全方共奏补益肝肾、活血化瘀之效。

总体来说，刃针结合补肾填精中药治疗 OVCF 疗效显著，并且能够快速缓解疼痛，在一定程度上可以改善患者的日常活动能力，因此值得临床推广。但是此次临床研究也存在其局限之处，例如治疗后及随访时没有对 OVCF 患者进行骨密度检测；由于随访时间相对较短，刃针结合补肾填精中药的疗效是否持久仍然需要进一步研究。我们将在今后完善试验设计，为推广该治疗方式提供临床依据。

（陈琴）

第十七章　温针灸治疗腰椎间盘突出症的应用效果观察

腰椎间盘突出症是现代中老年群体多见的骨科病症，也是诱发腰腿痛的主要原因之一，其属于骨骼的退行性病变，以持续性钝痛为特点，如涉及下肢部位，还会呈现放射性疼痛、麻木等，影响患者的生活质量，如不妥善处理，甚至影响患者的肢体行动能力，增加致残率。近年来有诸多研究提出，温针灸可缓解腰椎间盘突出症的临床症状，提升治疗效果，遂本次研究以我院收治的腰椎间盘突出症患者为例，深入研究，分析温针灸对腰椎间盘突出症的干预价值。

一、临床资料

从在我院接受治疗的腰椎间盘突出症患者中抽取 50 例纳入此次研究，研究时段为 2023 年 3 月至 2023 年 12 月，并随机分组，一组设为对照组，一组设为观察组。

对照组：男 12 例，女 13 例，年龄 35 ～ 60 岁，平均年龄（48.17 ± 2.31）岁；病程 6 个月至 5 年，平均（3.24 ± 1.01）年。

观察组：男 13 例，女 12 例，年龄 36 ～ 58 岁，平均年龄（48.09 ± 2.24）岁；病程 7 个月至 5.5 年，平均（3.17 ± 1.12）年。

以上资料对比 $P > 0.05$，无显著差异。

二、治疗方法

1. 对照组

对照组行常规治疗。

（1）牵引：使用多功能牵引床，牵引患者的胸部、骨盆，依照具体体重水平确定牵引重量，每日 1 次，每次 30 min，持续 20 ～ 30 d。

（2）中药内服：取红花、桃仁、川芎、秦艽、香附、牛膝、羌活、没药、当归、炙甘草，用水煎煮，取汁 200 mL，每日 1 剂，分早晚两次服用。

2. 观察组

在对照组基础上再实施温针灸：患者取俯卧位，取阿是穴、双侧肾俞、大肠俞、患侧环跳、阳陵泉、昆仑、委中等穴位，常规消毒，取适宜无菌毫针行刺，进针后提插捻转，依照患者具体情况确定深度，得气后留针 20 min，并取艾柱，放置于穴位上方点燃，确保皮肤能够感受到温热感，可在穴位和艾柱之间放置隔纸板，避免皮肤被烫伤，每日 1 次，连续治疗 5 d 后休息 2 d，以 7 d 为 1 个疗程，共干预 4 个疗程。

三、疗效观察

1. 观察指标

治疗效果：包括显效（日常生活基本自理，症状基本消失，直腿抬高大于 70°）、好转（症状较治疗前改善，直腿抬高 50° 以上）以及无效（上述均未达到）。

疼痛评分：通过 VAS 量表进行评估，满分 10 分，得分越低疗效越好。

腰椎功能恢复优良率：通过 JOA 量表（百分制）评估结果进行判定；得分在 90 分及以上即为优，得分在 60 分以下即为差，中间值即为良。

2. 统计学分析

以 SPSS 25.0 软件处理数据，整理文中各数据指标，分别纳入 t 检验与 χ^2 检验进行处理。以"均数 ± 标准差"（$\overline{X} \pm S$）为处理结果的属计量资料，利用 t 检验整理计算；以例数（百分比）为结果的属计数资料，通过 χ^2 检验处理；观察 P 值，若 $P < 0.05$，则表示差异明显，统计学意义显著；反之若 $P > 0.05$，即为数据无明显差异性。

四、结果

1. 治疗效果

治疗效果详见表 4-17-1，两组 χ^2 为 4.153，P 为 0.042，差异显著（$P < 0.05$），其中观察组的治疗有效率更高（96.00%）。

表 4-17-1 治疗效果

组别	例数/例	显效/例	好转/例	无效/例	有效率
观察组	25	14	10	1	96.00%
对照组	25	10	9	6	76.00%

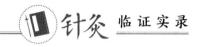

2. 疼痛评分

疼痛评分如表4-17-2，治疗前对比 $P > 0.05$，治疗后对比 $P < 0.05$，观察组评分更低。

表4-17-2　疼痛评分

组别	例数/例	治疗前/分	治疗后/分
观察组	25	6.65 ± 1.14	3.26 ± 1.23
对照组	25	6.37 ± 1.26	4.53 ± 1.20

3. 腰椎功能恢复情况

腰椎功能恢复情况如表4-17-3所示，观察组优良率较高，χ^2 为5.357，P 为0.021，与对照组相比差异明显（$P < 0.05$）。

表4-17-3　腰椎功能恢复情况

组别	例数/例	优/例	良/例	差/例	优良率
观察组	25	13	11	1	96.00%
对照组	25	10	8	7	72.00%

五、讨论

中医学上，腰椎间盘突出症属于"痹症""腰腿痛"范畴，发病机制与劳损、风寒湿邪侵袭有关，这些因素使得经脉受损、经脉痹阻、气血瘀滞，遂治疗原则为活血祛瘀、舒筋活络止痛。

本研究结果显示，观察组的观察指标相关情况均优于对照组，两组差异显著，$P < 0.05$，说明温针灸的干预方式更为显著，分析原因：牵引主要以复位为主，无法改善腰椎功能减退情况，中药内服以除痹、活血、散寒、止痛为主，但起效慢，腰椎功能恢复慢，而温针灸则联合针刺和艾灸的方式，对相关穴位进行刺激，起到促使经络通畅、逐瘀止痛的功效，配合艾灸可以发挥温通经络的效果，并充分利用物理光热辐射原理，促使热量向局部组织渗透，改善炎症因子，促进微循环，提升免疫力，并联合牵引、中药内服的方式，发挥协同作用，促使患者临床症状和腰椎功能的改善。

综上所述，温针灸在治疗腰椎间盘突出症方面有显著的效果，具有推广意义。

（廖雪　刘一慧）

第十八章　补脾益肾法配合针灸推拿治疗脾肾阳虚型骨质疏松症的临床效果

　　骨质疏松症是中老年人常见的骨科病症，也是目前影响全身股骨健康的主要病症之一，多表现为骨骼脆弱、疏松多孔、容易折断等，可显著增加骨折概率，加大致残风险。中医认为骨质疏松的发生发展多与体虚多瘀有关，遂在治疗原则上，以补脾益肾法为主，但单一采用该方法难以确保所有患者的治疗效果，遂提倡应联合中医针灸、推拿技术进行治疗，促进血液流通、温经通脉，降低疾病对机体健康的损害。基于此，本次研究以我院收治的脾肾阳虚型骨质疏松症患者为例，旨在分析补脾益肾法配合针灸、推拿的治疗效果。

一、临床资料

　　从在我院收治的脾肾阳虚型骨质疏松症患者中抽取此次研究对象，共计 48 例，研究时段为 2023 年 1 月至 2023 年 10 月，并依据随机法进行分组处理，一组设为对照组，一组设为观察组。

　　对照组：男、女患者各有 12 例，年龄范围为 52 ~ 75 岁，平均（66.84 ± 2.32）岁；病程 1 ~ 5 年，平均（3.11 ± 0.13）年。

　　观察组：男性患者 13 例，女性患者 11 例，年龄范围为 51 岁 ~ 76 岁，平均（66.57 ± 2.13）岁；病程 1 ~ 5 年，平均（3.08 ± 0.12）年。

　　以上内容对比，$P > 0.05$，无显著差异。

二、方法

1. 对照组

补脾益肾法：方剂由山药 40 g、肉苁蓉 20 g、鸡血藤 30 g、鹿衔草 20 g、熟地黄 40 g、骨碎补 20 g、白术 15 g、淫羊藿 20 g、砂仁 15 g、狗脊 20 g、黄芪 25 g、续断

20 g、莱菔子 15 g 组成，用水煎煮，每日一剂，分早晚两次服用，连续服用 4 周。

2. 观察组

基于对照组，配合针灸推拿法。

（1）针灸：取夹脊穴，用排刺温针法，取患者对应穴位，常规消毒，用 0.25 mm×40.00 mm 毫针，沿脊柱方向斜刺 0.5～1.0 寸，得气后连接电针仪，选用连续波，通电 30 min，结束后行针，于针柄上横向插艾柱，利用 95% 乙醇棉球点燃艾柱末端，待艾柱充分燃烧后更换艾柱，每日 1 次，连续治疗 4 周。

（2）推拿：肾俞穴按揉 3 min，一指禅推双肾俞 5 min，按揉脾俞、胃俞、肝俞、足三里（双侧）、悬钟（双侧）、关元各 2 min，方式为补法，捏脊 5 遍，擦肾俞、命门、督脉及腰背夹脊穴，以透热为宜，每日 1 次，每次 30 min，连续治疗 4 周。

三、疗效观察

1. 观察指标

治疗有效率：包括显效（中医证候积分下降 95% 以上）、好转（中医证候积分下降 50% 以上，不足 95%）以及无效（上述均未达到）。

中医证候积分：中医证候积分的评分内容包括腰膝酸软、腰背疼痛、下肢疼痛等主症以及头晕目眩、下肢痿弱、步履艰难等次症；其中主症根据严重程度分别记 0 分、2 分、4 分以及 6 分，次症分别记 0 分、1 分、2 分以及 3 分。

2. 统计学分析

本研究数据利用统计学软件 SPSS 25.0 进行处理，对比数据中 $P < 0.05$，则说明数据间存在显著差异。

四、结果

1. 治疗结果

详见表 4-18-1 所示，观察组优于对照组，对比差异明显（$P < 0.05$）。

表 4-18-1　治疗结果

组别	例数/例	显效/例	好转/例	无效/例	有效率
观察组	24	13	10	1	95.83%
对照组	24	10	8	6	75.00%

2.中医证候积分

如表4-18-2所示，治疗后观察组的各中医证候积分均低于对照组，对比差异具有统计学意义（$P < 0.05$）。

表4-18-2 中医证候积分

组别	例数/例	腰膝酸软	腰背疼痛	下肢疼痛	头晕目眩	下肢痿弱	步履艰难
观察组	24	1.24 ± 0.13	1.07 ± 0.13	1.23 ± 0.18	0.55 ± 0.07	0.60 ± 0.13	0.50 ± 0.17
对照组	24	1.75 ± 0.20	1.65 ± 0.21	1.70 ± 0.15	0.86 ± 0.11	0.96 ± 0.20	0.89 ± 0.32

五、讨论

中医认为骨质疏松症属于"骨痿"范畴，认为其发病机制与脾肾阳虚、肾虚精亏等因素有关，其中因脾肾阳虚导致的骨质疏松症占比较高，而应对该病症，治疗时应该以益肾填精、补脾强健、养肝活血为主。本次研究中对照组使用的中药方剂则满足这一治疗原则，方剂中的山药为臣药，可以滋阴固肾、补脾益肾，可补后天脾胃之气；熟地黄为君药，可以填精益髓、补血养阴；鸡血藤可以舒筋通络、活血化瘀；淫羊藿可补肾强骨；肉苁蓉可补肾益血；鹿衔草可以强筋壮骨、养阴补肾；骨碎补可以补肾强骨、续伤止痛；狗脊可利关节、补肝肾、壮腰脊；续断可强筋壮骨、补肝益肾；黄芪为臣药，可补中益气；莱菔子可消食除胀；砂仁可和胃醒脾；白术为臣药，可健脾益气。遂在对照组的干预下，可起到一定的治疗效果，但是单一用药，耗时时间长、见效慢，易增加患者的心理负担，延长治疗周期，而针灸、推拿属于中医传统诊疗技术，这两种方式均可以通过刺激对应的穴位，达到温经通脉、宣气行血、鼓动阳气等效果，使人体的阴阳保持平衡，与中药方剂联合，达到理想的治疗效果，并缩短治疗周期，见效快。

综上所述，脾肾阳虚型骨质疏松症取补脾益肾法配合针灸推拿法可获取显著成效，值得推广。

（刘一慧　廖雪）

第十九章　针灸联合推拿治疗神经根型颈椎病的临床效果观察

神经根型颈椎病是颈椎病中较为常见的一种类型，以老年群体最为多见，多表现为上肢疼痛、颈部麻木等，而由于现代生活压力的增加，该病呈现明显的年轻化趋势，由此备受临床关注。本次研究以我院收治的老年神经根型颈椎病患者为例，旨在分析针灸联合推拿对神经根型颈椎病的治疗效果。

一、临床资料

从在我院收治的老年神经根型颈椎病患者中抽取此次研究对象，共计54例，均于2023年1月至2023年12月参与研究，并将随机法作为分组依据，设置组别为对照组、观察组。

对照组：男性患者13例，女性患者14例；年龄范围为60～72岁，平均（65.23±1.33）岁；病程1～4年，平均（2.54±0.12）年。

观察组：男、女患者分别有14例与13例；年龄范围为61～73岁，平均（65.25±1.41）岁；病程1～4.5年，平均（2.55±0.22）年。

以上内容对比 $P > 0.05$，无显著差异。

二、治疗方法

1. 对照组

对照组采用西医常规治疗。塞来昔布胶囊口服，每日2次，每次0.1 g；盐酸乙哌立松口服，每日3次，每次50 mg；甲钴胺片口服，每日3次，每次0.5 mg。以7 d为1个疗程，连续治疗3个疗程。

2. 观察组

观察组采取针灸联合推拿治疗。

（1）针灸：取风池、风府、夹脊、天柱、肩井、大椎、曲池、外关、后溪为主穴，并根据患者的实际情况选择配穴，穴位选取完毕后，常规消毒，并选用

0.25 mm×40 mm 毫针行针灸治疗，进针深度为 1.5 cm，得气后留针 30 min，每日 1 次，以 7 d 为 1 个疗程，连续治疗 3 个疗程。

（2）推拿：患者取坐位，头部稍微前倾，以按揉、拿、拨、放松的方式进行处理，其中，按揉即从项枕开始，依次按揉各个穴位，每个穴位重复 2 次，力度以患者耐受为宜，时长 6 min；拿即拿颈棘突旁、拿颈侧、拿肩井、拿上肢肌群，力度以局部酸胀且患者能忍受为宜，时长 3 min；拨即沿督脉拨风府至大椎，沿棘突旁拨筋，拨颈侧筋，拨枕筋，拨肩胛提肌及韧带粘处，力度以拨动肌肉且患者耐受为宜，时长 3 min；放松即以轻柔掌摩手法放松治疗部位 2 min，搓抖 1 min。每日 1 次，以 7 d 为 1 个疗程，连续治疗 3 个疗程。

三、疗效观察

1. 观察指标

治疗有效率：包括显效（患者日常活动不受限，病症基本消失）、好转（患者日常活动受限，但病症有明显改善）以及无效（上述均未达到）。

疼痛评分：通过 VAS 量表对患者进行评估，满分 10 分，得分越低越好。

对比治疗前、后的颈椎曲度。

2. 统计学分析

本文数据利用统计学软件 SPSS 25.0 进行处理，对比数据中 $P < 0.05$，则说明数据间存在显著差异。

四、结果

1. 治疗有效率

如下表 4-19-1 所示，观察组治疗有效率较高，与对照组相比差异明显（$P < 0.05$）。

表 4-19-1　治疗有效率

组别	例数/例	显效/例	好转/例	无效/例	有效率
观察组	27	15	10	2	92.59%
对照组	27	10	9	8	70.37%

2. 疼痛评分与颈椎曲度

疼痛评分与颈椎曲度详见表 4-19-2。疼痛评分，治疗前对比无显著差异（$P > 0.05$），治疗后对比差异明显（$P < 0.05$），其中观察组的评分较对照组更低；颈椎曲度，治疗前对比结果无显著差异（$P > 0.05$），治疗后对比 $P < 0.05$，差异

明显，观察组改善更优。

表 4-19-2　疼痛评分与颈椎曲度

组别	例数/例	疼痛评分/分			颈椎曲度/mm	
		治疗前	治疗1周	治疗3周	治疗前	治疗后
观察组	27	6.01 ± 1.35	4.15 ± 1.01	2.80 ± 0.76	1.92 ± 0.69	5.06 ± 1.26
对照组	27	5.97 ± 1.44	4.71 ± 1.03	3.43 ± 0.72	1.91 ± 0.89	3.73 ± 1.13

五、讨论

神经根型颈椎病属于中医学上的"痹症"范畴，病机在于气血不通、寒气聚集，遂引发疼痛。针灸和推拿作为中医传统诊疗技术，均以活血舒筋、缓解肌肉紧张、疏通经脉为主，遂针灸和推拿在"痹症"中的应用价值愈发受到重视。

经本文研究可知，针灸联合推拿对神经根型颈椎病的干预价值显著，明显优于常规西药干预，原因可能为：针灸联合推拿可促进局部血液流通，改善因气血流通不畅而导致的疼痛、麻木等临床症状，并且可以刺激经络、缓解肌肉痉挛，加快水肿消退，降低炎症反应。此外，推拿手法可以促使椎间关节小幅度移位，纠正错位及紊乱关节，改善颈椎间隙，增大椎间孔，加快颈椎功能恢复。

综上所述，针灸联合推拿可以舒筋活络，改善局部微循环，降低颈部疼痛，对老年神经根型颈椎病的治疗有显著成效。

（刘一慧）

第二十章　针灸治疗骨性膝关节炎的研究分析

　　骨性膝关节炎是发生于膝关节处的骨骼病变，又称"膝退行性关节炎""膝老年性关节炎""膝增生性关节炎"，多见于中老年人群，且主要以膝关节疼痛为典型症状，随着病情的加重，疼痛程度愈发明显，且易诱发骨质增生、膝关节半月板损伤、膝关节脱位等，严重影响患者的肢体功能，降低生活质量。目前有诸多研究指出，针灸对骨性膝关节炎有显著的辅助治疗效果。遂为了进一步探究针灸对骨性膝关节炎的干预价值，本文进行如下研究。

一、一般资料

　　从收治的骨性膝关节炎患者中抽取 52 例纳入此次研究，研究时段为 2023 年 2 月至 2023 年 12 月，并以抽签法作为分组依据，将其分为对照组、观察组。

　　对照组：男、女患者各有 13 例；年龄范围为 30 ~ 66 岁，平均（53.24 ± 4.21）岁；病程 3 个月至 7 年，平均（3.42 ± 0.11）年。

　　观察组：男性患者 15 例，女性患者 11 例；年龄范围为 32 ~ 65 岁，平均（53.32 ± 4.06）岁；病程 3 个月至 6.5 年，平均（3.53 ± 0.20）年。

　　上述资料对比 $P > 0.05$，无显著差异。

二、治疗方法

　　1. 对照组

　　对照组采用药物治疗方案。取双氯芬酸钠肠溶片口服，每日 3 次，每次 50 mg，均于饭后服用，如有需要可联合抗感染类药物使用。连续用药 1 个月。

　　2. 观察组

　　观察组采用针灸治疗方案：取阳陵泉（双侧）透膝关（双侧）和血海（双侧）透膝阳关（双侧）等，并对穴位进行常规消毒，消毒完毕后使用 12 ~ 17 cm 的毫针，以捻转法及平补平泻手法针刺对应穴位,针刺强度以患者能承受为度,确保双下肢出现胀、重、麻、酸感后停止捻转。伴单膝发病者,可用较轻的手法针刺健侧,然后选择2.5 cm毫针,以0.3~0.8寸的深度针刺外膝眼(双侧)、内膝眼(双侧)、鹤顶(双侧)等穴位;伴膝寒症状者,需选用艾灸或温针灸的方式治疗,每日1次,连续治疗1个月。

三、疗效观察

1. 观察指标

治疗有效率:包括显效(患者关节功能恢复正常,临床症状消失)、改善(患者关节功能较治疗前好转,临床症状基本消失)以及无效(上述均未达到)。

日常生活能力评分:通过 ADL 量表评估,量表为百分制,得分越高越好。

疼痛评分:通过 VAS 量表进行评估,分值为0~10分,得分越低越好。

2. 统计学分析

以 SPSS 25.0 作为此次数据处理的软件,观察对比结果中的 P 值,当差异明显时,$P < 0.05$;若无明显差异时,$P > 0.05$。

四、结果

1. 治疗有效率

治疗有效率详见表4-20-1,观察组的治疗有效率更高,与对照组相比存在显著差异($P < 0.05$)。

表4-20-1 治疗有效率

组别	例数/例	显效/例	改善/例	无效/例	有效率
观察组	26	15	10	1	96.15%
对照组	26	10	9	7	73.08%

2. 日常生活能力评分与疼痛评分

日常生活能力评分与疼痛评分如下表4-20-2所示。日常生活能力评分与疼痛评分,治疗前对比均无明显差异($P > 0.05$),治疗后对比差异明显($P < 0.05$),其中观察组的日常生活能力评分更高,疼痛评分更低。

表 4-20-2　日常生活能力评分与疼痛评分

组别	例数/例	日常生活能力评分/分		疼痛评分/分	
		治疗前	治疗后	治疗前	治疗后
观察组	26	57.38 ± 4.31	89.73 ± 2.11	7.66 ± 1.03	2.42 ± 1.07
对照组	26	57.62 ± 4.25	80.34 ± 2.08	7.85 ± 1.11	4.15 ± 1.18

五、讨论

骨性膝关节炎是现代临床上十分常见的骨科病症，于中医学上，其属于"痹症""骨痹"范畴，诸多中医学经典书籍对该病症有详细的记载，认为该病症的发病机制较为复杂，例如：年龄增长导致的阳虚寒凝、筋骨失于濡养、气血不足、肝肾亏虚、经脉瘀阻不通，加上风寒湿邪乘虚侵入筋骨，耗气伤血，过度负重，从而使得瘀浊郁久化热，痰阻湿滞，气血瘀阻而成病，故治疗该病应以散寒止痛、疏通经络为出发点。

经本章研究可知，观察组对骨性膝关节炎的干预价值显著高于对照组，差异显著，$P < 0.05$，说明针灸的干预效果显著优于常规药物干预，原因可能为针灸属于中医传统诊疗技术，在诸多病症治疗中取得了显著的成效，其以针刺对应穴位为主，达到疏通经络、补益气血的功效，并根据需求进行艾灸等干预方式，可以达到散寒止痛的效果。此外，针灸可以改善局部组织的血液流通，确保局部组织的营养供给，对软骨纤维化和退化过程起到抑制作用，促进炎症因子的快速吸收。故针灸治疗手段具备扶正祛邪、散寒止痛、舒筋通络等效果。

综上所述，治疗骨性膝关节炎应用针灸治疗方案可取得显著的成效，值得推广。

（刘一慧　廖雪）

第二十一章　龙胆泻肝汤与牵正散治疗周围性面瘫初期的临床效果及预后情况研究

周围性面瘫作为临床神经内科中较为常见的疾病之一，其患病机制尚不明确，具有较高的患病率。其主要临床症状为口眼歪斜，不能自主进行鼓腮、闭眼以及抬眉等常规动作。若不给予及时的治疗，将导致病情加重，严重损害患者的生活质量，危害患者的生命健康安全。因此在周围性面瘫初期针对性地选用临床治疗手段是非常重要的。临床资料显示，中医对于周围性面瘫初期的治疗，常选用龙胆泻肝汤以及牵正散进行治疗，但关于两者治疗效果相对比的研究较少，鉴于此，本研究将选用我院 100 例周围性面瘫初期患者进行分析，具体报告内容如下。

一、临床资料

以 2022 年 1 月至 2023 年 4 月为本次研究时间，在此时间范围内共选取 100 例周围性面瘫初期患者作为研究对象，依照随机数字表法进行分组，组名依次为试验组、对照组，二者纳入的患者数量均为 50 例。前者年龄范围为 18 ～ 80 岁，平均年龄为（49.00 ± 1.54）岁；其中男性 25 例，女性 25 例。后者年龄范围在 19 ～ 80 岁，平均年龄为（49.50 ± 1.33）岁；其中男性 24 例，女性 26 例。比较二者基本数据，无显著区别，不具有统计学意义（$P > 0.05$）。纳入标准：经世界卫生组织拟定的诊断标准确诊为周围性面瘫初期患者；患者及其家属知情，并签署知情同意书；患者依从性较高。排除标准：合并严重精神类疾病患者；对治疗药物不耐受者；中途退出研究者。

二、治疗方法

1. 对照组

对照组给予牵正散治疗。将处方中的各味药磨成粉末，口服给药，每次 3 g，每天服药 2 次。处方为：僵蚕 10 g、全蝎 10 g、白附子 10 g。

2. 试验组

试验组采用龙胆泻肝汤治疗。给予患者水煎口服龙胆泻肝汤，每天 1 剂，每次服用 150 mL，每天 3 次。处方为：酒炒龙胆草 10 g、炒黄芩 15 g、酒炒生地黄 10 g、泽泻 10 g、车前子 10 g、酒炒当归 5 g、酒炒山栀子 10 g、柴胡 10 g、板蓝根 15 g、生甘草 5 g。

两组皆以 5 d 为 1 个疗程，治疗周期为 2 个疗程。

三、疗效观察

1. 观察指标

比较两组患者治疗后的临床效果以及预后情况。临床效果评定包括治愈、显效、有效及无效（治愈：治疗后患者症状、体征完全消失且无面瘫出现。显效：治疗后患者症状、体征明显好转。有效：治疗后患者症状、体征有所好转。无效：治疗后患者症状、体征没有好转甚至加重）。总有效率 =（治愈 + 显效 + 有效）/ 总例数 ×100%。预后情况通过生活质量评分评价，其评判标准为：满分为 100 分，分值越高代表生活质量越佳。

2. 统计学分析

对数据应用 SPSS 17.0 软件进行统计学分析，$P < 0.05$ 有统计学意义，反之无统计学意义。

四、结果

1. 临床治疗效果比较

对比两组患者的临床治疗效果情况（见表 4-21-1），试验组患者临床治疗效果（96.00%）高于对照组（80.00%），两者差异明显（$P < 0.05$）。

表 4-21-1 临床治疗效果比较

组别	例数/例	治愈/例	显效/例	有效/例	无效/例	总有效率
试验组	50	18	15	15	2	96.00%
对照组	50	10	15	15	10	80.00%

2. 生活质量评分比较

对比两组患者的生活质量评分情况（见表 4-21-2），试验组患者生活质量评分高于对照组，两者差异明显（$P < 0.05$）。

表 4-21-2　生活质量评分比较

组别	例数/例	治疗前/分	治疗后/分
试验组	50	62.98 ± 12.28	88.49 ± 6.64
对照组	50	62.59 ± 13.11	74.28 ± 8.39

五、讨论

　　临床研究表明，周围性面瘫给患者的生活带来了严重的困扰及危害，为了减轻疾病为患者带来的生理及心理上的痛苦，临床中提出了口服龙胆泻肝汤与牵正散治疗的方法。研究表明，在初期给予周围性面瘫治疗，可改善患者的预后。周围性面瘫的病机可能与疱疹病毒感染相关，根据中医理论可知其病灶位于少阳经，为湿热阻滞少阳经络所致，并非寒痰经络。现阶段，龙胆泻肝汤已在治疗疱疹疾病中取得明显的效果，本研究对于周围性面瘫初期的患者应采用龙胆泻肝汤治疗，其临床效果优于牵正散。

　　本研究用龙胆泻肝汤与牵正散治疗周围性面瘫初期患者，结果显示，治疗后试验组生活质量评分优于对照组，明显改善患者预后情况，两者存在明显差异（$P < 0.05$）。治疗后试验组周围性面瘫初期患者的临床治疗效果明显优于对照组，两者存在明显差异（$P < 0.05$）。

　　综上所述，针对周围性面瘫初期，用龙胆泻肝汤较牵正散更加适合，患者的临床治疗效果显著，且预后情况明显改善，提高了生活质量。因此，龙胆泻肝汤在治疗周围性面瘫初期患者方面具有临床推广及应用的意义。

（刘一慧　廖雪）

第二十二章　中医温针灸治疗骨性膝关节炎临床疗效分析

骨性膝关节炎在骨科中较为常见，是一种导致膝关节内所有组织都出现病理变化的"全关节"疾病，其致病因素尚不明确，多项研究显示，可能是多种临床因素对易感个体综合作用的结果，临床多表现为关节肿胀、发热、膝关节僵硬、压痛等，严重影响患者的行动能力和生活质量，此外，还会给患者带来心理不适感。由于手术具有一定的风险，所以该疾病多选用非手术的治疗方式，有研究学者指出，中医温针灸对于该疾病有很好的治疗效果，基于此，本文进行如下研究。

一、一般资料

此次研究所选对象共计 64 例，均为我院 2019 年 3 月至 2020 年 3 月收治的骨性膝关节炎患者，并将其按照随机数字表法平分成各有 32 例的对照组与试验组。

对照组：本组中有女性患者 14 名，男性患者 18 名；年龄为 47 ～ 85 岁，平均年龄为（55.83 ± 3.14）岁；病程为 2 ～ 15 月，平均（10.42 ± 2.11）月。

试验组：本组中有女性患者 15 名，男性患者 17 名；年龄为 46 ～ 83 岁，平均年龄为（55.64 ± 3.09）岁；病程为 2 ～ 16 月，平均（10.74 ± 2.09）月。

以上患者的基本资料对比差异无统计学意义（$P > 0.05$）。

二、治疗方法

1. 对照组

关节内注射玻璃酸钠治疗，1 周 1 次，连续治疗 4 次。患者取仰卧位，膝关节弯曲呈 45°，常规麻醉，选用 5 mL 注射器，经内膝眼刺入关节腔内，抽吸积液后缓慢注射玻璃酸钠 2 mL，注射完毕，拔除针头，按压针口，用创可贴外敷，适当被动活动膝关节，促进腔内药物均匀分布。

2.试验组

试验组进行中医温针灸治疗，1 d 1 次，7 d 为一个疗程，共治疗 4 个疗程。取血海、阳陵泉、梁丘、内膝眼、外膝眼、阴陵泉、鹤顶等穴位进行消毒处理，选用一次性无菌毫针刺入，得气后施提插、捻转手法，并于针柄上放置长约 2 cm 点燃的艾条，行温针灸，每穴 2 壮，留针 30 min。

三、观察指标

对比两组的治疗有效率以及膝关节功能评分。

治疗有效率：显效（经过治疗后，患者的疼痛、晨僵等现象消失，关节活动功能恢复正常）、改善（经过治疗后，患者症状好转，关节活动功能明显改善）以及无效（上述均未达到）。

膝关节功能评分：采取奎森炎症指数（Lequesne 评分）对患者治疗前以及治疗后的膝关节功能进行评估，分值越低越好。

四、结果

1.治疗有效率

治疗有效率如表 4-22-1 所示，观察两组的治疗有效率，试验组（96.88%）与对照组（78.13%）相比 $P < 0.05$，具有统计学差异性。

表 4-22-1　治疗有效率

组别	例数/例	显效/例	改善/例	无效/例	有效率
试验组	32	20	11	1	96.88%
对照组	32	12	13	7	78.13%

2.膝关节功能评分

膝关节功能评分如表 4-22-2 所示，观察两组的膝关节功能评分，发现治疗前两组对比无统计学差异性（$P > 0.05$），治疗后差异显著试验组的膝关节功能评分结果明显较优，对比具有统计学差异性（$P < 0.05$）。

表 4-22-2　膝关节功能评分

组别	例数/例	治疗前/分	治疗后/分
试验组	32	14.92 ± 5.35	8.30 ± 2.00
对照组	32	15.10 ± 5.92	10.22 ± 2.05

五、讨论

在中医学上，骨性膝关节炎属"骨痹""筋痹"范畴，多因风寒湿热之邪侵袭人体，导致气血痹阻不通而致，并使患者出现肢体麻木、筋肉酸痛等症状，对患者的日常生活和健康有着严重的影响。

关节腔注射玻璃酸钠是治疗骨性膝关节炎最为常见的方式，但是其长期治疗效果不明显，会降低预后。温针灸是针刺和艾灸联合的方式，是中医中的常见技术，其具有通经络、行气血的功效，而且艾灸对于虚寒型疾病有很好的治疗效果，再辅以选取对应的膝关节穴位，从而将热能直接作用于脉络中，促进气血的流通，抑制关节滑膜细胞异常增殖，降低炎症因子数量，从而提升关节功能。

综上所述，对骨性膝关节炎实施温针灸治疗可以提升治疗效果，值得进一步推广实施。

（刘一慧　廖雪）

第二十三章 虎符铜砭刮痧联合电针对颈椎病患者预后的影响

颈椎病属于中医中的痹症,多由外伤、气血虚及受风寒、湿邪所致。可将其分为寒湿痹阻型、痰瘀阻络型、气血亏虚型、气滞血瘀型等,常常表现为与气血运行不畅相关的肢体及颈部的疼痛、畏寒、颈椎活动受限,与寒痰相关的骨痹刺痛、肢体麻木等,症状复杂多变。由于工作、生活等多方原因,近年来颈椎病的患病率不断上升,且发病年龄有年轻化趋势。目前,西医主要通过服药控制、手术牵引、康复训练等方法进行治疗,可有一定临床疗效,但并不十分显著,且疾病容易复发。中医采用针灸、刮痧、推拿等多种方式活血化瘀、祛除风寒邪毒以治疗颈椎病,能取得较好疗效。其中刮痧作为中医的外治法,可调气行血、疏通经络、驱邪排毒,以其副作用小、治疗方式简单等优点广为大众接受。电针是现代中医针刺疗法中的一个分支,通过刺激患者颈夹脊穴,改善其病变部位的血流供应,从而促进机体新陈代谢,降低炎性反应,能有效缓解及避免疼痛、肌肉萎缩等。已有研究表明,采用虎符铜砭刮痧治疗颈椎病、肩关节周围炎、膝痹等疾病具有明显的治疗效果。基于此,本研究选取在本区治疗的 100 例颈椎病患者作为研究对象,采用虎符铜砭刮痧联合电针进行干预治疗,观察患者的预后情况。

一、临床资料

1. 一般资料

采用多中心单盲设计,以 2020 年 12 月至 2021 年 11 月收治的 100 例颈椎病患者为研究对象,研究对象来自成都市新津区中医医院针灸科、新津区人民医院康复科、新津区五津社区卫生服务中心门诊及住院部,采用随机抽样法将其分为对照组和观察组,各 50 例。对照组男 25 例,女 25 例;年龄 41 ~ 68 岁,平均(52.08±9.12)岁;病程 3 ~ 8 年,平均(3.7±1.5)年;气滞血瘀型 20 例,寒湿痹阻型 15 例,痰瘀阻络型 13 例,气血亏虚型 2 例。观察组男 31 例,女 19 例;年龄 38 ~ 69 岁,平均

（50.00±6.75）岁；病程 2～6 年，平均（3.6±1.3）年；寒湿痹阻型 20 例，气滞血瘀型 18 例，痰瘀阻络型 9 例，气血亏虚型 3 例。比较上述两组患者的临床基础资料，差异无统计学意义（$P > 0.05$），有可比性。本研究内容符合《赫尔辛基宣言》中的医学临床研究原则。

2. 诊断标准

诊断标准参照中华人民共和国中医行业标准《中医病证诊断疗效标准》。

（1）有慢性劳损或外伤史，或有颈椎先天性畸形、颈椎退行性病变。

（2）40 岁以上中年人，长期低头工作者或习惯于长时间看手机、电脑、电视者。

（3）颈、肩背疼痛，头痛，头晕，颈部僵硬，上肢麻木。

（4）颈部活动功能受限，病变颈椎棘突、患侧肩胛骨内上角常有压痛，可摸到条索状硬结，可有上肢肌力减弱和肌肉萎缩，臂丛神经牵拉试验阳性，压顶试验阳性。

（5）X 线正位摄片显示钩椎关节增生，张口位可有齿状突偏歪；侧位摄片显示颈椎曲度变直，椎间隙变窄，有骨质增生或韧带钙化、斜位摄片可见椎间孔变小。CT 及 MRI 检查对定性定位诊断有意义。

3. 纳入标准

（1）符合上述颈椎病诊断标准，经 CT 或 MRI 检查确诊。

（2）年龄在 18～70 岁，能接受针刺治疗、刮痧治疗者。

（3）患者对本研究知情同意，自愿参加，并签署知情同意书。

4. 排除标准

（1）年龄小于 18 岁或大于 70 岁者。

（2）正在接受内热针及刃针治疗者。

（3）自动退出或者中止治疗者。

（4）合并其他内科类疾病及精神类疾病的患者。

（5）局部皮肤有过敏性或感染性疾病者。

（6）瘢痕体质者。

（7）月经期、妊娠期或哺乳期妇女或贫血衰弱患者。

二、治疗方案

两组均由护理人员在正式治疗前给予相关的健康教育，说明注意事项，如有不适及时终止。

1. 对照组

对照组采用电针治疗。器械与仪器：0.25 mm×（30～50）mm 针具，电针仪。主穴：风池、大杼、肩髃、曲池、外关、后溪、颈夹脊、列缺加减。配穴：寒湿痹阻型加风门、风府；气滞血瘀型加膈俞、合谷、太冲穴；气血亏虚型加肝俞、肾俞、足三里、关元、气海穴；痰瘀阻络型加丰隆、阴陵泉、足三里、脾俞穴；头晕加百会、三阴交穴。操作：患者选取舒适的体位，医生用 1% 安尔碘消毒液对取穴处皮肤进行常规消毒后进针，主穴及配穴均采用快速进针法，针刺得气后，使平补平泻法，且在风池、大杼、颈夹脊处采用电针连续波刺激，留针 30 min。每天 1 次，10 d 为 1 个疗程，每个疗程之间间隔 1 d，共治疗 2 个疗程。

2. 观察组

观察组在对照组使用电针疗法的基础上，针刺结束后采用虎符铜砭刮痧法。刮痧板为虎符铜砭大号，长 18 cm× 宽 4 cm× 厚 0.2 cm，刮痧油为山茶油。操作：患者背朝医生而坐，医生用虎符铜砭取少量刮痧油，先以徐而和的手法首开四穴——大椎、大杼、神堂、膏肓，依次刮大椎、大杼、神堂、膏肓，先上后下，先左后右，至局部皮肤毛孔张开为宜，不强求出痧；再从后发际线刮痧至整个颈部、肩部、肩缝、脊柱、双上肢等部位。刮后颈部从颅底刮起，从风府到大椎，双侧风池到肩峰，在风池与风府之间，大椎与肩峰之间进行刮拭。肩颈的重点穴位：肩中俞、肩外俞、肩井等。足太阳膀胱经穴、足少阳胆经、三焦经刮完后磨黑痧，取少量山茶油涂于脚和手掌上，通过在脚和手掌上来回刮拭和打磨，直至磨出黑痧，以达到排毒目的。每 5 d 1 次，4 次为 1 个疗程，共治疗 4 次。

三、观察指标及评分方法

1. 中医证候积分

记录患者颈部活动受限、骨痹刺痛、肢体麻木评分，分值为 0～3 分，分值越高代表患者所对应的症状越严重（没有症状计 0 分，时有计 1 分，常有或有时严重计 2 分，常很严重计 3 分）。

2. 颈椎功能障碍指数评分

采用颈椎功能障碍指数（NDI）评定患者颈椎功能，该量表用于评定疼痛程度和颈椎功能在日常生活中受限的情况，是一个患者自评的问卷调查表。量表包括 10 个方面：疼痛程度、个人护理、提起重物、阅读、头痛、集中注意力、工作、睡眠、驾驶和娱乐。每项的分值从 0 分（无障碍）到 5 分（完全障碍），总分越高，表示颈椎功能越差。最高分为 50 分，为计算方便，通常将总分用百分比的方式表示，并用以下公式计算受试对象颈椎功能受损的程度：颈椎功能受损指数（%）＝［每个项目得分的总和／（受试对象完成的项目数 ×5）］×100%。评分等级：0～20% 为正常，21%～40% 为轻度功能障碍，41%～60% 为中度功能障碍，61%～80% 为重度功能障碍，81%～100% 为完全功能障碍或应详细检查受试对象有无夸大症状。

3. 视觉模拟评分法评分

采用 VAS 评分法评估其颈椎的疼痛程度，总分为 0 ～ 10 分，分值越高表示疼痛程度越高。

4. 统计学处理

采用 SPSS 22.0 软件进行统计分析。计量资料以（$\overline{X} \pm S$）表示，符合正态分布的组内比较采用配对样本 t 检验，组间比较采用独立样本 t 检验；非正态分布采用非参数检验。以 $P < 0.05$ 为差异具有统计学意义，$P < 0.01$ 为有高度统计学意义。

四、结果

1. 两组患者中医证候积分比较

治疗前，两组患者中医证候积分差异无统计学意义（$P > 0.05$）；治疗后，两组患者颈部活动受限、骨痹刺痛、肢体麻木积分都较治疗前降低，且观察组上述中医证候积分较对照组更低，差异有统计学意义（$P < 0.05$）。

2. 两组患者颈椎功能障碍指数评分量表与视觉模拟评分法评分比较

治疗前，两组 NDI 评分及 VAS 评分比较，差异无统计学意义（$P > 0.05$）。治疗后，观察组和对照组的 NDI、VAS 评分改善，都较治疗前低，且观察组 NDI、VAS 评分较对照组低，差异有统计学意义（$P < 0.05$）。

五、讨论

中医学认为颈椎病属于"项痹""项强""项痛"的范畴，与气血亏虚、风寒湿邪、肌肉劳损、经脉痹阻不通、气滞血瘀等因素相关。本研究结果显示，虎符铜砭刮痧治疗联合电针疗法可降低患者中医证候积分、NDI 评分及 VAS 评分，改善患者预后。故在治疗颈椎病时推荐本治疗方案。虎符铜砭刮痧联合电针疗法，在减轻患者颈部疼痛的基础上，改善颈椎功能，帮助患者尽早恢复正常工作与生活。

电针是现代中医针刺疗法中的一个分支，通过刺激与疾病机理相关的穴位来进行治疗。本研究采用其治疗对照组患者，结果表明电针疗法可降低患者证候评分、NDI 评分和 VAS 评分，考虑与针刺风池穴、颈夹脊穴等相关。《灵枢·热病》有云"风为阳邪，其性轻扬"，风池穴属足少阳胆经，通过刺激该穴位可祛除外感风邪，减轻颈项疼痛。针刺颈夹脊穴能通过调节自主神经功能来改善血管功能，增强血液循环，改善气滞血瘀等证候。有研究发现，电针刺激小鼠颈夹脊穴，可激活胞外信号调节激酶（ERK）信号通路，从而促进神经细胞自噬和凋亡，对损伤神经元具有保护作用。本研究与之相比，电针治疗的穴位根据证候不同有所侧重，止痛效果更显著，且能改善患者颈项强直、上肢麻木等症状，治疗范围更广。虎符铜砭刮痧，是李道政教授经过漫长中医理论研究和临床实践探索独创的刮痧疗法。有研究表明，虎符铜砭刮痧疗法对颈椎病的治疗效果明显。本研究观察组患者采用电针结合虎符铜砭刮痧治疗，结果发现其中医证候积分、NDI 评分和 VAS 评分较对照组明显降低。虎符铜砭由纯黄铜所制，导热性好，且能和人体保持一定的共振频率，穿透力好，在风府、风池、天柱等穴位旋转打磨，使入脉之气温度升高，利于化解脉中瘀结，疏通气血。其作用不但包括治疗疾病，而且有预防保健功能，能增强体质。

虎符铜砭刮痧结合电针治疗，起到协同作用，其活血化瘀、调理气血循环、消炎止痛的作用明显增强，患者的颈椎病相关症状得到明显改善。

本次以 100 例颈椎病患者为研究对象，单一使用电针、虎符铜砭刮痧联合电针方式各治疗患者 50 例，治疗实施后，患者中经联合治疗者，其中医证候积分、NDI 评分与 VAS 评分较单一电针治疗患者低。可见使用虎符铜砭刮痧、电针联合方式治疗颈椎病，能够更为有效地改善患者临床症状，且可促进其颈椎活动度恢复，减轻疾病影响，对于患者快速恢复正常工作、生活，促进颈椎病康复具备显著优势。

综上所述，虎符铜砭刮痧联合电针治疗颈椎病的效果较为理想，能帮助患者缓解疼痛，改善颈椎活动度以及预后情况。目前研究样本数据仍较少，观察时间长度也有限，需进一步研究以提高研究结果的可信度和科学性。

（王珍　廖雪）

参考文献

［1］霍志豪, 王刚, 龙翔宇.龙翔宇分型分期推拿诊疗腰椎间盘突出症经验［J］.广州中医药大学学报, 2019, 36（11）: 1843-1845.

［2］谭涛, 王金贵, 赵红义.温督通任辨证推拿法治疗肝肾亏虚型腰椎间盘突出症疗效观察［J］.辽宁中医药大学学报, 2010, 12（4）: 195-197.

［3］吴在德, 吴肇汗.外科学[M].北京: 人民卫生出版社, 2008.

［4］张铁峰, 陈崇文, 佟斌, 等.腰骶移行椎伴椎间盘突出的临床特点［J］.临床骨科杂志, 2015, 18（5）: 544-547.

［5］Saleem S, Aslam H M, Raees A, et al.Lumbar disc degenerative disease: disc degeneration symptoms and magnetic resonance image findings［J］.Asian Spine, 2013, 7（4）: 322-334.

［6］Lagerbäck T, Elkan P, Möller H, et al.An observational study on the outcome after surgery for lumbar disc herniation in adolescents compared with adults based on the Swedish Spine Register［J］.Spine, 2015, 15（6）: 1241-1247.

［7］王晗, 艾炳蔚.针灸 "通督温阳" 法结合中频脉冲电疗治疗腰椎间盘突出症30例［J］.针灸临床杂志, 2016, 32（2）: 24-27.

［8］王福根.银质针疗法在临床疼痛诊治中的应用［J］.中国疼痛医学杂志, 2003, 9（3）: 173-181.

［9］庄金刚, 程肖芳, 王圆圆, 等.内热针治疗腰椎间盘突出症疗效观察及红外热成像研究［J］.中医临床研究, 2018, 10（31）: 28-30.

［10］许球祥, 龚辉, 钟振民, 等.内热针与电针治疗腰椎间盘突出症疗效比较［J］.实用中医药杂志, 2018, 34（10）: 1245-1246.

［11］张丽霞, 黄上晏, 金玮, 等.内热针针刺腰夹脊穴治疗92例腰椎间盘突出症患者的疗效观察［J］.时珍国医国药, 2018, 29（6）: 1380-1381.

［12］张东平, 钱向东, 邓海燕.内热式针灸治疗腰椎间盘突出症下腰痛的效果研究［J］.当代医药论丛, 2017, 15（15）: 40-41.

［13］张琳, 高谦, 王刚, 等.内热针与腰椎牵引治疗腰椎间盘突出症的近期疗效比较［J］.中华保健医学杂志, 2017, 19（2）: 122-124.

［14］王容.腰椎间盘突出症内热针腰夹脊穴治疗的临床疗效观察［J］.现代诊断与治疗, 2017, 28（6）: 1019-1021.

［15］黄上晏.内热针腰夹脊穴治疗腰椎间盘突出症的临床疗效观察［D］.湖北: 湖北中医药大学, 2015.

［16］赖家湖, 魏爱民.密集型银质针治疗腰椎间盘突出症的临床观察［J］.新疆中医药, 2016, 34（5）: 42-43.

［17］李艳红.DSA引导下银质针经皮骨骼肌松解术治疗腰椎间盘突出症的临床护理［J］.实用临床护理学电子杂志, 2016, 1（5）: 86-88.

[18] 侯咏梅, 张军禧, 李嘉琦, 等.银质针松解术治疗老年腰椎间盘突出症软组织疼痛20例[J].人民军医, 2012, 55(4): 336-337.

[19] 李宁怡, 洪慧侃.温热银质针治疗腰椎间盘突出症62例临床观察研究[J].临床医药文献电子杂志, 2019, 6(21): 26-27.

[20] 龚辉, 欧阳丽萍.内热针松解术治疗腰椎间盘突出症的临床研究[J].内蒙古中医药, 2019, 38(5): 109-110.

[21] 郭爽.靶点射频热凝术联合内热式针灸治疗腰椎间盘突出症的临床研究[D].湖北: 湖北中医药大学, 2016.

[22] 李锦恒, 胡波, 朱树军, 等.内热针联合腰椎旁神经阻滞治疗腰椎间盘突出症30例[J].湖南中医杂志, 2019, 35(4): 78-80.

[23] 曾威权.密集型银质针疗法联合硬膜外神经阻滞治疗腰椎间盘突出症30例[J].中国中医药现代远程教育, 2015, 13(3): 70-72.

[24] 许建强, 孙术霞.硬膜外腔置管配合银质针松解术治疗腰椎间盘突出症[J].中国民间疗法, 2011, 19(3): 60.

[25] 张涛, 程远明, 李博.骶管注射、手法配合银质针松解术治疗腰椎间盘突出症[J].中医正骨, 2010, 22(8): 46-47.

[26] Macnab L.Negative disc exploration.An analysis of the causes of nerve-root involvement in sixty-eight patients[J].Bone Joint Surg Am, 1971, 53(5): 891-903.

[27] 季德江, 冶尕西, 关淑婷, 等.内热针在腰椎间盘突出症治疗中的应用探讨[J].湖北中医杂志, 2019, 41(8): 40-42.

[28] 田羽玲, 高谦, 王刚, 等.内热针治疗椎间盘退行性疾病过程中动态心电监护的结果分析[J].中华保健医学杂志, 2016, 18(1): 34-37.

[29] 丁悦, 张嘉, 岳华, 等.骨质疏松性椎体压缩性骨折诊疗与管理专家共识[J].中华骨质疏松和骨矿盐疾病杂志, 2018, 11(5): 425-437.

[30] 夏维波, 章振林, 林华, 等.原发性骨质疏松症诊疗指南(2017)[J].中国骨质疏松杂志, 2019, 25(3): 281-309.

[31] Si L, Winzenberg T M, Jiang Q, et al.Projection of osteoporosis-related fractures and costs in China: 2010-2050[J].Osteoporosis international, 2015, 26(7): 1929-1937.

[32] 王复案, 陈允震.骨质疏松性椎体压缩性骨折诊疗现状及其对策[J].中国骨质疏松杂志, 2019, 25(5): 590-599.

[33] 梁文娜, 李灿东, 高碧珍等.天癸盛衰调控绝经后骨质疏松物质本源的探讨[J].世界中医药, 2011, 6(2): 101-103.

[34] 罗元恺.肾气·天癸·冲任的探讨及其与妇科的关系[J].上海中医药杂志, 1983(1): 11-13.

[35] 徐鹏, 郑忠, 林向全, 等.中医治疗骨质疏松性椎体压缩性骨折的研究进展[J].湖南中医杂志, 2018, 34(3): 189-190.

[36] 张卫华, 安军明.腰腿痛的诊断与非手术治疗[M].北京: 人民军医出版社, 2008.

[37] 国家中医药管理局.中医病证诊断疗效标准[M].南京: 南京大学出版社, 1994.

[38]张青元,胡淑萍.艾灸机理研究现状与探析[J].上海针灸杂志,2008(5):47-50.

[39]洪永峰,吴建贤,王斌,等.走罐对非特异性下腰痛疗效的观察[J].中国康复医学杂志,2006(4):340-343.

[40]韦贵康.中医筋伤学[M].1版.上海:上海科学技术出版社,1997.

[41]中风病诊断与疗效评定标准(试行)[J].北京中医药大学学报,1996,19(1):55-56.

[42]王维治.神经病学[M].4版.北京:人民卫生出版社,2001.

[43]孙增华,杨玉金.偏头痛诊断、疗效评定标准意见[J].中风与神经疾病杂志,1995,12(2):110

[44]赵婷,王映辉.针灸治疗带状疱疹随机对照试验的系统评价[J].上海针灸杂志,2007,26(6):30.

[45]张龙海,中药离子直流电导入的实验与临床应用[J].中华理疗杂志,1995,16(1):4.未查到

[46]王新德.各类脑血管疾病诊断要点[J].中国乡村医药,1996,3(2):10-11.

[47]柯尊华,王静怡.颈椎病流行病学及发病机理研究进展[J].颈腰痛杂志,2014,35(1):62-64.

[48]中国康复医学会颈椎病专业委员会.颈椎病诊治与康复指南[M].北京:2010.

[49]董宪传,王莉.中医传统五联疗法治疗神经根型颈椎病临床观察[J].辽宁中医药大学学报,2013,15(5):165-166.

[50]王翔,詹红生,张明才,等.石氏手法治疗神经根型颈椎病的疗效观察[J].中医正骨,2015,27(4):12-20.

[51]郑筱萸.中药新药临床研究指导原则:试行[M].北京:中国医药科技出版社,2002.

[52]丁荣富,陆瑛,陈蕾.针刺联合艾灸治疗颈椎病颈痛的临床疗效[J].世界中医药,2018,13(10):2576-2579.

[53]朱汉章,柳百智.针刀临床诊断与治疗[M].2版.北京:人民卫生出版社,2008.

[54]孙宇,陈琪福.第二届颈椎病专题座谈会纪要[J].中华外科杂志,1993,31(8):472-476.

[55]陈卓伟.针刺夹脊穴治疗椎动脉型颈椎病120例[J].上海针灸杂志,2010,29(10):662-663.

[56]桂清明,孙德礼,李刚.针刀松解配合整脊对椎动脉型颈椎病X线片及血流动力学的影响[J].世界中西医结合杂志,2015,10(7):949-952.

[57]胥少汀,葛宝丰,徐印坎.实用骨科学[M].北京:人民军医出版社,2012.

[58]黄荣宗.骨伤方剂学[M].2版.北京:人民卫生出版社,1990.

[59]张仲景.伤寒论[M].北京:人民卫生出版社,2005.

[60]陈修园.伤寒论浅注[M].北京:中国中医药出版社,2016.

[61]张萍,王月,唐越.内热针治疗髌下脂肪垫炎30例临床观察[J].中国民族民间医药,2023,32(19):85-87.

[62]李巍,王志中,伍磊鑫,等.圆利针疗法与传统针灸治疗军事训练致髌下脂肪垫炎的临床对比分析[J].世界最新医学信息文摘,2022,22(93):184-188.

[63]张敏,谭辉,樊秋菊,等.能谱CT物质分离技术对膝关节骨性关节炎髌下脂肪垫物质的相关性研究[J].中国CT和MRI杂志,2024,22(1):162-163.

[64]刘妍,亓攀,闵红巍,等.膝骨关节炎患者膝痛和膝冷与髌下脂肪垫神经支配病理特征的相关性分析[J].中华解剖与临床杂志,2024,29(4):249-256.

[65] 王佩璐, 肖迎聪, 王育飞, 等.超声造影在膝骨关节炎患者髌下脂肪垫血流灌注中的临床应用探讨 [J].医学影像学杂志, 2023, 33 (1): 96-99.

[66] 韩济生.中枢神经肽之间的相互作用: 神经科学与针灸学相结合的成功尝试 [J].生物学通报, 1996, (2): 1-3.

[67] Eubanks J D.Cervical radiculopathy: Nonoperative Management of Neck Pain and Radicular Symptoms [J].American family physician, 2010, 81 (1): 33-40.

[68] 吴子龙, 杨利学.神经根型颈椎病引起根性痛的研究进展 [J].中西医结合研究, 2013, 5 (5): 269-271.

[69] 吴绪平.针刀治疗学 [M].北京: 中国医药科技出版社, 2005.

[70] Hu L, Sun H, Wang H, et al. Cement injection and postoperative vertebral fractures during vertebroplasty [J]. Journal of Orthopaedic Surgery and Research, 2019, 14 (1): 228.

[71] Mills E S, Ton A T, Bouz G, et al. Acute Operative Management of Osteoporotic VertebralCompression Fractures Is Associated with Decreased Morbidity [J]. Asian Spine J, 2022, 16 (5): 634-642.

[72] 张勇华, 朱国权, 李竖飞, 等.两种术式治疗老年骨质疏松性椎体压缩性骨折的疗效比较 [J].临床骨科杂志, 2020, 23 (3): 336-340.

[73] 秦琦.PKP和椎弓根螺钉内固定术治疗老年骨质疏松性胸腰椎压缩性骨折的Meta分析 [D].新疆: 石河子大学, 2018.

[74] 唐振坤, 俞桂松, 范奕松, 等.骨填充网袋椎体成形术与经皮椎体后凸成形术治疗骨质疏松性椎体压缩性骨折的Meta分析 [J].中医正骨, 2019, 31 (10): 31-36.

[75] 中华中医药学会.骨质疏松性骨折中医诊疗指南 [J].中医正骨, 2023, 35 (1): 1-9.

[76] 吴俊彪, 方弘伟, 黄晓东, 等.钱氏通痹和身方联合经皮椎体成形术治疗老年骨质疏松性胸腰椎压缩性骨折肾虚血瘀证50例 [J].浙江中医杂志, 2020, 55 (1): 62-63.

[77] 黄琛, 黄浩, 艾志, 等.补肾活血汤联合经皮锥体成形术对老年骨质疏松性椎体压缩性骨折的疗效及其安全性观察 [J].中华中医药学刊, 2018, 36 (3): 719-722.

[78] 吴中朝.痹症: 针灸疗法的优势病种 [J].中国针灸, 2018, 38 (12): 1340.

[79] 中华医学会骨科学分会骨质疏松学组.骨质疏松性骨折诊疗指南 [J].中华骨科杂志, 2017, 37 (1): 1-10.

[80] 李娟, 陈奕南.热敏灸对骨质疏松性胸腰椎压缩性骨折患者术后康复的影响 [J].上海针灸杂志, 2020, 39 (8): 1059-1063.

[81] 任建平.针刀治疗老年骨质疏松性椎体骨折PKP术后疼痛的临床观察 [J].世界最新医学信息文摘, 2019, 19 (66): 39-40.

[82] 中华医学会骨质疏松和骨矿盐疾病分会.原发性骨质疏松症诊疗指南 [J].中华骨质疏松和骨矿盐疾病杂志, 2017, 10 (5): 413-444.

[83] 朱晓雨, 袁韩涛, 胡洪奎, 等.腰痛舒痹方联合温针灸治疗风寒湿痹型腰椎间盘突出症临床研究 [J].新中医, 2024, 56 (1): 104-107.

[84] 黄乐, 黄丽娟, 黄晓英.中药内服联合针刺及正骨推拿治疗腰椎间盘突出症临床观察 [J].中国

中医药现代远程教育, 2024, 22（2）: 112–114.

[85]时福东, 张世民, 陈春, 等.针灸推拿等中医特色非药物疗法治疗腰椎间盘突出症的网状Meta
分析[J].世界中医药, 2023,18（23）: 3368–3377

[86]张战涛, 刘占平, 黄娜, 等.小针刀联合针灸治疗腰椎间盘突出症临床观察[J].实用中医药杂
志, 2023, 39（12）: 2479–2481.

[87]蒋玉萍.补脾益肾法配合针灸推拿治疗脾肾阳虚型骨质疏松症的临床研究[J].黑龙江中医
药, 2023, 52（2）: 350–352.

[88]赖圆根.补脾益肾法配合针灸推拿治疗脾肾阳虚型骨质疏松症41例临床观察[J].云南中医中
药杂志, 2019, 40（6）: 71–73.

[89]陈喆.补脾益肾法配合针灸推拿治疗脾肾阳虚型骨质疏松症的临床研究[J].中外医学研究,
2017, 15（20）: 107–109.

[90]吕萌.补脾益肾法配合针灸推拿治疗骨质疏松症（脾肾阳虚型）的临床研究[D].长春: 长春中
医药大学, 2015.

[91]张丽媛, 胡文琪, 陈端宇.针灸推拿联合常规康复疗法在老年神经根型颈椎病患者康复治疗中
的应用疗效[J].内蒙古中医药, 2023, 42（5）: 116–117.

[92]刘美兰, 叶仁静, 曾晓青, 等.常规康复疗法联合针灸推拿在老年神经根型颈椎病患者康复治
疗中的应用分析[J].山西医药杂志, 2022, 51（13）: 1506–1508.

[93]王华.穴位注射、针灸、推拿牵引联合治疗神经根型颈椎病的临床疗效研究[J].按摩与康复医
学, 2021, 12（20）: 22–23.

[94]王红.针灸推拿联合常规康复疗法在老年神经根型颈椎病患者康复治疗中的应用疗效[J].实
用中西医结合临床, 2021, 21（2）: 27–28.

[95]宋书香, 田伟, 游伟, 等.雷火灸联合硫酸氨基葡萄糖钾胶囊治疗膝骨关节炎的临床研究[J].
国际中医中药杂志, 2023, 45（12）: 1508–1511.

[96]邹荣华, 吴婷, 蔡阁, 等."五穴四针"联合坐位调膝法治疗膝骨关节炎疗效观察[J].浙江中医
杂志, 2023, 58（12）: 894–895.

[97]陈群.电针联合温针灸治疗退行性膝关节炎的疗效[J].实用中西医结合临床, 2023, 23（17）:
100–102.

[98]苏日亮, 李翠, 李修阳.温针灸联合小针刀治疗膝关节炎的疗效及血清MMP-9、TIMP-1、
COMP水平变化观察[J].四川中医, 2023, 41（6）: 206–209.

[99]陈文杰, 叶金练, 谢泽锋.联合多穴位注射加中西药物辅助治疗周围性面瘫的应用研究[J].
北方药学, 2023, 20（4）: 27–29.

[100]霍平旭.温中散寒汤联合四步法针刺治疗急性周围性面瘫的疗效[J].中国处方药, 2023, 21
（4）: 122–125.

[101]李振兴.龙胆泻肝汤与牵正散治疗周围性面瘫初期的临床效果及预后分析[J].系统医学,
2021, 6（10）: 128–130.

[102]刘华, 邓玫, 陈波生, 等.中医推拿结合温针灸治疗湿寒阻络型膝关节骨性关节炎的临床疗效
[J].内蒙古中医药, 2020, 39（4）: 108–109.

[103] 刘桂先, 刘小卫, 李武, 等.温针灸结合综合运动疗法治疗膝关节骨性关节炎30例疗效观察 [J].湖南中医杂志, 2020, 36(5): 84-85.

[104] 余熊, 欧阳雪, 瞿逸芸, 等.电针联合温针灸对膝关节骨性关节炎细胞因子与生存质量的影响研究 [J].中医外治杂志, 2019, 28(2): 50-51.

[105] 宋文华, 张孔雁, 张永强, 等.不同壮数温针灸联合祛风通痹汤对膝骨性关节炎患者关节腔积液的影响 [J].世界中医药, 2019, 14(4): 1020-1027.

[106] 林如意, 孙定炯, 叶锐, 等.温针灸治疗膝关节骨关节炎的效果及对OPG、MMP-3水平的影响 [J].中华中医药学刊, 2019, 37(6): 1485-1487.

[107] 傅劲超, 任文, 任菁菁.头晕待查: 一例脊髓型颈椎病的全科诊疗体会 [J].中国全科医学, 2020, 23(12): 1552-1555.

[108] 胡天燕, 杨海洲.温通除痹汤结合电针"青灵组穴"对神经根型颈椎病临床疗效及血清炎性指标影响研究 [J].中华中医药学刊, 2020, 38(8): 35-39.

[109] 谢瑞, 于杰, 尹逊路, 等.神经根型颈椎病的现代中医治疗研究进展 [J].海南医学院学报, 2019, 25(17): 1356-1360.

[110] Chen D S, Chen H M. Analysis of Pain Scores and Rehabilitation of Patients with Cervical SpondyloticRadiculopathy Receiving Massage Combined with Traction and Ultrashort Wave [J]. World Journal of Integrated Traditional and Western Medicine, 2019, 5(3): 16-20.

[111] 黄霞, 粟胜勇, 陈舒, 等.基于ERK信号通路探讨电针对神经根型颈椎病模型大鼠镇痛机制的研究 [J].中华中医药学刊, 2020, 38(2): 195-198.

[112] 黄芳, 张水清, 杨丽君, 等.虎符铜砭刮痧干预颈椎病的效果观察 [J].湖南中医杂志, 2020, 36(6): 102-103.

[113] 王璇, 冯进, 章琼, 等.虎符铜砭刮痧干预原发性高血压(肝阳上亢型)患者的临床疗效及其对血脂的影响 [J].湖南中医药大学学报, 2019, 39(12): 1493-1497.

[114] 郑娟霞, 郑娟丽, 黄碧芳, 等.铜砭刮痧对肩周炎患者疼痛及肩关节功能的干预疗效观察 [J].山西医药杂志, 2020, 49(16): 2177-2180.

[115] 吴廷奎, 刘浩, 王贝宇, 等.术前节段活动度对颈椎人工间盘置换术临床疗效的影响 [J].中华医学杂志, 2020, 100(45): 3596-3601.

[116] 王雷, 李道政.浅析李氏砭法虎符铜砭刮痧疗法理论特色 [J].中医学报, 2021, 36(11): 2327-2329.

[117] 王鳕, 唐建清, 赵晔.李氏铜砭刮痧在奥沙利铂所致周围神经病变中的运用 [J].中医药导报, 2021, 27(12): 188-190.

[118] 刘姝, 秦元梅, 钟远, 等.虎符铜砭刮痧联合健康教育对初诊肝火亢盛型高血压患者干预效果评价 [J].北京中医药, 2019, 38(10): 995-998.

[119] 李洪辉, 岳鹏, 向琪, 等.铜砭刮痧治疗风寒痹阻型神经根型颈椎病的临床观察 [J].湖南中医药大学学报, 2022, 42(12): 2088-2092.